Alfred Döblin als Arzt und Patient

von Paul Lüth

mit einem Anhang

Zwei psychiatrische Arbeiten
von Alfred Döblin

Hippokrates Verlag

CIP-Kurztitelaufahme der Deutschen Bibliothek

Lüth, Paul:
Alfred Döblin als Arzt und Patient / von
Paul Lüth. Mit e. Anh. Zwei psychiatr.
Arbeiten von Alfred Döblin. – Stuttgart :
Hippokrates-Verlag, 1985.
ISBN 3-7773-0543-X

Anschrift des Verfassers:

Prof. Dr. med. Paul Lüth
Arzt für Allgemeinmedizin
3589 Knüllwald-Rengshausen

Die Wiedergabe der Fotos und Texte
von Alfred Döblin
erfolgt mit freundlicher Genehmigung
von Herrn Claude Doblin, Nizza,
für die Erbengemeinschaft Alfred Döblin
und des Deutschen Literaturarchivs
Schiller-Nationalmuseum, Marbach.

ISBN 3-7773-0543-X

 Satz: Fotosatz Sauter GmbH, 7334 Süßen. Druck: Druckerei Brönner + Daentler KG, 8078 Eichstätt.

Inhalt

Vorbemerkung

Den nachstehend abgedruckten Vortrag habe ich aus Anlaß des 100. Geburtstages von ALFRED DÖBLIN am 8. Februar 1979 in Mainz auf Einladung der Städtischen Bühnen Mainz und am 21. Juni 1979 in Basel auf Einladung des Kunstkreises Pretorius gehalten. Auf beiden Veranstaltungen waren Söhne ALFRED DÖBLINS anwesend, deren Beiträge die sich an meine Ausführungen anschließende Diskussion sehr bereichert haben, BODO KUNKE, Wiesbaden, in Mainz, CLAUDE DOBLIN, Nizza, in Basel. CLAUDE DOBLIN danke ich zugleich für die Genehmigung, hier Fotos und Originalarbeiten seines Vaters abzudrucken. Von meinen etwa fünfzig DÖBLIN-Briefen habe ich einen ausgewählt, der mir etwas über die Situation des alten DÖBLIN zu sagen scheint.

Dem Magistrat der Landeshauptstadt Mainz darf ich an dieser Stelle Dank sagen, daß er meine Anregung aufgegriffen und eine Gedenktafel am ehemaligen Wohnhaus DÖBLINS in Mainz angebracht und eine Straße nach ALFRED DÖBLIN benannt hat.

Die beiden psychiatrischen Arbeiten DÖBLINS werden hier zum ersten Mal seit ihrem Erscheinen im Jahre 1909 bzw. 1910 wieder abgedruckt und damit einem größeren Kreise heutiger Interessenten und Kenner zugänglich gemacht.

Mit der Veröffentlichung im HIPPOKRATES VERLAG verbinde ich die Hoffnung, daß nach der Wiederentdeckung des Dichters ALFRED DÖBLIN auch der Arzt DÖBLIN nicht länger unbekannt bleiben wird.

Juli 1981 PAUL LÜTH

I

Alfred Döblin als Arzt und Patient

von Paul Lüth

1. Von einem, der auszog . . .

Denken wir an den Krieg, fällt uns der berühmte Anfang von DÖBLINS „Berge, Meere und Giganten“ ein: Wie von einer langsam rutschenden Wand ist die Erinnerung verschüttet worden. Fast fällt es schwer, sich vorzustellen, daß dieser Krieg einmal stattgefunden hat, und daß man selbst daran teilgenommen hat.

Ganz merkwürdig dann die Erinnerung an das Kriegsende: Wie alles plötzlich vorbei war, alles neu beginnen wollte. Es war die große Zeit der guten Vorsätze und der engagierten Autoren. Alles wurde gedruckt und – unvergleichliche Jahre – alles wurde gelesen! Und die guten Vorsätze . . .

Damals, als man nichts recht begreifen konnte, lernte ich ALFRED DÖBLIN kennen. Es war ganz einfach gewesen, ich hatte ihm geschrieben, und er hatte geantwortet und mich zu sich eingeladen. Aber eine Reise von der amerikanischen in die französische Besatzungszone war damals, 1946, keine Kleinigkeit. Man bedurfte eines Passes. Ich sprach im *Information Control Office* in Wiesbaden vor. Die Vereinigten Staaten von Amerika wurden von einem deutschen Emigranten vertreten, der dazu vieles zu sagen wußte. DÖBLIN, so merkte er an, sei ein Kollege von ihm:
– Er ist auch so ein Literatur-Aufpasser und, wie ich höre, genau so skeptisch wie ich. Infolgedessen viel zu nachsichtig. Eine schwäbische Nazi-Größe hat er laufen lassen, nur weil diese ihm so schön rezitiert hatte:

Wo wird einst des Wandermüden
letzte Ruhestätte sein . . .

Die Nazi-Größe hat geweint, und auch DÖBLIN hat geweint.

– Könnte es nicht sein, – fragte ich zurück, – daß DÖBLIN gar nicht geweint hat, daß es nur wegen seiner dicken Brillengläser so aussah?

Von diesen dicken Brillengläsern hatte man ja gehört, sie zieren alle Fotos, die es von ihm gibt. Sie haben ihn durch alle Länder begleitet, Schweiz, Frankreich, Amerika, nun trug er sie in Baden-Baden. Ich erhielt einen großformatigen, dreisprachigen Paß. Noch drei Jahre zuvor war ich in Rostock Angehöriger einer Studentenkompagnie gewesen, einer der vielen zum Studium abkommandierten Mediziner. Der Krieg brauchte Ärzte an allen Fronten, und die Fronten vermehrten sich schneller als die Ärzte. Die Weltanschauung, die herrschte und von allen Seiten fleißig eingehämmert wurde, hatte viele eigentümliche Züge, zwei aber stachen besonders hervor, sie wurden übrigens auch am ehesten akzeptiert:

- daß alles rein wissenschaftlich, d.h. aus sich selbst erklärt werden muß,
- und daß alles machbar ist.

Es will mir scheinen, als habe diese Anschauung sich brav gehalten, durch alle politischen Umwälzungen hindurch: bis heute, ganz ungebrochen.

Damals stießen wir, meine Freunde und ich, bei unseren samstäglichen Streifzügen durch die Rostocker Buchhandlungen, auf ein höchst merkwürdiges Buch mit dem eigentümlich faszinierenden Titel „Das Ich über der Natur“. Man konnte meinen, hier würden Immanenz- und Machbarkeitsprinzip nachdrücklich empfohlen, – aber das Buch war ganz anders:

> „Ich kann die nicht sehen, die dies lesen, und weiß nicht, ob sie nicht lächeln und wie vielen von ihnen das Wort 'poetisch' auf der Zunge liegt. Ach, sie mögen nicht so denken. Die Zeit, in der wir leben, ist voll von wissenschaftlichem und technischem Hochmut. Ich tadle Wissenschaft und Technik nicht. Aber man erkennt die Dinge nicht

mehr, man weiß gar nicht mehr, was erkennen heißt, man arbeitet mit den Dingen. Es ist so wie in einer schlechten Ehe, man sieht sich täglich, aber man sieht sich nicht mehr."

Wir erfuhren, daß der Autor viel geschrieben hatte, hauptsächlich Romane, daß er eine Art Neuheide war (so der offizielle NADLER!), daß er Deutschland 1933 verlassen mußte, und daß er Arzt gewesen war. Nun, 1946, war er zurückgekehrt, als einer der ersten, und eine erste melancholische Betrachtung, die er sogleich veröffentlichte, den Aufsatz „Abschied und Wiederkehr" in der „Badischen Zeitung" begann er mit dem schwermütigen Satz:

„Und als ich wiederkam, da – kam ich nicht wieder".

Er hatte, so sah ich aus dem Briefkopf, ein Büro in der *Direction de l'Information*, die im Hotel Gretel im Lenauweg untergebracht war. Er kam mir freundlich entgegen. Wenn der Gang auch etwas steif wirkte, keine Spur, daß er auf die Siebzig ging, daß er krank war! Die Brillengläser waren wirklich so dick wie auf den Fotos, aber sie ließen nicht auf Sehschwäche schließen, eher auf Sehstärke – ein Mann mit dem doppelten oder dreifachen Blick. Das war mir damals, als ich ihn in Rostock zum ersten Mal las, schon aufgefallen, ein Mann, der wirklich „sieht" und der schreibt, wie er sieht. Wir gingen in seine kleine möblierte Wohnung. Überall lagen Bücher umher, meist fremdsprachige. Er wies darauf hin:
– Ich muß sie alle lesen. Glücklicherweise kann ich mich ab und zu herausreden, meine Augen ... aber es hilft nicht viel.
– Sie entscheiden, was gedruckt wird, – sagte ich, – und eigentlich sind Sie doch Arzt?
– Ich entscheide nichts, – sagte er, – obgleich ein Arzt hier wirklich der richtige Mann für die Entscheidung wäre, denn es geht ja um *gesund* und *krank*. Aber entschieden wird über mir, ein Stockwerk höher.
– Und die Medizin, was macht die Medizin?

– Ach, wie lange ist das her, – sagte er, – daß ich das letzte Rezept geschrieben habe. Sie rühren an eine Wunde, denn die Medizin fehlt mir wirklich. Inzwischen liegt es schon so weit zurück, daß ich es nicht mehr spüre, wenn niemand daran erinnert. Dem alten Arzt, der nicht mehr praktizieren kann, bleibt nur, sich abzufinden, sich hineinzuschicken. Wissen Sie, was es heißt, plötzlich zu wissen, daß man nicht mehr, daß man nie mehr helfen kann? Es ist eine Frage der Generationen, niemand weiß es, bevor er es erlebt. Sie werden es noch einmal verstehen, aber Sie haben noch Zeit.

2. Literatur und Medizin

Ich will diese Geschichte hier nicht weitererzählen. Inzwischen sind viele Jahre vergangen, DÖBLIN ist wiederentdeckt worden, das „große Leseabenteuer DÖBLIN“ hat viele Menschen aufs neue in seinen Bann geschlagen. Zwei Gesamtausgaben liegen vor, einige Bände davon in zweiter und dritter Auflage, verschiedene Einzelausgaben haben einen großen Leserkreis gefunden, darunter seine bis dahin niemals gesammelten Theaterkritiken unter dem frischen Titel „Ein Kerl muß eine Meinung haben“. Sein 100. Geburtstag am 8. August 1978 führte ihm neue Leser zu. Dann kam der großartige dunkle Film von Faßbinder. Dennoch kann man kaum sagen, daß DÖBLIN heute wirklich bekannt ist.

Er war Arzt, und von diesem Arzt weiß eigentlich niemand etwas. Er hat eine stattliche Reihe medizinischer Arbeiten veröffentlicht, doch sind sie nie gesammelt worden, wer sie kennenlernen will, muß sich die alten Zeitschriftenbände in den Bibliotheken heraussuchen lassen. Er war schließlich selbst Patient, und auch darüber weiß man wenig.

Über diesen Aspekt, den Arzt und Patienten DÖBLIN, möchte ich zu Ihnen sprechen – nicht über die Funktion der Medizin innerhalb der Literatur oder über so etwas wie die Ableitung eines dichterischen Werkes aus einer ärztlichen Existenz. Dabei muß die Menschlichkeit DÖBLINS in Sicht kommen, durch die Rollenhaftigkeit – Arzt und Patient – hindurch. Natürlich kann nicht säuberlich von dem Schreiber getrennt werden, schon weil dieser Mensch DÖBLIN seit seiner Kindheit schrieb. Fast alles ist verloren gegangen, was er als Schüler schrieb, einschließlich der HÖLDERLIN gewidmeten Dichtung von den „Jagenden Rossen". Ich habe sie noch gelesen, in Baden-Baden hatte er sie noch.

Ein Kind, das man wegen seines großen Kopfes „Dickkopf" nannte, das wohl sehr scheu war, die Spiele der anderen Kinder in der Großstadt Berlin nie so recht begriff, beispielsweise wenn sie „Doktor" spielten – das Kind DÖBLIN hatte dann nur das Gefühl von etwas Unanständigem, sonst besagte es ihm nichts. Noch der Medizinstudent im ersten Semester, er war 23 Jahre alt, wußte nichts Genaues über den Unterschied von Mann und Frau, sah ihn in der Anatomie an den Leichen mit Erstaunen, wollte mit anderen darüber sich aussprechen, genierte sich aber – man mußte ja als Medizinstudent auftreten, als sei man mit allen Wassern gewaschen. Er wurde dann Arzt und lebte von diesem Beruf. Er wurde, weiterschreibend, als Autor berühmt, davon konnte er aber nicht leben, erst ganz zum Schluß, mit dem Erfolg des „Berlin Alexanderplatz", und dann mußte er schon alles aufgeben und fliehen. Als er zurückkam, stand ihm das Erlebnis bevor, zu erkennen, *daß man sich überleben kann* – so drückte er sich mir gegenüber aus. Dann wurde er selber Patient.

HIPPOKRATES, so steht es bei MARC AUREL, heilte viele Krankheiten, dann wurde er selber krank und starb.

3. War Döblin mehr Literat als Arzt?

Es gibt den Begriff der „Schriftstellerärzte". Er läßt die Frage aufwerfen, wieweit ein Schriftstellerarzt sich selber als Arzt verstanden hat. Für viele lief die Medizin auf irgendeine Weise nebenher, auch wenn sie eine Praxis ausübten. In der Hauptsache schrieben sie, aber – ist das nicht womöglich ein oberflächlicher Eindruck? GOTTFRIED BENN läßt an vielen Stellen seines Werkes eine eher distanzierte Haltung zur Medizin erkennen, er spricht von dem „belanglosen Dasein als Arzt", oder im „Weinhaus Wolf", deutlich doch die Medizin anvisierend: „Mein Beruf hat mich innerlich nicht beschäftigt". Aber bei BENN war dies eine abwehrende Stellungnahme, nicht einfach vordergründig aufzufassen, sondern als Widerstand der Individualität gegen einen Rollenzwang, der ja kaum in einem Beruf so verzehrend wirkt wie bei dem des Arztes.

ALFRED DÖBLIN hat eine Äußerung, die ihn in einem distanzierten Verhältnis zum ärztlichen Beruf gezeigt hätte, nie abgegeben. Für ihn war, wie ich gern zeigen möchte, die Medizin eine sehr innere, persönliche Angelegenheit, eine nicht austauschbare Dominante seiner Persönlichkeit.

Da er geschrieben hat, liegt es nahe, zu fragen, ob er auch fachmedizinische Arbeiten verfaßt hat. Von DÖBLIN gibt es 20 fachmedizinische Arbeiten und darüber hinaus 21 Arbeiten populärmedizinischer Art. Die Themen, die DÖBLIN bearbeitet hat, greifen durch das gesamte Gebiet der Inneren Medizin und der Psychiatrie und Neurologie hindurch. Dabei fällt auf, daß er sich in engem Kontakt zu damals neu aufkommenden medizinischen Disziplinen befand, etwa der Labormedizin, sowie mit der Stoffwechselforschung und der Diabetologie. Er hat über den Nachweis eiweißabbauender Fermente im Urin publiziert, über den Blutzucker, über die Körpertemperatur und ihre Beeinflußbarkeit durch das Nervensystem, sowie durch die Nebennieren, über die klassischen inneren Krankheiten, wie Typhus und Pneumonie, über das Nasenbluten bei der Grippe, über die verschiedene Sterblichkeit bei der Brustmilch- und einer Eiweiß-Milch-Ernährung der Kleinkinder. Einige dieser Arbeiten hat er zusammen mit jungen Kollegen geschrieben, die mit ihrer medizinischen Karriere gerade begannen.

Sieht es nicht so aus, als ob DÖBLIN selber eine wissenschaftliche Karriere in der Medizin anstrebte? Themenwahl und Systematik des Vorgehens mit Veröffentlichungen in angesehenen Fachzeitschriften erlauben zweifellos diesen Schluß. Weshalb hat er diese Richtung nicht weiter verfolgt, sondern stattdessen die Karriere eines Schriftstellers gewählt? Zunächst könnte der Einwand erlaubt sein, daß eine Entscheidung in derartig antithetischem Sinne gar nicht erfolgt sei. Im Grunde nämlich stand DÖBLIN in den Jahren, für welche man eine solche Entscheidung hätte ansetzen müssen, bereits in beiden Karrieren. Anders kann man es nicht ausdrücken, denn um 1910 war er nicht nur durch wissenschaftliche medizinische Arbeiten ausgewiesen, sondern auch durch seine ersten literarischen Arbeiten.

Er hatte bereits ein erstes Stück, wie wir heute sagen würden: ein *Anti-Theaterstück* „Lydia und Mäxchen, tiefe Verbeugung in einem Akt“, zur Uraufführung gebracht, und es war, wie es sich für einen jungen Autor geziemt, ein kräftiger Mißerfolg geworden. Schon vorher hatte er in HERWARTH WALDENS avantgardistischer Zeitschrift „Der Sturm“ Texte publiziert, die man später als den Beginn des literarischen Expressionismus beurteilte, und außerdem war er bereits mit dem Gedanken an den großen epischen Roman *„Die drei Sprünge des Wang-lun“* beschäftigt.

Was die Medizin betraf, so hätte er nur weitermachen müssen, den Grund zu einer medizinischen Hochschullaufbahn jedenfalls hatte er bereits gelegt. Was hat ihn gehindert, den Weg fortzusetzen? Man hat schon vermutet, er wäre antisemitischen Vorurteilen begegnet, aber der Grund könnte auch ein anderer gewesen sein. Assistenzärzte konnten sich damals nicht der heute selbstverständlichen günstigen wirtschaftlichen Verhältnisse erfreuen. Es gibt einen Brief von S. FREUD, darin berichtet er seiner Braut über eine Vorsprache bei Professor BRÜCK um eine wissenschaftliche Assistentenstelle, wobei BRÜCK den Satz einfließen ließ, als armer Mann sollte man nicht die Universitätslaufbahn einschlagen. DÖBLIN war ein armer Mann, er mußte irgendwann Geld verdienen, und so ging er, wie er später einmal schrieb: „Nicht freiwillig. Ich hatte geheiratet, darum durfte ich nicht bleiben".

Vielleicht sollte man noch anmerken, daß DÖBLIN keinen wirklichen Trennungsstrich vollzogen hat, vielmehr gibt es von ihm auch noch nach seiner Niederlassung in eigener Praxis eine Reihe medizinischer Arbeiten.

Addendum: Gespräch über den Wang-lun-Roman

– Der Wang-lun wurde vor dem Ersten Weltkrieg geschrieben, – begann ich das Gespräch, – erschien im zweiten Kriegsjahr, hat dem Krieg nicht wehren können.
– Bücher können Kriege nicht verhindern, – nur Schriftsteller glauben das in ihrer Jugend, – sagte DÖBLIN, das gilt auch für ein Buch, das auf dem Taoismus aufbaut, daß man nämlich mit dem Nichthandeln mehr erreichen kann als mit dem

Handeln. Aktionismus hat für mich immer etwas Blindes, Tappendes. Dagegen wollte ich sehen, wie es mit Weisheit, mit Zurückhaltung geht.

– Hat man daraus gelernt? – fragte ich.

– Nein, – sagte er, – natürlich nicht. Höchstens der Autor lernt aus seinem Buch. Die Neuausgabe jetzt hat übrigens nichts gebracht, der Verleger sagt zwar, alle Exemplare seien verkauft, aber heute wird alles gekauft, es bedeutet nichts. Keine Hoffnung auf Echo. Ich habe mich schon daran gewöhnt.

– Was hat Sie damals dazu gebracht, einen solchen Roman zu schreiben, aus der Maschinenwelt, dem gewaltigen Ausbruch von Materialismus und Industrialismus in die chinesische Welt einzukehren? Das Tao te king, das überall durchscheint, ist ein stilles Buch.

– Der Anlaß war nicht still, – erwiderte DÖBLIN, – er war sehr laut, ein aktuelles soziales, politisches Ereignis. Allerdings weiß ich nicht, wie viele Menschen es zur Kenntnis nahmen. Eine Zeitung brachte eine kurze Notiz über einen sonst unbemerkt gebliebenen Aufstand der chinesischen Goldwäscher am Lena-Fluß im Zarenreich. Sie hatten sich wegen der erbärmlichen Lebensbedingungen dort, wegen der erbärmlichen Bezahlung erhoben. Die zaristische Polizei oder Armee schlug die kleine Revolte blutig nieder. Das ließ mich nicht mehr los: die armen Kulis, die doch mitten im Gold arbeiten und so arm bleiben, wie sie waren, als sie kamen; dann die berittene Polizei, die das Gold schützt, aber ebenfalls arm bleibt. Da habe ich angefangen, zu lesen, den Fluß auf der Karte gesucht, mich weiter informiert – wie ein richtiger Sinologe. Es war wie ein Fieber. Die Kiste mit dem Material muß noch existieren, das ich da zusammengebracht habe.

Professor W. MUSCHG, der mich wegen dieser Mitteilung später besuchte, bestätigte mir, daß er noch eine Kiste besitze mit sinologischen Büchern, Zeitschriften, Zeitungen, Exzerpten, Listen und Beschreibungen, Landkarten und Stadt- oder Tempelgrundrissen.

– Kamen die Gestalten aus diesen Büchern und Zeitschriften? – fragte ich weiter.
– Nein, – sagte DÖBLIN, – ich weiß nicht, woher sie kamen, sie waren plötzlich da, standen vor mir, lebten, mußten nur gewissermaßen abgeschrieben werden. Deshalb habe ich sie übrigens auch so schnell vergessen, ich kenne sie heute nicht mehr, weiß nicht mehr so richtig, was in diesem Buch eigentlich geschehen ist.
– Sie kennen ja die periodische Beliebtheit, deren sich der Ferne Osten bei uns erfreut, wenn Kriege verloren wurden – das war nach dem Ersten Weltkrieg nicht anders. Würden Sie die taoistische Botschaft heute für wichtig genug halten, diesen Weg allen Suchenden zu empfehlen?
– Nein, gewiß nicht, – DÖBLIN wurde langsam ungeduldig, – die Lehre vom Nichtwiderstehen kann uns nicht helfen, wir müssen viel eher widerstehen, heute mehr als früher.
– Sie sind Sozialist,– fragte ich, – christlicher Sozialist?
– Ich bin kein Sozialist, – sagte Döblin, – ich bin für die Armen. Ich glaube, das ist ein großer Unterschied, für ein eigenes, zurechtgelegtes politisches Programm einzutreten oder einfach den Willen zu haben, denen zu helfen, die sich nicht selbst helfen können.
– Übrigens verrät sich der Autor doch als Arzt, – fuhr ich fort, – das Sterben des Pantschen Lama an den Blattern, seine Sterbephantasien, der nach Handlung dürstende Gelbe Kaiser . . .
– Auch ein Nichtarzt hätte das schreiben können, – sagte DÖBLIN, – es gibt ja genügend Bücher bei uns über China und über die Blattern wohl auch.

Ich widersprach ihm, hier habe es sich um ein besonderes, insofern kompliziertes Sterben gehandelt, den Ausbruch der tödlichen Krankheit, ihre langsame Ausbreitung, die Anwendung aller damals möglichen Mittel einschließlich der Gaukler und Zauberer, deren Auftritt übrigens zunächst zu helfen schien – dann der Tod oder sagen wir besser: dieser gewaltige Vorgang, wie der lebende Buddha sich aus dem Körper zurückzieht und also seinen leiblichen Wohnsitz zu wechseln beginnt.

– Ein lebender Buddha,– DÖBLIN wiederholte es nicht ohne Spott, – ist es nicht das, was jeden Tag, jede Stunde geschieht, wenn jedermann stirbt?

4. Die Philosophie und die Medizin

Das ist eine merkwürdige Geschichte: als BARNARD im deutschen Fernsehen befragt wurde, weshalb er Arzt geworden sei, antwortete er, um gut zu verdienen. Die alten Ärzte hätten es nicht gesagt, wenigstens in der Mehrheit nicht, und sie hätten dabei nichts verheimlicht, denn sie hatten wirklich andere Motive. Viele sind Arzt geworden, weil schon der Vater Arzt war: die Medizin ist der akademische Beruf mit der höchsten Selbstrekrutierungsrate. Doch gab es weitere Gründe, und übrigens nicht zuletzt auch den, man wollte erkennen, wie Welt und Mensch „wirklich" beschaffen sind.

Die frühen Ärzte verstanden sich auch als Philosophen, GALEN hat bedeutende fachphilosophische Arbeiten geschrieben, aber wie ein Gesetz zeigt sich nicht nur bei ihm eine Entwicklung vom philosophischen Anfang und dem dann folgenden langsamen Interesseverlust an der Philosophie, bis zum Schluß nur die reine Medizin noch übrig ist. PARACELSUS, DÖBLIN so verwandt, hat bekanntlich einmal gesagt, wer nur „in einem" sei, also „nur Arzt", sei kein guter Arzt. Bis in die Mitte des 19. Jahrhunderts mußte der künftige Arzt ein Philosophicum ablegen, wo ihm Grundkenntnisse in der wissenschaftlichen Methode, in Logik und Erkenntnislehre abverlangt wurden. Dann fiel all dies fort, und an ihre Stelle trat das Physikum, eine Prüfung in den naturwissenschaftlichen Grundfächern. (Heute sind nach der neuen Approbationsordnung die Sozialwissenschaften hinzugekommen: es werden auch Grundkenntnisse in Medizinischer Soziologie und Psychologie geprüft).

Wer heute mit allgemeinen wissenschaftlichen Interessen in das medizinische Studium ginge, würde enttäuscht werden. Es blieb auch DÖBLIN nicht erspart.

„Ich wollte Philosophie treiben und wissen, was die Welt im Innersten zusammenhält", schrieb er in einem Rückblick während des Exils, „und habe Medizin studiert. Meine Bekannten wunderten sich darüber und dachten, es sei ein bloßer Brotberuf", mit dem Zusatz: „Aber ich war aus einem armen Hause und wußte, daß ich nie Geld verdienen würde". Dann fährt er fort:

> „Man kann sich meine ersten Studien (Medizin) nicht merkwürdig genug vorstellen. Denn was 'erkennt' man als Medizinstudent von heute im Seziersaal, auf dem Präparierboden oder bei physiologischen Übungen? Ich gestehe offen: es war höchst langweilig, und ich machte mir absolut nichts darüber vor, daß mich die Namen der Knochen und Gelenke und die Muskelzuckungen, die peristaltischen Bewegungen des Darms und der Mechanismus der Urinsekretion nicht interessierten. Ich war sozusagen reingefallen. Hochmütig und geärgert blieb ich notgedrungen bei der Suppe, die ich mir eingebrockt hatte. Bis 'es' doch kam, das Staunen, aber erst in der Klinik, vor den kranken Menschen. Das ist ein langes Kapitel."

DÖBLIN hielt also durch, wurde Arzt, später, in dem autobiographischen Roman „Pardon wird nicht gegeben", – dem einzigen „französischen" psychologischen Familienroman, den er gechrieben hat – witzelte er in echter Medizinerart: Während der Inflationszeit, nach dem Kriege, hatten die jun-

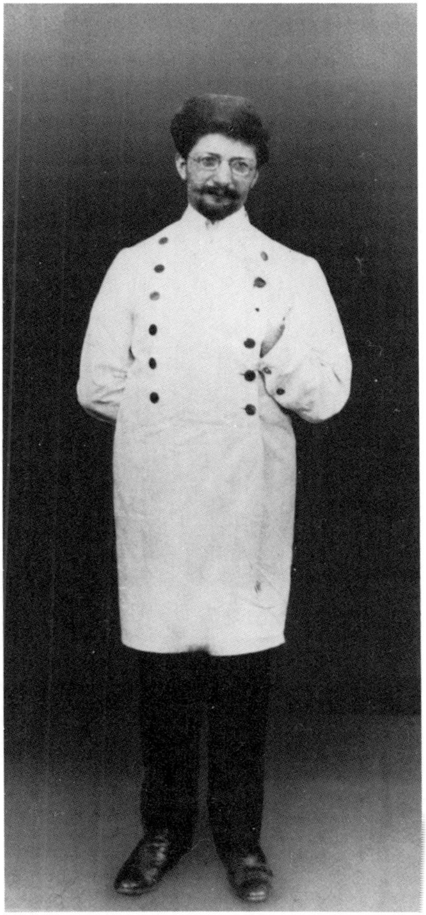

Alfred Döblin 1910

gen Ärzte Zeit genug, denn die Patienten waren rar, da sie kein Geld hatten, die Honorare aufzubringen, und konnten nun an sich selbst „den Geisteszustand diagnostizieren, der sie geheißen hatte, Arzt zu werden". DÖBLIN hielt durch und behielt auch seine philosophischen Interessen. Immer noch fragte er sich, was denn die Welt im Innersten zusammenhält.

Und er las. Erst seit kurzem weiß man, nämlich seit der Ausgabe der Texte zur NIETZSCHE-Rezeption von B. HILLEBRAND vom Jahre 1978, daß DÖBLIN zwei Aufsätze über NIETZSCHE geschrieben hat, die unveröffentlicht blieben, die jedoch zu den wichtigsten Auseinandersetzungen der Jahrhundertwende mit NIETZSCHE gehören (1902, 1903). Er wußte also wohl, weshalb er Medizin studierte, so wie auch die anderen Ärzte, die sich zunächst wie DÖBLIN an nichts erinnern, was sie motiviert haben könnte, und bei ihnen allen war die Motivation komplexer Art. Primär war ein philosophisches Interesse, dazu aber gehörte, wie er sehr genau wußte, wie auch die NIETZSCHE-Studien bezeugen, eine Ausbildung in den exakten Naturwissenschaften – NIETZSCHE selbst hatte ja diesen Vorsatz gehabt in seiner Zeit mit PAUL RÉE, allerdings hat nur RÉE ihn verwirklicht und Medizin studiert. Wie bei so vielen anderen, ging für DÖBLIN das Spektrum der Naturwissenschaften ein in die Realität der Medizin. Medizin studieren aber heißt Arzt werden, anders als etwa bei der Philosophie kann man nicht draußen bleiben, vielmehr geht das Staatsexamen unmittelbar über in die Berufsausübung als Arzt – ob man will oder nicht. Aber wie immer man auch angefangen hat, am Ende ist man bereit: mehr als andere Studiengänge ist dieser Sozialisation.

> „Warum hatte ich denn begonnen, Medizin zu studieren? Weil ich Wahrheit wollte, die aber nicht durch Begriffe gelaufen und hierbei verdünnt und zerfasert war. Ich wollte keine bloße Philosophie und noch weniger den lieben Augenschein der Kunst",

so schrieb er rückblickend inmitten der Wirren des endenden Krieges in der „Schicksalsreise". Seine Kritik an der Medizin faßte er einige Jahre vorher in dem Satz zusammen:

> „Sie scheint mir klar und hell, aber nicht tief genug".

Er hat viel früher ein irritierendes Diktum geprägt, als er sagte, wer die Mathematik in der Natur anbete, ohne das Geheimnisvolle ihrer Anwesenheit darin zu bemerken, bete eine Tür an. Die vollständige Umwandlung also der Medizin in mathematisierte Naturwissenschaft erschien ihm kritikbedürftig, weil durch diese radikale Rationalisierung etwas verloren ging, was den Kern der Dinge ausmacht: das Leben, das beseelte Leben.

Diese Gedanken skizzieren eine Entwicklung, die der junge DÖBLIN während des Medizinstudiums und seines Studiums der zeitgenössischen Philosophie und Literatur vollzog: den Weg hin zur Gewißheit eines Sinnes inmitten der kreisenden Atome.

5. Arzt und Kassenarzt

Er war also Arzt geworden und er war es mit einer Weltanschauung. Er hatte Vorstellungen von der Welt und dem Menschen und nicht einfach Kenntnisse von der Anatomie und der Biochemie. Er war ein wirklicher Arzt, kein „Arztschriftsteller“ mit dem Akzent auf dem Schriftsteller. 1927 schrieb er: „Ich versichere: ich werde, wenn die Umstände mich drängen, eher, lieber und von Herzen die Schriftstellerei aufgeben als den inhaltsvollen, anständigen, wenn auch sehr ärmlichen Beruf eines Arztes“. So stand es in einem Aufsatz, den er für eine Artikelserie mit dem Titel „Neben dem Schriftstellerberuf“ geschrieben hatte. DÖBLIN hatte ihn gleich mit der Feststellung begonnen:

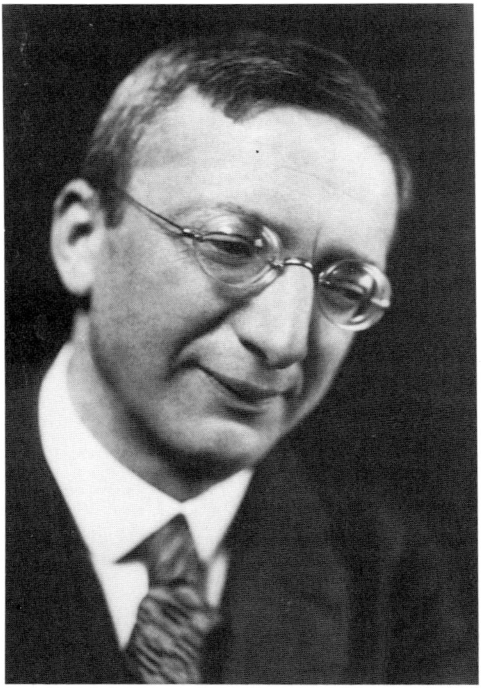

Alfred Döblin 1930

„Ich bin auch Mediziner, und ich bin es nicht im Nebenberuf".

Als er zum ersten und übrigens einzigen Mal in seinem Leben wirtschaftliche Unabhängigkeit erhielt, durch den Erfolg des „Berlin Alexanderplatz", gab er die Kassen-Zulassung zurück, behielt aber die Praxis bei. Inzwischen war er 50 Jahre alt geworden, die Kassenpraxis war anstrengend, – denken wir nur an die endlosen Treppen und Gänge in den Berliner Mietskasernen – er hatte etwas Ruhe wohl verdient. Aber er mußte erkennen, daß er einen Fehler gemacht hatte. Die Patienten aus den unteren Einkommensschichten, wie wir heute euphemistisch sagen, nämlich die Proleten und Arbeitslosen, fehlten ihm. Er beantragte erneut die Kassenzulassung, doch sie wurde ihm abgeschlagen. Er legte Widerspruch ein, aber es fruchtete nichts. Das Jahr 1933 stand unmittelbar bevor, jüdische Ärzte wurden nicht mehr neu zugelassen. Die „Säuberung" des ärztlichen Berufsstandes hatte, wie mein Freund F. TENNSTEDT gezeigt hat, begonnen, noch ehe HITLER an der Macht war.

Es war ein schmerzlicher Schnitt, den er da selbst vollzogen hatte: Er ließ sich nicht korrigieren. Bald mußte DÖBLIN emigrieren, und im Ausland war ihm ärztliche Tätigkeit nicht gestattet. Anwandlung von Hybris? Eigentlich aber doch nur: ein Moment der Freude wurde so teuer bezahlt – in dem phantastischen Roman „Die babylonische Wanderung", den er im Exil – in der Schweiz – sogleich zu schreiben begann, hat er die Geschichte des Hochmuts, der vor dem Fall kommt, barock und kurios erzählt.

DÖBLIN war Kassenarzt, er war der Berufswirklichkeit der Ärzte in den Armenvierteln der Großstädte ungeschützt ausgeliefert. Viele Autoren, Ärzte wie Nichtärzte, neigen dazu, das künstlerische Schaffen mit der ärztlichen Tätigkeit zusammenzusehen, als käme ihnen etwas Gemeinsames zu, etwa die Empathie, die Einbildungs- und Einfühlungskraft – NOVALIS hat ja den Poeten als den „transzendentalen Arzt" bezeichnet. DÖBLIN sah es sehr nüchtern. Als er aufgefordert wurde, sich an den „Interviews über Kreuz" zu beteiligen, wo der Schriftsteller denjenigen befragt, der er in einer anderen Berufsrolle ist, dieser aber wieder zurück den Autor, stellte er den Internisten und Neurologen Dr. med. DÖBLIN dem Schriftsteller DÖBLIN gegenüber. Es ergab sich, daß sie sich gegenseitig einigermaßen nett fanden, sich aber im Grunde gar nichts zu sagen hatten. „Diese Kassenärzte sind nicht zu beneiden", ließ er den Dichter über den Arzt sagen, „ich bin überzeugt, er (sc. der Arzt DÖBLIN) ist kein besonderes Exemplar in dieser Branche, aber gerade so, wie er da anonym arbeitet, gefiel er mir ganz gut".

Er sah seine ärztliche Arbeit in der Tat unter diesem Vorzeichen *anonymen Dienens* und verstand sich „als grauen Soldaten in einer stillen Armee". DÖBLIN bejahte die Kassenpraxis, und zwar auch deshalb, weil sie, wie er wörtlich sagt, „die natürliche, dem Arzt angemessene (sc. sei), weil sie einfach und anonym Arzt und Patient gegenüberstellt und das Finanzielle aus dem Spiele bleibt". Allerdings fügte er hinzu: „Die heutige Art dieser Betätigung taugt nicht viel. Doch ist ihr Prinzip richtiger, natürlicher als das der Privatpraxis".

Diese Institution Kassenpraxis sah er, wohl als erster, in einem 1928 in der Saarbrücker Zeitung veröffentlichten Aufsatz, *unter dem Zeichen der Sozialarbeit* oder, mit dem Ausdruck P. NATORPS, der Sozialpädagogik. Er schrieb darin nämlich: „Wir sind alle nur so private Sozialbeamte mit ärztlicher Erfahrung. Wir sind, wenn ich es recht sehe, an einem kritischen, wenn auch öffentlich nicht sichtbaren Punkt als leise Puffer zwischen den jedem bekannten gesellschaftlichen Gewalten eingefügt".

Heute drängt sich der Charakter des Sozialpädagogischen der kassenärztlichen Berufsausübung auf den ersten Blick weniger auf, weil viele Apparate, der ganze Aufwand der hochtechnisierten Medizin, die ja auch in den Praxen der niedergelassenen Ärzte ihren Einzug gehalten hat, daran nicht denken lassen. Damals, als man gerade anfing, die Praxis außer mit einem Mikroskop und dem Urinkocher mit Blutzählklammern, dem Anfang eines Labors auszustatten, der Doktor im übrigen noch direkt dem Patienten gegenübersaß und sich auf ihn, nicht mehr vorwiegend auf Kurven und Parameter konzentrieren mußte, war es kaum abweisbar. NATORP selber hatte ja schon daran gedacht, die Ärzte als Sozialpädagogen zu sehen: 30 Jahre vor DÖBLIN, als der Arzt im Grunde noch gar nichts weiter besaß als den klinischen Blick und das Holzstethoskop. Seine Behandlung mußte primär darin bestehen, den Patienten zu führen, denn die vielen Möglichkeiten wirksamen Eingreifens, vor allem pharmakodynamischer Art, standen ihm ja noch nicht zur Verfügung.

Dies hängt sicherlich eng zusammen: der Mangel an Mitteln und die Konzentration auf die persönliche Interaktion, umgekehrt die Fülle der Mittel und der Mangel an menschlicher Kommunikation.

Döblin praktizierte zu einer Zeit, die man als Wendepunkt verstehen könnte: Die apparative Medizin war schon aufgebrochen, hatte ihren bald nichts mehr auslassenden Siegeszug bereits begonnen – aber das Antidot, die Möglichkeit kommunikativer Medizin, der Gesprächstherapie, war mit S. Freud und den verschiedenen psychoanalytischen Schulen ebenfalls schon da. Döblin kannte beide: über beide Richtungen hat er publiziert, über die Labormedizin und ihre Fragen in der klinischen, über die Psychoanalyse mehr in der außerklinischen Zeit als niedergelassener Arzt.

6. Dichter und praktizierender Arzt

Von Dichtern, die Ärzte waren, wüßten wir eigentlich gern, wie sie als Ärzte gearbeitet haben – natürlich mit der leisen Hoffnung, ihnen auf diese Weise in die Karten sehen zu können. Wie ist so ein berühmter Mann mit einem Problem fertig geworden, mit dem auch wir es heute noch immer zu tun haben, wie hat er sich aus der Affäre gezogen oder ist ihm etwas ganz Besonderes eingefallen, war er auch als Arzt souverän? Leider gibt es darüber unverhältnismäßig wenig Zeugnisse. Am ehesten erfahren wir noch etwas in jenen Fällen, wenn diese Ärzte von berühmten Dichter-Kollegen konsultiert wurden, wie etwa Hans Carossa von D. H. Lawrence oder

G. BENN von C. STERNHEIM. *Nota bene* in beiden Fällen haben sich die Schriftsteller-Ärzte CAROSSA und BENN als überlegene Ärzte erwiesen, in beiden Fällen haben sie exakt erfaßt, was vorlag, und in beiden Fällen haben die berühmten Kollegen-Patienten sich nicht an ihre Anweisungen gehalten.

ALFRED DÖBLIN hat selbst einmal einen Einblick in seine Praxisführung gegeben, außerdem können wir seinen psychiatrischen Arbeiten einiges entnehmen, was die menschliche Zuwendung bereits des jungen Assistenzarztes zeigt. Zunächst sei die Darstellung einer Beratung in der Kassenpraxis angeführt. DÖBLIN berichtet von einem jüngeren Mann, einem Angestellten: „Er setzt sich nicht, die körperliche Untersuchung ergibt nur Zeichen einer leichten Gefäßneurose. Aber er geht, nachdem er die Anordnung erhalten hat, nicht; er zieht sich übermäßig langsam an, das letzte Wort ist noch nicht gesprochen. Ich frage zum dritten Male, ob zu Hause alles in Ordnung sei, bei der Frau, bei dem Kind, dränge auf Details, trotzdem er alles ablehnt, dabei einen glühroten Kopf hat. Dann stellte es sich heraus: es ist ein Ehefall und meine Medikamente und Anordnungen werden nicht viel wirken. 'Kümmert die Frau sich um Sie?' – 'Nein, – es liegt an mir. Es ist eine andere dazwischen'. – 'Bei Ihnen?' – 'Ja.' – Und dann kommt es heraus: Er hat seine Frau vor drei Jahren 'nur aus Dankbarkeit' geheiratet, weil er in ihrer Familie gut aufgenommen wurde nach dem Tode seiner Mutter, hatte mit dem Mädchen ein Verhältnis, konnte sich den Konsequenzen nicht entziehen. Nun hatte er eine andere kennen gelernt, eine Freundin seiner Frau, er liebt sie, aber sie will nicht. Sie will die Ehe nicht zerstören . . . Warum sucht der Mann mich auf? Weil er Kopfschmerzen hat, weil er gedankenlos ist, sich in der Nacht von einer Seite auf die andere wirft. Begreiflich, auch ohne Medizin. 'Könnten Sie nicht mal mit dem Fräulein her kommen?' Es wird schwer gehen, sie will sich überhaupt von ihm lossagen. Jetzt weint er und setzt sich. 'Dann kommen Sie mit Ihrer Frau her, die wird bestimmt kommen'. Daß er es verspricht, ist auffällig; er gibt

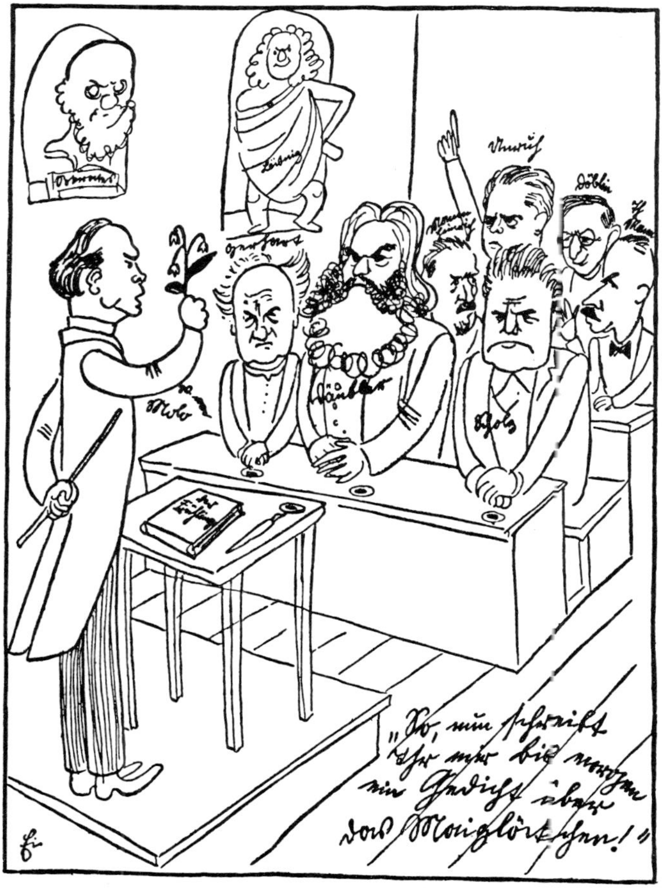
„So, nun schreibt Ihr mir bis morgen ein Gedicht über das Maiglöckchen!“

die Partie schon auf; es scheint, der Mann hat seelisch sehr dunkle Hintergründe“. Und dann kommt die Anmerkung dazu von DÖBLIN selbst: „Ist das nun, oder das Ganze, Seelsorge oder Sozialfürsorge? Es geht Hand in Hand“. Zu ergänzen, es geht Hand in Hand auch mit der Medizin, der naturwissenschaftlichen Medizin, zu der DÖBLIN keinen Gegensatz sah, die er vielmehr durch diese Dimension notwendig ergänzt wußte, komplettiert.

7. Die Seele und der Körper

Für zwei Fachrichtungen hat Döblin sich später niedergelassen, für Neurologie und Psychiatrie und für Innere Medizin. Zuerst ging er in die Psychiatrie. An Herwarth Walden schrieb er damals aus Regensburg: „Ich treibe hauptsächlich Psychiatrie. Ist nämlich kein so einfaches Terrain, aus dem Hundertsten kommt man ins Tausendste, froh bin ich, daß ich einige philosophische Ahnung habe.“ Der Aufenthalt in Regensburg war nicht ungetrübt, es kam zu einem Prozeß wegen Beleidigung mit dem Oberarzt, und mit dem 1. Assistenzarzt wechselte Döblin kein Wort, – es mag viel königlich-bayerischer Provinzialismus mitgewirkt haben, es muß nicht unbedingt Antisemitismus gewesen sein. Döblin hatte den größten Teil seines Lebens in der Großstadt, in Stettin aber hauptsächlich in Berlin zugebracht und war ein ganz anderes Leben gewohnt, als es in Regensburg die Norm war. Promoviert hat Döblin ebenfalls mit einer psychiatrischen Arbeit, über einen Fall von Korsakoff-Syndrom, bei Alfred E. Hoche in Freiburg/B. Es gelang ihm, ein Jahr später eine Stellung als Assistenzarzt in Berlin-Buch, wieder in Großstadtnähe und in der Psychiatrie, zu erhalten. Von Buch wechselte er 1908 zur Inneren an das Städtische Krankenhaus Am Urban in Berlin, wo er bis 1911 tätig war.

Später schrieb er dazu, das Seelische reiche nicht aus, „das Dunkel, das um die Patienten (sc. war), lichten zu helfen“, man müsse vielmehr *in das Leibliche hinein.* Er ging also den umgekehrten Weg, den die Medizin heute geht: zuerst nahm er sich der Psyche an, dann der Physis. Beides war für ihn übrigens untrennbar, wie wir gesehen haben. Er begann mit experimentellen Arbeiten und wandte sein Interesse der neu sich entfaltenden Labormedizin zu. Aber es war kein Übergang in den Materialismus, nie, in keiner Phase seines Schaffens, hat DÖBLIN dem Irrglauben angehangen, ein lebendiger, schaffender Geist stehe einer toten, blinden, mechanischen Masse gegenüber. *Immer war für ihn die Natur beseelt.*

Die eigentümliche epische Kunst DÖBLINS, die alles Geschehen gleichsam von außen gestaltet, dieses „Außen" aber „leben" läßt, reflektiert sich in dieser grundsätzlichen Einstellung: *Es gibt nichts Unbeseeltes in der Natur.*

Er hat das sehr deutlich ausgedrückt, man möchte sagen: Wie nur ein Berliner es konnte. Im „Ich über der Natur" betont er, die Muskeln, die Eingeweide, die Zeugungs-, die Sinnesorgane seien unter solchem Gesichtspunkt nichts anderes als Seelenniederschläge, Formungen. Dann räumt er ein, natürlich müsse es einem wohl – „in trüben Augenblicken" – schwer fallen, die Beseeltheit auch im Zusammenhang mit einem Leistenbruch oder mit abstehenden Ohren zu sehen. Aber darauf komme es eben an, und weil man nur ungern dazu bereit sei, könne man auch schließen, daß man die Welt – und das eigene Ich – *im Grunde gar nicht wirklich liebe.* Man sucht sich der Welt, des Ichs zu irgendwelchen, undurchsichtigen Zwecken zu bedienen. Aber – wer ist dieses „Man", dieses Wirkende, Mobilisierende, nicht bloß einfach Dazu-Gedachte?

Damals, in der Zeit des *Ich über der Natur* und des späteren *Unser Dasein* (1933), nennt er es noch das Anonyme, das da durchschlägt, aber er gebraucht auch schon den Begriff des Sinns. Die Beseelung der Natur, das ist die Ausbreitung des Sinnes in der Natur.

Um diesen Punkt kreist sein Denken, und von hier geht auch sein Arzttum aus: Der Geist ist nicht in die Natur eingedrungen wie das Messer in einen Baum. Denken und Erkennen, die dabei mit „Messer" gemeint sind, stecken nicht im Baum, nämlich in der Menschengesellschaft, *sie haben vielmehr bauen helfen.* Die Natur selber verfügt über Technik und ist der modernen Chemie und Physik darin hundertfach überlegen. „Die tobsüchtige Autonomie der Naturwissenschaft und Technik“ ist auch etwas Krankhaftes. Man muß nicht nur die klinischen Krankheiten erkennen.

Man muß, wenn man etwas bessern will, eingreifen: Es gibt keine automatischen Entwicklungsprozesse, keine goldenen Zeitalter, die von allein kommen. „Um ein notwendiges Übel abzuwehren, hat man etwas zu tun“, heißt es in *Unser Dasein.*

8. Die Einführung Nietzsches in die Psychiatrie

Noch der Bearbeitung harren DÖBLINS psychiatrische Veröffentlichungen aus seiner Anstaltszeit. Im Jahre 1909 publizierte er eine Abhandlung über eine hysterische Patientin mit eigentümlichen Aufmerksamkeitsstörungen. Er erkannte, daß diese Patientin, ein Dienstmädchen, 32 Jahre alt, sich auch im Wachen immer schon in einem Zustand befand, den man als die Vorbereitung auf eine Autohypnose auffassen konnte. Kam ein stärkerer Affekt hinzu, verfiel sie in einen Dämmerzustand. Sie wußte nichts von dem Auftreten dieser Zustände und bestritt auch, daß schon ihr Wachsein etwas Krankhaftes besaß. Überhaupt war die Unterhaltung schwierig, weil sie durch jede Erkundung nach ihrem Befinden in Erregung versetzt wurde. Sie klagte, daß sie viel schlafe: „Hier sitzt man; wenn man aufwacht, weiß man, ob es morgens oder abends ist?“ Sie war krankheitsuneinsichtig. Das einzige, was sie zugab: „In meinem Kopf spricht es.“

Psychisch unterscheidet DÖBLIN bei ihr „in tieferen Bewußtseinsschichten“ rege Aktivitäten, „während das psychische Oberflächenbild den Anblick stärkster Zerstreutheit und Leere“ bietet. DÖBLIN ging also auf eine Erscheinung ein, die beim Umgang mit Psychotikern besonders eindrucksvoll ist: Die Abwesenheit von Aufmerksamkeit, das Spurlose bei jedem Versuch der Kommunikation, das einen gleichsam anorganischen Befund zeigt, etwa in dem folgenlosen, sinnentleerten „Nachtönen der letzten Worte“. Aufmerksamkeit ist nicht da und wird nur unter Schwierigkeiten aufgebracht, doch plötzlich wird irgendein Wort aufgenommen und festgehalten, als sei es irgendwo besonders ausgezeichnet, während weiterhin alle Gehörsempfindungen haltlos fortströmen.

Aber das ist schon ein Charakteristikum der Aufmerksamkeit: die abgrenzende Bevorzugung gewisser Bewußtseinsinhalte, wie DÖBLIN mit LIEPMANN definiert. DÖBLIN setzt sich dabei gegen die englische Assoziationspsychologie ab. Für ihn ist Aufmerksamkeit ein Beweis dafür, daß die Bewußtseinsinhalte *gewertet* werden: Wie denn überhaupt, so schreibt er schon damals, im Organismus Wertprinzipien festzustellen sind:

> „. . . und es ist eigentlich nur die Frage, wann man solches Prinzip ansetzt, und es ist eigentlich nur der Vorwurf möglich, daß man es zu früh oder zu spät ansetzt.“

Die Aufmerksamkeit ist nach DÖBLIN „keine mythologische Entität“, die selbständig arbeiten würde, gleichsam auch ohne Vorstellung oder Empfindung, sondern „ein besonders wirksamer psychischer Faktor, der sich an jenen erweist“. Stellen die Assoziationen eine Quantität dar, so die Aufmerksamkeit ihre qualitative Differenzierung.

Bei seiner Patientin konnten affektgetragene Vorstellungen sofort die Aufmerksamkeit binden, ja sie vollständig auf sich ziehen, so daß sie für alle anderen Bewußtseinsinhalte eliminiert war. Dabei setzten sich aber nur Affekte durch, für die bei der Patientin eine psychische Bereitschaft bestand. Die Aufmerksamkeit war damit so beeinträchtigt, daß ein wirklicher Gedankenfortschritt bei ihr nicht zustande kommen konnte. Sie befand sich ständig in Ideenflucht und Inkohärenz, zwischen Sinneseindruck und Aufmerksamkeit kam es zu keiner Koordinierung.

„Die Schwäche der Aufmerksamkeit in dem Bilde der Zerstreutheit" interpretierte DÖBLIN als eine *gestörte Verteilung der psychischen Kraft.* Der NIETZSCHE-Kenner weiß, wie leicht eine solche Deutung in die Nähe des Vitalismus bez. Neovitalismus rücken kann, philosophischen Vorstellungen also, die in der Medizin damals so obsolet waren wie heute. DÖBLIN gebraucht den Terminus der *Dysergasie,* der heute ungebräuchlich ist, sich in der Psychiatrie wohl überhaupt niemals durchgesetzt hat. ADOLF MEYER hatte den Begriff 1908 eingeführt, allerdings für psychotische Zustände mit Störungen im Hirnstoffwechsel. DÖBLIN faßt Energie hier anders, er will sich, wie er zum Schluß unterstreicht, „streng an die psychischen Tatsachen" halten. Energie wird also weder neurologisch noch, unnötig zu sagen, physikalisch verstanden, es soll damit nur der Aufmerksamkeits*wert* der psychischen Vorgänge gekennzeichnet werden. Es ist kein Zweifel, daß wir hier NIETZSCHES Konzeption der Energie, der Kraft, des „Willens zu Macht" fassen: Hier steht DÖBLIN unmittelbar in der NIETZSCHE-Nachfolge und gibt damit ein Beispiel der NIETZSCHE-Wirkung in der Psychiatrie.

Bei seiner Patientin war der Ablauf in seiner Zusammengehörigkeit gelockert, *dissoziiert,* wobei von ihm eine stark erhöhte Labilität der psychischen Kraft als Ursache *angenommen* wird. Diese Unfähigkeit, die Energie gleichmäßig zu halten, erklärte ihm die große Spielfläche der affektiven Vorgänge, die immer wieder bestimmte Vorgänge mit ausschließender Aufmerksamkeit belegen und alle anderen Bewußtseinsinhalte ignorieren. Dabei werden vor allem die von außen kommenden Vorstellungen abgewehrt; die Patientin blieb also autistisch in ihrem engsten Kreise, allen affektgetragenen Vorstellungen, gleich welcher Art, auch Halluzinationen, wehrlos ausgesetzt. DÖBLIN spricht es nicht aus, aber er muß geneigt gewesen sein, die Verbindung zu NIETZSCHE herzustellen: Wenn die Welt ein Quantum von Kraft ist, dann muß jede Machtverschiebung an irgendeiner Stelle das gesamte System betreffen und verändern. Auch das Prinzip der Auswahl der Wahrnehmungen, die durch die Aufmerksamkeit erfolgt, findet sich bei NIETZSCHE: „Es ist kein Zweifel, daß alle Sinneswahrnehmungen gänzlich durchsetzt sind mit Werturteilen", wie es im Dritten Buch des „Willens zur Macht" heißt.

DÖBLINS Diagnose, hier handle es sich um „Verteilung der psychischen Energie in ungeregelter ataktischer Weise", ist eine Anwendung der Philosophie NIETZSCHES: und NIETZSCHES Sinn für Distanz drückt sich weiter darin aus, daß DÖBLIN erklärt, eine solche Störung dürfe man an sich nicht als Krankheit, nicht einmal als ein Symptom auffassen, sie stelle nur ein bestimmtes psychisches Verhalten in einem psychiatrischen Zustandsbild dar.

Auf NIETZSCHE weist auch die große Sorgfalt zurück, mit der der junge Psychiater mit den Begriffen umgeht, wie er sie behutsam ansetzt, auf ihren Sinn abklopft, durch neue ersetzt oder alte wieder zurechtrückt. Das prägt besonders eine Arbeit, die er 1910 publizierte, über Wahnbildung im Senium. Seine Frage ist, ob denn die Psychose, die der Anlaß zur Einweisung ist, wirklich etwas mit dem Alter zu tun hat, in der sie beobachtet wird. DÖBLIN hinterfragt diesen Zusammenhang, beides müsse gar nichts miteinander zu tun haben, die Psychose trete ja auch ohne Verbindung mit dem Senium auf. Aber vielleicht wirkt das Senium seinerseits als Komplikation der Psychose? Es ist ja auch, so gleich eingangs, mit der Charakteristik von Masern und Scharlach als Kinderkrankheiten „wohl etwas, aber nicht viel für die Auffassung dieser Erkrankungen geleistet". Er verweist auf die Korrektur, die KRAEPELIN vorgenommen hat, als er von seinem Begriff einer Rückbildungsmelancholie sich distanzierte, wobei er in

Widerspruch zu seineer eigenen Tendenz bei der Schizophrenie – dem „Jugendirresein" – geraten sei.

Es liegt, so meint DÖBLIN, nicht in den Krankheiten beschlossen, wohin man sie „im System" bringe. Krankheiten als Begriffe – oder Bilder, Entitäten usw. – seien nämlich Konstruktionen, für die eine Reihe von Faktoren maßgebend seien. Im Fall der senilen Psychose müsse man an die vielen Erkrankungen im Senium denken, die ohne diese Erscheinung verlaufen. Es komme also darauf an, den Altersfaktor zu isolieren und auszuscheiden, ohne „die eventuelle ätiologische Valenz dieses Faktors" gänzlich zu ignorieren. Man solle sich auch überlegen, ob hier nicht ein „Krankheitskonvolut, eine Superposition von Krankheiten" vorliege, – DÖBLIN sah also deutlich, was wir heute *Multimorbidität* nennen und gerade als charakteristisch für das Alter nehmen. Das Sterben nähert sich auf vielen Schienen.

Die Arbeit enthält viel Wesentliches, das sie in enge Verbindung bringt mit der soeben referierten über die Aufmerksamkeit. DÖBLIN hat, wie man darin sieht, sehr über das Wesen des Wahns nachgedacht, und er findet enge Beziehungen zu den Verstimmungszeiten. Am Schluß urteilt er, Alterspsychose sei der Begriff für eine Psychose, die sich im Alter findet, deren Ursache uns kaum bekannt sei, die aber mit dem Alter „wesentlich und ätiologisch so wenig zu tun hat, wie das Jugendirresein mit der Jugend, das klimakterische Irresein mit dem Klimakterium, die Haftpsychose mit der Haft". Man wird nicht fehlgehen, wenn man diese Auffassung im Zusammenhang mit seiner sein gesamtes Lebenswerk tragenden Überzeugung sieht, daß das Leben – das ganze, also auch das beseelte, immer beseelte Leben – autonom ist, keiner Zusätze von außen oder Zufälle im Sinne einer Spieltheorie bedarf. Die Krankheiten steigen aus ihm hervor, wie die Bilder aus ihm hervorsteigen, also auch die Wahnvorstellungen: „Es wird nicht möglich sein, das Ganze auseinanderzureißen".

Wer diese Arbeiten liest, weiß übrigens, daß DÖBLIN

berechtigt war, zu sagen, jener andere große geistige Nachfahre NIETZSCHE'S, S. FREUD, habe ihm im Grunde nichts Neues bringen können. DÖBLIN war im Wortsinne kein Psychoanalytiker; vielleicht nicht einmal ein Psychosomatiker, er hat jedoch, wie wir gesehen haben, sorgsam psychologisch exploriert und die Psychodynamik bei seinen ätiologischen Überlegungen bedacht.

Im übrigen hat er als niedergelassener Arzt und bereits bekannter Autor eine ganze Reihe populärwissenschaftlicher Artikel über die Psychoanalyse geschrieben. Ein kleiner Kommentar „Soll man die Psychoanalyse verbieten?" von 1925 enthält die Feststellung: „Ich möchte dazu sagen, der Arzt kann nicht zweifeln, daß er einem Kranken zu helfen hat. Für eine Anzahl Kranke ist die Analyse die Methode der Wahl ... Allgemein aber erkennt man: Eine ausgedehnte, tief schürfende und eigentliche Analyse hat zur Wirkung eine seelische Gesamtumstellung. Und das ist mehr als ein bloß medizinischer Effekt. Der Kurierte wird subjektiv leichter, vielleicht sozial zugänglicher." Sie ist also nicht für jedermann, es bedarf einer sorgsamen Indikationsstellung, DÖBLIN hat damals vollkommen richtig geurteilt.

9. Wenn Ärzte Patienten sind – können sie sich selbst behandeln?

Dieser Arzt DÖBLIN war auch Patient. Können Ärzte, wenn sie krank werden, – *medice, cura te ipsum* – sich selber behandeln? Natürlich meine ich eine ernstere Erkrankung, insbesondere das chronische, schwere Leiden, von akuten Erkrankungen wollen wir hier nicht reden, obgleich man auch bei diesen differenzieren müßte: Denn erkennen Ärzte immer selbst, daß sie eine Appendizitis haben und operiert werden müßten? Leicht ist diese Frage nicht zu beantworten! Aber fassen wir die chronischen Erkrankungen ins Auge und die mit ihnen verbundenen eingreifende Therapie, so kommen wir schnell darauf, daß es ganz offensichtlich für den Arzt schwierig sein wird, sich selber zu behandeln.

Zur Behandlung gehören nach meiner Erfahrung *unverzichtbar drei Dinge:*

- einfühlsames Verstehen,
- Objektivität der Erkenntnis,
- Autorität.

Die Problematik steckt in der Autorität. Autorität setzt eine gewisse Distanz voraus, ohne Distanz kommt sie nicht zustande. Das ist der Grund, weshalb viele Ärzte sich schwer tun mit der Behandlung eigener Familienangehöriger. Sie ziehen, wenn es wirklich ernst steht, wenigstens konsiliarisch, einen Kollegen hinzu.

Im Grunde, so möchte ich doch sagen, sind Ärzte – Therapeuten – und Patienten in ihrem Seelenzustand, auf ihrer Erwartungsebene zu verschieden situiert, als daß sie sich glücklich in einer Person vereinen ließen.

Ohne zunächst auf DÖBLINS besondere Verhältnisse einzugehen, wollen wir uns doch ganz allgemein fragen, was man überhaupt von einem Arzt erwarten kann, wenn er schwerkrank wird. Es gibt Beispiele dafür, ich will das weniger bekannte eines Schweizer Arztes bringen, dessen Erinnerung sicherlich nützlich ist.

L. SONDEREGGER, Landarzt und Pionier der Schweizer Sozialmedizin, berichtet in seiner 1898 erschienenen Autobiographie: „Die erste Leichenöffnung in meiner Praxis war die des alten Collega G. CUSTER, eines sehr angesehenen Botanikers und Arztes. Er war an Perforation des Darmes gestorben, nachdem er ungeheure Schmerzen schweigend ertragen und sein Sterben ruhig beobachtet hatte: 'Jetzt muß ich die Arme zum Atmen anstemmen. Die Lähmung des Darmes ist komplett, das Zwerchfell außer Funktion. Ich erkalte, mein Puls flattert – ist weg. Mußt die Sektion machen lassen, mein lieber Sohn. Es ist ein Loch im S. Romanum. Wird interessant.‘ Der Mann hatte ganz genau diagnostiziert. Ich habe seither viele Ärzte behandelt, manche sterben sehen und von noch mehreren gehört; sie haben fast ausnahmslos Geduld im Leiden und Ergebung im Sterben bewiesen. Ich rechne das dem Beruf hoch an; wünsche sehr, daß es sich auch hier bei mir bewähren möchte.“

Sicherlich ist es das, was man vom Arzt in erster Linie erwartet: Würde. Sie drückt sich aus in einer Haltung, die das Unvermeidliche gefaßt hinnimmt, die auch in der verzweifelten Situation sich nicht von Verzweiflung beherrschen läßt. Es ist in einer solchen Haltung sicherlich, und zwar auch dann, wenn wir sonst darüber nichts wissen, ein entschiedenes Menschenbild wirksam: Die Überzeugung, daß der Mensch nicht in dem seinen Grund hat, was wesensmäßig zerfällt, sondern daß er auch ein geistiges Wesen ist, eine Person mit ihrer bestimmten, sich vom unablässigen Strom der Materie absetzenden Eigenständigkeit und Eigenverantwortlichkeit. Diese Haltung im Sterben ist also nicht das Ergebnis zufällig angeborener oder ansozialisierter „Seelenstärke", sondern Resultat ganz bestimmter grundsätzlicher Anschauungen, ohne die sie gar nicht möglich wäre. Wenn wir auch von jenem Doktor CUSTER sonst nichts wissen würden, wir können davon ausgehen, daß für ihn die Welt kein bloßes astronomisches Ereignis war, das Leben kein molekulares Würfelspiel, sondern daß er von einem tragenden Grund wußte.

Wieweit der Arzt als Patient eingreifen sollte in die Behandlung, ist dagegen eine andere Frage. Man erwartet selbstverständlich, daß er aufgrund seiner Kenntnisse versteht, was gemacht werden muß, und daß er sich, wenn diese Maßnahmen unumgänglich sind, bereit findet und kooperiert – genau wie ein Patient, der über solche Kenntnisse nicht verfügt und dennoch kooperiert. Aber hier findet sich ein Unterschied: Der Patient kooperiert, weil man es von seiner Rolle als Patient erwartet. Es würde ihm oft leicht fallen, wenn er mehr wüßte, aber er kooperiert auch ohne vollständige Information, einfach weil seine Rolle es ihm vorschreibt.

Beim Arzt wird, wie ich erlebt habe, Behandlung nicht selten verweigert werden: Nicht weil der Arzt nicht kooperieren wollte, sondern weil er weiß, welchen Wert man gewissen, medizinisch für unerläßlich gehaltenen Eingriffen beim Moribunden zusprechen kann. Er lehnt beispielsweise zytotoxische Substanzen ab, wenn er an Krebs erkrankt ist. Er ergibt sich, er leistet keinen Widerstand. Darin spricht sich nicht so sehr Religiosität aus, sondern das einfache Wissen, daß es kein Wundermittel gibt, während vielleicht der Patient doch immer noch hofft, diesmal, wenigstens bei ihm, könnte es helfen.

10. Der Patient Dr. med. Alfred Döblin

Als DÖBLIN nach Deutschland zurückkehrte, genauer gesagt: in die französische Besatzungszone nach Baden-Baden, war er einer der ersten Emigranten, die wieder Fuß auf deutschen Boden setzten. Bereits am 22. 2. 1946 brachte die „Badische Zeitung" seinen bereits zitierten Artikel mit den Sätzen: „Und als ich wiederkam, da – kam ich nicht wieder . . . Warum kann man nicht *nach Hause zurück*? Du bist nicht mehr der, der wegging, und du findest das Haus nicht mehr, das du verließest!"

Er war fast 70 Jahre alt, als er neu anfangen sollte, und drei Prozesse liefen bei ihm zusammen, jeder schwerwiegend genug, einen starken Menschen herauszufordern. Da war einmal die oft beschworene *Erfolglosigkeit im Exil*. DÖBLIN hatte im Exil unentwegt hart gearbeitet, aber keines der von ihm in dieser Zeit publizierten Bücher brachte Nennenswertes ein. Die drei großen Werke, die noch entstanden, – ich meine das Erzählwerk vom Kriegsende 1918, den „Unsterblichen Menschen" und den Hamlet-Roman – konnten überhaupt nicht veröffentlicht werden. Er war nicht etwa steril geworden im Exil, wie man es oft liest: Wer sich die Mühe macht, die eben genannten umfangreichen Bücher in die Hand zu nehmen, mit ihnen vertraut zu werden, weiß, daß DÖBLIN auf seiner alten Höhe war – jedes andere Urteil ginge fehl.

Wenn wir bedenken, daß er Anstrengungen unternommen hatte, kurz bevor er Deutschland verließ, seine Kassenzulassung wiederzuerlangen, die er in einer Aufwallung des Alexanderplatz-Erfolges zurückgegeben hatte, wissen wir, was ihm vor allem da draußen fehlte: *Er konnte nicht mehr als*

Arzt tätig sein. Weder in Frankreich noch später in Amerika war es ihm möglich, zu praktizieren.

Er verfügte also nicht mehr über den wirtschaftlichen Rückhalt einer Kassenpraxis, ja er war zuletzt auf Zuwendungen von Mäzenen angewiesen. In welcher realen Abhängigkeit sich DÖBLIN dabei befand, wird deutlich, wenn wir den Briefwechsel einsehen, aus dem hervorgeht, wie viele Mühe er bei seinem Hauptgönner aufwenden mußte, seinen Übertritt zur katholischen Kirche geheimzuhalten!

Dies alles sei nur angedeutet, um eine Vorstellung seines Seelenzustandes zu vermitteln: Das Schwanken zwischen Verbitterung und immer wieder sich entzündender Hoffnung, doch noch etwas wirken zu können, mit der Zeitschrift „Das goldene Tor", mit der Herausgabe seiner älteren und seiner neuen, noch ungedruckten Bücher. Sein Lebensunterhalt war allerdings in Baden-Baden gesichert, denn er arbeitete als Lektor in der französischen Militärregierung. Vielleicht sollte man hinzusetzen, daß das durchaus kein leichtes Brot war, denn die Interessen gingen auch innerhalb der französischen Militärregierung durchaus nicht in gleicher Richtung. Er erzählte mir, daß man ein eigenes Buch von ihm verboten hatte, den „Wallenstein" (übrigens auch, was er nicht wußte, den ersten Band des Erzählwerkes *„November 1918"),* daß man außerdem die Neuausgabe der „Geschichte der Leben-Jesu-Forschung" von ALBERT SCHWEITZER verboten hatte – in beiden Fällen waren Verbote, genau genommen, nicht möglich, da sowohl ALBERT SCHWEITZER als auch DÖBLIN selbst die französische Staatsbürgerschaft besaßen und der Zensur der Militärregierung gar nicht unterlagen.

Ich will das nicht weiter schildern, sondern beschränke mich auf diese Andeutung tiefer seelischer Unzufriedenheit, und tiefen Zweifels. Merkte man es ihm an? Ich selbst, damals fünfundzwanzig Jahre alt, muß es verneinen. Auf mich wirkte er zuversichtlich und – weise, natürlich klug und humorvoll (ja, humorvoll, nicht nur witzig) wie eh und je. Die absolut intime Person verschloß sich vor der Welt.

Dazu kamen *zwei schwere physische Krankheitsprozesse*, eine Arthrosis deformans, die er selbst in die Nähe des Bechterew rückte, sodann der M. Parkinson. Ehe sie ihre gnadenlose Herrschaft über ihn antraten, warf ihn ein Hinterwandinfarkt des Herzens nieder. Vom September 1952 bis Januar 1953 lag er im Hildegardis-Krankenhaus in Mainz. Dann entschloß er sich, Deutschland noch einmal zu verlassen, er kehrte nach Paris zurück, aber die beiden Krankheiten fuhren mit und entwickelten sich weiter, nahmen immer mehr Besitz von ihm. Er wurde immer unbeweglicher, immer steifer, konnte bald nur noch mit kleinen Schritten gehen, den Kopf nicht mehr wenden, man mußte ihn schon rechts und links stützen, weil er sonst gefallen wäre, und dann war er nicht mehr in der Lage, die Hände zu gebrauchen, die arthritischen Knoten schränkten die Bewegung vollkommen ein, er konnte kein Buch mehr halten, man mußte ihm vorlesen. Übrigens – so ein amerikanischer Psychiater, – ist der Parkinson *die Krankheit der guten Menschen*. Er kenne keinen Verbrecher, der diese Krankheit gehabt habe. Eine liebenswürdige Übertreibung, denn wohl hat es Verbrecher gegeben, die an Parkinson litten (wie war es mit Hitler?), aber auch mir scheinen unter den Parkinson-Kranken diejenigen weitaus zu überwiegen, die freundlich und gütig sind, hilfsbereit, einfach gut.

Frau DÖBLIN fand in Paris keine Klinik, die sich seiner angenommen hätte, denn DÖBLIN galt damals schon als Pflegefall. Und für Hauspflege erwies sich Frankreich als zu teuer. So kehrte das Ehepaar wieder nach Deutschland zurück, in welchem DÖBLIN die nun verbliebenen Jahre nur noch in Sanatorien und Kliniken verbrachte. Lange lag er in der Friedrich-Husemann-Klinik in Buchenbach bei Freiburg. Es ist merkwürdig, wie der Mensch, wenn er älter wird, im Alter überhaupt, dorthin zurückgeführt wird, wo er in seinem Leben etwas Entscheidendes bewirken konnte. Die Rückkehr nach Berlin, ihm nachdrücklich von JOHANNES R. BECHER angeboten, mit allen Vergünstigungen, von denen er in der

Bundesrepublik Deutschland nur träumen konnte, hatte er abgelehnt. Aber die Nähe Freiburgs empfand er sofort als bedeutsam, hier hatte er promoviert und das medizinische Staatsexamen abgelegt, und übrigens hat der Dekan der medizinischen Fakultät anläßlich seines 50jährigen Doktorjubiläums ihm die Promotionsurkunde feierlich erneuert.

Aber die Krankheit schritt weiter fort, eine Zystitis und eine Prostatitis traten hinzu mit quälenden Tenesmen. Längst konnte er nicht mehr aufstehen. Nach 14 Monaten in Buchenbach wurde dem Schwerkranken, der auf den Tod danieder lag, gekündigt – es geschah mit einem sehr freundlichen Brief des Chefarztes, eines bekannten anthroposophischen Arztes, der viel über die Bedeutung der letzten Tage vor dem Tode geschrieben hat, aber es war eben doch ein Hinauskomplementieren, es war ganz deutlich, daß er nach Entscheidung der Leitung dieses Hauses nicht bleiben durfte (s. Seite 115 ff.). Wohin konnte er noch gehen? Es gab praktisch zwei Möglichkeiten, einmal ein privates, sehr gutes Sanatorium, geleitet von einem bekannten Arzt, der damals in Berlin Medizinalassistent auf seiner Station gewesen war: L. R. GROTE. Es kam jedoch eine weitere Alternative in Betracht, das Landeskrankenhaus in Emmendingen. Ein Landeskrankenhaus, Heil- und Pflegeanstalt für Geisteskranke, Behinderte – DÖBLINS Fach seiner ärztlichen Anfänge. Aus einer psychiatrischen Klinik, in Regensburg, wo ihm 650 Kranke anvertraut waren, wenn er Nachtdienst hatte, hatte er sein erstes Theaterstück nach Berlin geschickt. 1957, vor die Wahl gestellt, ein vornehmes Sanatorium oder eine solche Landesheilanstalt, gab es für ihn keine Wahl. Er sagte:

> „Als Anstaltsarzt habe ich meine Laufbahn begonnen, so kann ich sie auch abschließen."

Er wählte also Emmendingen.

Jetzt, ganz am Ende, fühlte er sich *nur noch als Arzt.* Es liegt eine große Linie in dieser Entwicklung. In einer ersten, kleinen Autobiographie, die der Vierzigjährige schrieb, heißt es:

> „Wie schmählich werde ich noch hinsterben, wie meiner unwürdig wird alles sein. Es hilft mir nichts, daß ich schreibe und schreibe und schreibe. Denn es wird wieder Geschriebenes. Es soll nicht geredet werden von mir, sondern von Doktor DÖBLIN."

Jetzt schrieb er, am 19. Februar 1957:

> „Mein ganzes Schreiberleben gehört der Vergangenheit an, mit Recht und mit Grund bin ich physisch gelähmt, daß ich keinen Strich mehr ziehen kann."

Der Transport, die damit verbundene Aufregung und Unruhe waren zu viel für den Schwerkranken, Bewegungslosen. Ihn befiel eine Lungenentzündung, die Blasenentzündung kam wieder, der Kreislauf versagte, das Herz stand still am 26. Juni 1957.

11. Vom Leben und Tod, die es beide nicht gibt ...

Die vielen Briefe, die der Schwerkranke in den letzten Jahren noch – da er längst nicht mehr schreiben konnte – diktierte, bezeugen eine Haltung, wie SONDEREGGER sie als vorbildlich beschrieben und für sich selbst gewünscht hat: dem Elend nicht nachzugeben. Je hilfloser DÖBLIN wird, desto deutlicher wird, daß es ihm gelungen ist, von diesem Leiden sich nicht eintrüben zu lassen. In der Zeit des Exils hatte er einmal geschrieben:

> „Ich halte den Tod, wenn er nicht zu früh kommt, für ein sehr natürliches, uns angepaßtes Ereignis. Im Laufe einiger Jahrzehnte haben wir reiflich Zeit, uns mit den Mängeln und Ecken unserer Persönlichkeit zu befassen. Man kennt sich allmählich gründlich und möchte umziehen."

Als er nach Deutschland zurückkehrte, hatte er nicht nur das Manuskript zum Hamlet bei sich, sondern weitere Aufzeichnungen, etwa zur „Schicksalsreise" und andere, die er nun zu einem Buch zusammenstellte. Er gab ihm den Titel „Der unsterbliche Mensch – Ein Religionsgespräch". Es erschien bereits im Herbst 1946 und machte alle, die mit dem Namen DÖBLINS aus der Zeit vor 1933 noch Vorstellungen verbanden, damit bekannt, daß der gewaltige Aufklärer, der Freund so vieler und bunter Göttergestalten, der große kosmische Träumer eine tief einschneidende Wandlung durchgemacht hatte. Er war nicht, wie man es damals allenthalben hörte, „plötzlich religiös geworden". Ich habe, in der von mir herausgegebenen Festschrift zu seinem 70. Geburtstag, versucht klarzustellen, daß an dem religiösen Grundzug seines gesamten Werkes nicht der geringste Zweifel sein kann. Aber DÖBLIN hatte sich jetzt festgelegt: Dies erschien mir als das Besondere seiner Entwicklung, die von da an – also seit 1941, als er konvertierte – nicht mehr dem verbreiteten Halbglauben der Intellektuellen, der mit Buddha rechnet, huldigte, sondern nun einen gläubigen Christen erkennen ließ. Wie konnte sich DÖBLIN, der Verfasser der *Drei Sprünge des Wang lun*, des *Manas*, des *Ich über der Natur* von der *allgemeinen* „Religiosität" des aufgeklärten Naturwissenschaftlers und Weltstädters so schnell einer *festen Gestalt* des Glaubens, dem Christentum in seiner römisch-katholischen Form, zuwenden? DÖBLIN sagte selbst, daß er sich vorher selbst übersetzen mußte. Er fragte sich, ob die Übernahme in seine Sätze, in seine Sprache nicht so etwas wie ein Probe sein könnte, ob es überhaupt gelingen würde? Denn sicherlich war es kein punktuelles Ereignis, so wie er es in gewissem Sinne in der „Schicksalsreise, Bericht und Bekenntnis" doch andeutet: vielmehr ging eine Entwicklung, die sich lange diesem Ziel zu bewegt hatte, mit einem Mal zu Ende. Es war also nicht die Verzweiflung des plötzlich einsamen, von seiner Familie abgeschnittenen Intellektuellen, die ihn in die Arme der Gottesmutter trieb. Es war das Wachsen eines Flusses, der dem Meer zustrebt und es nun endlich erreicht.

Der Versuch der „Übersetzung" ist der „Unsterbliche Mensch", ein Dialog, lebendig geschrieben, eigentlich ganz und gar der „alte" DÖBLIN, den man ja kannte, witzig, frech, aber eben zugleich eine Adhortatio, eine Hinführung und Versuchung zum Christentum – ganz bezogen auf ein wirkliches Gespräch mit einem jungen Mann, der den Älteren besucht und ihn zu seiner Überraschung verändert, nämlich gläubig findet. Der junge Mann, der seine Entwicklung in der Hitler-Zeit begonnen hatte, konnte kaum anders als erstaunt sein – wenn das Dritte Reich irgend etwas bei den jungen Menschen bewirkt hatte, so die Distanzierung vom Christentum. Es waren ganz einfache Dinge, die sich auswirkten, in erster Linie die Abdrängung des Religionsunterrichtes. Wenn DÖBLIN auf junge Menschen jener Zeit wirken konnte, dann zweifellos durch *Das Ich über der Natur*, durch die Hinwendung zu einer Naturgläubigkeit im östlich-buddhistischen Sinne. Nach den großen Kriegen breitet sich diese ja bekanntlich besonders nachdrücklich aus.

Davon sah DÖBLIN ab, obgleich es ihm durchaus bewußt war, wie er in seinen Gesprächen mit mir ganz deutlich machte. Er fühlte sich, wie die meisten der zurückkehrenden Emigranten, – von allen aber vielleicht noch am wenigsten – als Erzieher: und erzieherische Überlegungen waren es, die ihn davon abhielten, den *Wallenstein* neu herauszubringen oder das *Ich über der Natur*. Er hielt selbst mit dem *Hamlet* zurück, für den ich ihm – über die Amerikaner bei einer Kasseler Verlegerin – einen Start mit einer garantierten Auflage von 20000 Exemplaren gesichert hatte. Frau HARRIET SCHLEBER, eben die Kasseler Verlegerin, – verdienstvoll auch ihre Zeitschrift *Das Karussell*, die vor allem die Jugend ansprach – erhielt von DÖBLIN zwar die Genehmigung zur Neuausgabe des „Alexanderplatz“, da dieses große epische Werk am ehesten den religiösen Grundcharakter seines Schaffens erkennen läßt, niemals aber die Genehmigung für den *Hamlet*.

Die Übersetzung in die Sprache DÖBLINS gelang, aber das Buch, dessen Großartigkeit man erst heute langsam zu begreifen beginnt, fand unverhältnismäßig wenig Resonanz für einen Dichter seines Ranges. Liest man es heute wieder, mit dem Abstand so vieler Jahre, wird besonders deutlich, wie sich für DÖBLIN Erkenntnisse seines epischen Schaffens und seiner naturwissenschaftlichen, kritischen Arbeit vereinigten. Es macht den Eindruck, als seien diese verschiedenen Faktoren seit langem aufeinander bezogen gewesen, so daß es nur der verhältnismäßig einfachen Arbeit bedurfte, sie einmal gleichsam offiziell zusammenzuziehen und zusammenzufassen. In diesem Buch stellt er die Frage, die der Mensch sich spätestens stellt, wenn er die Fünfzig oder Sechzig überschreitet: Gibt es ein Fortleben nach dem Tode, kein anonymes, allgemeines, in Form von Eingehen in einen diffusen Weltgrund, sondern ein persönliches? DÖBLIN antwortet mit einem entschiedenen Ja.

Für ihn ist vom einzelnen Menschen, vom Individuum auszugehen. Er hätte, wie er dies zwar gesprächsweise mit mir, jedoch nicht *in extenso* in dem Religionsbuch durchführte, von der unbestreitbaren, jedem Naturwissenschaftler deutlichen Sachverhalt ausgehen können, daß die gesamte Evolution – vom Einzeller zum Menschen, wie BÖLSCHE seinerzeit formulierte – eine unverkennbare Richtung einhält, die Richtung nämlich auf ein Lebewesen, das nicht als Gattung seine Bedeutung hat, sondern als Einzelwesen. Im Gegensatz zu allen anderen Lebewesen, deren „Biographie" schon beschrieben ist, wenn man die Art oder Unterart beschreibt, ist für den Menschen mit einer solchen Beschreibung gar nichts getan: Er hat tatsächlich *Schicksal,* einen ganz bestimmten, präzis ausgewiesenen Lebensweg als diese definierte Persönlichkeit.

DÖBLIN ging vom Einzelwesen aus: Er erklärte, daß es in sich ein Kraftzentrum aufweise, das mehr sei als der einzelne Mensch. Es gibt eine direkte Beziehung zwischen der konkreten Lebenswelt und dem Urgrund, der sie trägt, und sie kann nur im Individuum gefunden werden. Der Mensch stellt fest, daß er eine bestimmte Persönlichkeit ist, er ist nicht in der Lage, sie selbst voll zu erfassen, er ist ihrer aber sicher – und er könnte, wenn er diesen Sachverhalt ohne Scheuklappen betrachtet, tatsächlich zum Urgrund kommen, stattdessen bemüht er sich jedoch, diese Persönlichkeit abzugrenzen, mit dem Ausdruck DÖBLINS: sich zu verkapseln. Dann kennt er am Ende nur noch dieses verkapselte, einsame, isolierte Ich, und der Weg zur Schöpfung ist versperrt, der ihm hier aufgetan war. Das Ich ist aus einem Kommunikationszentrum zu einem Damm geworden:

„*Der Ältere:* In einer tiefen Ebene hinter der Natur beheimatet, bildet die Person die Brücke zwischen Urgrund und Mensch.

Über diese Brücke wandern geheimnisvoll die Dinge, die das Schicksal des Menschen bewirken.

. . . . .

Der Ältere: Der Urgrund, welcher den Dingen ihr Sein und die Art ihres Seins verleiht, gibt damit (weil er nämlich Geist und Wille ist) den Dingen, einzeln und in ihrer Gesamtheit, auch Sinn und Ziel. Obwohl kausal in der Zeit."

Viele Merkmale findet DÖBLIN am Menschen, die darauf hinweisen, daß er nicht nur Schimmelüberzug auf einem peripheren Planeten ist. So zum Beispiel das Leiden: Leiden bedeutet für DÖBLIN, daß wir uns nicht mit dieser Existenz identifizieren, sondern daß wir wissen und fühlen, auf sie nicht beschränkt zu sein. Zwar ist der Mensch Naturwesen, aber da er ja den biologischen Bereich ganz unbezweifelbar überschreitet, weil er Geist und Willen hat, kommt ihm auch ein höheres Sein zu. Die Person bringt, weil sie diesen anderen Bereich mit umfaßt, „die zweite Seite der Welt herein, aktiv, wählend und urteilend", so das Religionsgespräch. Zu dem Jüngeren, der bislang nur den früheren DÖBLIN gekannt hatte, der unserer zeitgenössischen naturwissenschaftlich-positivistischen Weltanschauung anhing, aber sagt er zum Schluß:

„Wie ein Korken, den man unter Wasser gedrückt hat, werden Sie an die Oberfläche kommen. Jeder neue Tag wird Ihnen zeigen, in welcher Betäubung Sie gelebt haben."

Hier wird in dem, was wir über unser biologisches Sein hinaus sind, das wirkliche Leben gesehen: insofern der Titel der letzten, Fragment gebliebenen Schrift *„Von Leben und Tod, die es beide nicht gibt"*, denn im Grunde gibt es nur dieses eine, uns verborgene, in uns aber gegenwärtige Sein, das von Begriffen wie Leben oder Tod nicht getroffen wird.

Er nennt es in diesem letzten Essay „das Leben im Leben".

12. Epikrise

Das was wirklich lebt hinter den molekularen Kettenbildungen, den endlosen Verschlingungen, dem grauen Regen der Atome: das, was alles treibt, emporbringt, vielfältig ausgestattet, ausformt, verzweigt, wieder zurücknimmt – was im Menschen als Geist erscheint, nicht dieser Intellekt, nicht die Seele, sondern der Kern unseres psychischen Lebens – das ist nun erkannt. Es muß ein großer Trost für DÖBLIN gewesen sein, darum zu wissen.

– Sie wußten es doch eigentlich immer schon, – sagte ich ihm, als wir uns zum letzten Mal sahen.

– Ja, – erwiderte er, – aber es ist ein Unterschied zwischen dem, was wir allgemein glauben, und dem, was wir ganz klar und bestimmt glauben, was also schon ein Wissen ist.

– Daß der leibliche Zerfall den Sinn nicht zerstört? – fragte ich nach.

– Gewiß, der Sinn wird davon nicht betroffen, aber dieser leibliche Zerfall ist auch da, er ist das, was die alte Welt charakterisiert, für die neue gilt die Unzerstörbarkeit.

Ist Erkenntnis neben vielem anderen auch eine Funktion hormoneller Vorbedingungen, der Lebensjahre beispielsweise, eines veränderten *milieu interne?* Es hat mich damals belehrt, aber nicht wirklich betroffen. Ein großer Mann, so etwa dachte ich, nimmt seinen Weg, es gibt verschiedene Stationen, diese ist für die letzte Periode die würdigste, passendste.

Mehr als dreißig Jahre danach merke ich, daß die Stimme, die zu mir sprach, zeitlos war, weil das, was sie sagte, die Zeit überwunden hatte. Dreißig Jahre später erkenne ich, wie schwer es ist, ein Leben mit all seinen Irrungen, Fehlern,

Ungenauigkeiten und Ungerechtigkeiten dann, wenn die Bahn sich dem Ziel nähert, abzufangen, das also zu bewirken, was man früher „vollenden“ genannt hat. Wie schwer das ist, wenn doch alles an einem hängt, herunterzieht, aufhält, drückt und schmerzt . . .

Ich bin damit am Ende meiner Ausführungen. Vieles bliebe noch zu sagen! Ich sehe noch den alten Mann, seine langsamen Bewegungen, seine schnellen Blicke, und wie ein fernes Echo höre ich seine Stimme – jetzt aber erst weiß ich, um was es ging.

Eines habe ich vielleicht verdeutlicht: daß DÖBLIN mehr, als man angenommen hat, von seiner Sozialisation zum Arzt, von seinem ärztlichen Selbstverständnis und von seiner ärztlichen Erfahrung lebte. Kein Schriftsteller also, der ein Arzt war – um auf die eingangs gestellte Frage nun zurückzukommen – sondern ein Arzt, zu dessen natürlichen Lebensäußerungen auch das Schreiben gehörte, der also weiterschrieb, als er nicht mehr als Arzt tätig sein konnte, der aber dann, als auch dies ihm durch das physische Elend verwehrt war, konstatierte, nur der Arzt sei noch geblieben.

Dies hat ihm etwas bedeutet: Nun als es ernst wurde, war es ihm nicht mehr so wichtig mit dem, was er geschrieben hatte. Er las übrigens, wie er mir des öfteren sagte, wenn ich ihn nach irgendeiner seiner Romangestalten fragte, nur ungern in seinen eigenen Büchern. Jetzt waren sie für ihn ganz versunken, Erinnerung noch an Tage, da er, wie er sich ausdrückte, in der Sonne spielte – jetzt halfen sie gar nicht mehr. Jetzt fühlte er sich als der alte, namenlose Arzt, der so vielen geholfen hat und nun weiß, daß er sich selbst nicht helfen kann.

In seinem letzten Diktat steht ein Satz, mit dem ich schließen möchte:

„Es ist den Menschen viel gegeben, mehr als sie ertragen können.”

II

Zwei psychiatrische Arbeiten

von Alfred Döblin

Alfred Döblin

Aufmerksamkeitsstörungen bei Hysterie*

Im Folgenden wird ein Fall von Hysterie mit Dämmerzuständen und sonstigem grossen Symptomenreichthum analysirt. Die Analyse bezieht sich auf eine Reihe feinerer und seltener Details des Bildes, arbeitet sie im Einzelnen durch, und gelangt zu dem Begriff einer eigenthümlichen Aufmerksamkeitsstörung oder -zerstörung, die als Dysergasie beschrieben wird.

Wir orientiren zunächst über das gröbere Gerüst des Falles.

Die jetzt 32jährige Frau Lina W. stammt aus schwerneuropathischer Familie. Der Vater nahm sich mit 63 Jahren das Leben, angeblich wegen unerträglicher Gichtschmerzen. Ein Bruder der Mutter wurde gleichfalls suicidal, 45 Jahre alt; er war krampfkrank, ein Trinker. Eine Schwester, 26 Jahre alt, leidet an Schwindelanfällen und Kopfschmerzen, sie liegt viel. Eine andere Schwester hat ein krampfkrankes Kind. Ein Bruder „ist aus der Art geschlagen"; sass im Gefängniss; auch er ist fallsüchtig. Die sonst gesunden Geschwister sind durchweg „aufgeregt", jähzornig. Die Patientin selbst war als Kind leicht erschreckbar und träumte viel. Sie wird von der Mutter als ein sehr wildes Kind geschildert, das ausserordentlich gut lernte, 3 Jahre zu früh in die erste Klasse vorrückte.

---

* Archiv für Psychiatrie und Nervenkrankheiten 45 (1909) 2, 464–488
Originalfassung von 1909

Nach beendeter Schulzeit war sie zuerst Dienstmädchen; aber sie wechselte oft die Stellen, weil sie nach eigener Angabe sich mit den Herrschaften „viel in den Haaren hatte". Erst mit 18 Jahren traten die Menses ein; vorher war ihr „das Blut in den Kopf gestiegen", so dass der Arzt wegen ihrer Unruhe und öfteren Verwirrtheit gerufen werden musste. Etwa vom 20. Jahre ab soll auch sie nicht näher beschriebene convulsivische Anfälle gehabt haben. Sie nahm vor etwa 5 Jahren ein kleines Mädchen in Pflege, vor 5 Jahren, als die Eltern das Kind wieder zu sich nahmen, einen Knaben. Am 10. Februar 1907 bringt man die Frau nach der Charité, weil sie zu Hause plötzlich wirr sprach, in den Schrank steigen wollte, sich verkehrt anzog. Doch giebt sie in der Charité an, dass sie schon Weihnachten 1904 einen Mann ohne Kopf neben sich habe stehen sehen, häufig auch ihren Vater. In der Klinik verbleibt sie kaum 14 Tage; sie sieht dort weisse Männer. Schon nach Monatsfrist wird sie aber wiedergebracht; die Diagnose wird gestellt auf Hysterie, bezw. hysterisch-psychopathische Constitution, hallucinatorische Delirien. Ungeheilt wird sie dann am 26. März 1907 nach Buch verlegt.

Aus dem Körperbefunde hier sei mitgetheilt, dass es sich um eine junge Frau in gutem Ernährungszustande handelt. Der Kopf ohne Narben; die Zunge ebenso. Im Uebrigen bietet die Patientin eine linksseitige Hypalgesie, rechts fleckweise Stellen mit hoher Schmerzschwelle; Druckempfindlichkeit des Scheitels, einiger Wirbel, des Facialispunktes, fast aller Trigeminuspunkte, des Mammal- und Iliacalpunktes; schliesslich eine hochgradig concentrische Gesichtsfeldeinschränkung. Die Patientin ist eine heitere, gesprächige Frau von aufmerksamer Miene; sie giebt geordnet und ruhig Auskunft, ist orientirt, trägt die einzelnen, später controllirten Punkte ihrer Anamnese richtig vor, sie hat nichts Benommenes, Traumhaftes in Gesichtsausdruck, Sprechen oder Benehmen. Sie will weisse Männer draussen und in der Charité gesehen haben, sei aber nicht krank. Sie benennt vorgelegte Gegenstände richtig. Eigentliche Symptome des Vorbeiredens fehlen, keine unsinnigen Antworten erfolgen. Die Intelligenzprüfung ergiebt eine auffallende Unsicherheit des Gedächtnisses für Namen und Zahlen. So weiss sie, dass sie in der Charité war, besinnt sich aber lange auf den Namen Moabit, wo sie gelegen hat, und vergisst trotz mehrfacher Einprägung immer wieder den Namen Buch. Bei weiterem Eindringen fällt die Abneigung gegen Zahlen und Rechnen auf; das Jahr ihrer Eheschliessung kennt sie nicht: „da müsste ich meinen Trauring haben”. Beim sofortigen Nachsprechen vierstelliger Zahlen unterlaufen ihr viele Fehler. Sie kennt diesen Defect: „ich bin überhaupt sehr vergesslich geworden; ich bin öfter zum Schneider gefahren und habe meine Arbeit zu Hause gelassen. Einmal bin ich statt zum Schneider nach der Charité gegangen“. Morgens habe sie sich ein anderes Mal Glacéhandschuhe angezogen und über die Bluse noch die Nachtjacke angelegt, wollte so weggehen.

Sie hilft gern bei den kleinen Abtheilungsarbeiten mit, unterhält sich mit den Pflegerinnen, denen nichts an ihr auffällt, ist sehr beliebt, ohne Stimmungsschwankung.

Es traten nun nach einigen Tagen wohlumschriebene Bewusstseinsstörungen bei ihr auf; ihre Absetzung gegen das beschriebene Intervallstadium ist im Anfang sehr ausgesprochen; später verwischt sich oft die Grenze.

Die Zustände treten mit Vorliebe Abends auf, nächsthäufig Nachts. Ihr Verlaufstypus – man kann sie nach dem Verhalten der Bewusstseinsthätigkeit Dämmerzustand, nach dem Verhalten der Bewusstseinsinhalte hallucinatorische Delirien nennen – ist folgender: eine Erregung mit lautem Schimpfen, Jammern, leichter Bewegungsunruhe leitet ein; die Patientin verstummt, bisweilen ganz plötzlich, um schliesslich unter hoher motorischer Anspannung fortzudrängen, um sich zu schlagen, zu lärmen und zu zertrümmern. Es besteht meist Rapport mit ihr im Zustand. Der Paroxysmus dauert meist 1/4 bis 2 Stunden. Er endet mit längerem oder kürzerem Schlaf, oft auch mit Erwachen: er hinterlässt völlige Amnesie.

Den Ausgangspunkt für die Betrachtung bildet zweckmässig das Verhalten der Krankheitseinsicht.

Die Patientin bestreitet die Krankhaftigkeit ihres Wachzustandes, sie weiss nichts von dem Auftreten der Delirien, glaubt an ihr Vorhandensein auch nach Vorhalt der überzeugendsten Beweise nicht. Die Unterhaltung mit ihr ist schwierig, weil sie ein auch entferntes Erkundigen nach ihrem Befinden in Erregung versetzt. Ihr selbst fällt spontan nur die Zeitlücke auf; sie klagt, dass sie so viel schlafe: „Hier sitzt man und sitzt man; wenn man aufwacht, weiss man ob es Morgens oder Abends ist?“ Die naheliegende Erklärungsidee des Schlafes erscheint ihr oft nicht ausreichend, wenngleich sie bis in die letzte Zeit noch damit arbeitet, – und nachdem sie mehrfach auf eigenen Wunsch Schlafmittel erhalten hat, tritt sie mit der Beschuldigung hervor, ihr müssten auch heimlich Schlafmittel beigebracht werden; sie hätte nie so viel geschlafen. Diese Vorstellung wächst sich zu einer förmlichen Vergiftungsidee aus, als sie bemerkt, dass sie an Gewicht verliere, dass Pusteln an ihrer Brust und Stirn hervorkommen, dass Magenkrämpfe mit Erbrechen sich häufen. Bezeichnenderweise verfolgt sie aber den Gedanken nicht weiter; sie fragt nicht einmal, warum man sie vergiften wolle; es zeugt davon, dass dieser Gedanke nur oberflächlich ist, nicht ernst genommen wird. – Ebenso wie der Zustand selbst werden die Verletzungen und Veränderungen behandelt, die sie während der Bewusstseinsstörung erfährt. Die Hautabschürfungen und blauen Flecken: „Da muss ich mich gestossen haben“. „Hier unter solchen Kranken kann einem leicht etwas passieren“. Das ausgezupfte Haar: „Mein Haar fällt mir jetzt so aus“. „Ich kann mir gar nicht erklären; ich hatte so langes Haar. Mein Haar muss verhext sein. Wirklich, mein Haar ist verhext, warum sollte ich mein Haar sonst verlieren?“

Ein gewisses Licht auf die Genese dieser ihrer Uneinsichtigkeit wirft die Wendung, mit der sie Krankheit ablehnt: „ich bin nicht krank, ich will nicht krank sein, ich war noch nie krank“. Sie weiss nun zunächst, wie sie auf sofortigen Vorhalt mit Sträuben zugiebt, dass sie draussen recht viel kränkelte, aber, „das, – das ist meine Sache“. Dass sie aus Abneigung gegen Krankheit im Allgemeinen leugne, kann man ihr gar nicht glauben. Sie hat im weiteren Verlauf ihrer Psychose mancherlei körperliche Leiden, die sie ohne auffälligen Gefühlston offen mittheilt. Aber auch das Bewusstsein einer geistigen Erkrankung würde sie nicht übermässig bewegen; sie geht mitleidig und verständnissvoll mit den andern Kranken um; nimmt im Uebrigen diese Erkrankungsmöglichkeit so wenig ernst, dass sie sie meist nur mit Lachen abweist. Der lebhafte, entschiedene Gefühlston, mit dem sie ihre Uneinsichtigkeit documentirt, bleibt so ungeklärt; dies ist um so auffälliger, als sie ganz gelegentlich sogar zu einer anderen Kranken äusserte, sie müsse wohl solche sonderbaren Traumzustände haben, von denen man ihr erzähle, sie könne sich sonst die Stiche von Spritzen nicht erklären: Aeusserungen, die ganz selten und nur spontan erfolgen. Die Thatsache aber, dass sie mehr oder weniger bewusst mit so lebhaftem Affect zugleich lügt von ihrer bisherigen Gesundheit, weist darauf hin, dass sie etwas anderes verhüllt. Es ist etwas Unlustvolles; sonst würde sie ihm nicht so entschieden aus dem Wege gehen. Nachweislich herrscht nun der Gedanke in ihr an eine bestimmte, sehr affectbetonte Krankheit, resp. an ein Krankheitssymptom vor, welcher Gedanke sie Jahre lang beschäftigt hat, der an ihre Sterilität. Sie grämte sich sehr um ihre Kinderlosigkeit, nahm zwei fremde Kinder an, liess sich behandeln, unterzog sich der Operation des alten Hämorrhoidalleidens nach manchen ihrer Angaben anscheinend auch in diesem Zusammenhange. Jede Frage nach ihrem Sexualleben, nach dem Grunde ihrer Kinderlosigkeit etc. lehnt sie thatsächlich ab, wird meist bald darauf unruhig, verfällt in Dämmerzustand. Sie selbst gebraucht zwar spontan den Ausdruck „krank“, wenn sie von ihren Kopfschmerzen redet; fragt ein anderer aber nach ihrem Befinden, nach dem Grunde ihres Hierseins etc., so fühlt sie mit der Beziehungsidee des schlechten Hehlers die peinliche Vorstellung in sich getroffen. Sie will daran nicht erinnert sein, überträgt das entschiedene „Nein“, mit dem sie die Frage ablehnt, auf die Beantwortung der Frage selbst: sie beantwortet thatsächlich nicht diese Frage. Sie verhindert mit solcher Behandlung der Frage eine unzweckmässige Hervorhebung der Unlustvorstellung; bezeichnet selbst den Act, mit dem sie die Abschiebung der Frage und Unterdrückung des Complexes vollzieht, als einen „Willensact“. Jedoch giebt sie sich mit dem Hinweis „ich will nicht krank sein“, noch einige Blösse; gleich hinterher treten schon die Gründe auf, welche die Zurückdrängung weiterführen und sie durch Vernachlässigung ihrer Genese vollenden: „ich war noch nie krank“, und jene oben angeführten Behauptungen und Erklärungsideen für ihr Hiersein. Es stellen sich ihr überaus willig solche völlig ablenkenden Gedanken zur Verfügung; die Elasticität des Vorstellungsablaufs in dieser Hinsicht ist bemerkenswerth.

Es wird begreiflich, dass die Paroxsymen, welche im engen Anschluss an Erregungen einsetzen, wobei die Erregungen gern unter anderen durch Erinnerung und Beachtung des Aufenthalts hier und der Krankheit ausgelöst werden, mit Vorliebe Abends und Nachts auftreten: Die Müdigkeit schwächt die hemmenden Vorstellungen; die ablenkenden Sinneseindrücke fallen weg, das Niederlegen in dem Saale hebt ihre Zugehörigkeit zu den Kranken hervor; – es unterbleibt so die prophylactische Unterdrückung des Krankheitsbewusstseins, es kommt zur Erregung und zum Dämmerzustand.

Ein lebhaftes Krankheitsgefühl und -bewusstsein hat sie gegenüber einigen Phonemen; sie klagt dem Arzt: „ich bin krank, in meinem Kopf spricht es" –, aber nur einmal, später und sonst leugnet sie im Wachzustand –, oder was man so nennen kann –, Phoneme, welche im Dämmerzustand zugiebt. Wochenlang erwartet sie den Besuch ihrer Mutter, der sie etwas sagen müsste; der Mutter klagte sie dann ganz geheim die Phoneme und fragte, was sich machen liesse. Hier wird in der That dissimulirt; dass die Phoneme als krankhaft erfasst werden, erklärt sich aus ihrem später zu beschreibenden, zwangsartigen Charakter; sie zu vergessen oder gar zu unterdrücken, dagegen arbeitet ihre stete Wiederkehr. Dass sie sie aber dissimulirt, ist zu erklären aus der Verallgemeinerung der reactiven Krankheitsableugnung; sie will nicht nach Krankheit und Krankheitsähnlichem gefragt werden.

Das Verheimlichen aber verleiht in parenthesi dem Verheimlichten eine besondere Farbe; es bekommt den Charakter einer privaten, intimen Angelegenheit, welcher Charakter noch dadurch verstärkt wird, dass das Dissimuliren die Phoneme in eine gewisse Nähe zu der peinlichen Krankheit schiebt. Hier ist die Quelle für manches Eigenthümliche an der Zurückhaltung, die geheimnisvolle Mitteilung an die Mutter, mit der Frage, was sich machen liesse, als wenn es sich bei den Phonemen um etwas Gynäkologisches handle.

Das Verhalten der Patientin gegen somatische Beschwerden bekräftigt diese Auffassung ihrer Uneinsichtigkeit und Dissimulation. Es fiel oft auf, wie energisch sie den Arzt auf seine Pflicht hinweist, sie nach ihren Magenschmerzen, Kopfkrämpfen, Stuhlgang zu fragen –, „das hat ein Arzt zu fragen, nach meiner Meinung“ – wie sie sich beständig darauf behandeln lässt, Mittel auf Mittel durchprobiert, sich Magenspülungen machen lassen will etc.; später tritt noch der täglich zu behandelnde Katheterismus dazu. Es ist ersichtlich ein Schutz vor lästigen und gefährlichen Fragen und Erinnerungen; sie sucht vor sich und dem Pflegepersonal ihren Aufenthalt in der Anstalt mit solchen Beschwerden zu rechtfertigen; „ich bin auch krank, schwer krank; wo man geheilt wird, das ist egal“. Und es ist bemerkenswerth, dass diese somatischen Klagen erst einige Zeit nach dem Eintritt in die Anstalt vorgebracht werden. – Schon die Tatsache der Localisation der Beschwerden in das Abdomen, Leibkrämpfe, Tenesmus urinae, Erbrechen bei unauffindbarer vulgärer Ursache, legt auch den Gedanken nahe, dass sich hier ein Hinweis auf die beherrschende unterdrückte Verstellung verbirgt; in der Aggravirung des Leidens und seiner sichtlichen Begünstigung durch die Patientin kann man eine directe Aeusserung ihres sonstigen versteckten Krankheitsgefühls sehen. Sie wälzt dies Gefühl auf ein unschädliches Gebiet ab, lässt aber den Inhalt des unterdrückten Gedankens durch die Localisation gut durchblicken.

Bei dieser Genese ihrer Uneinsichtigkeit und Dissimulation zeigt sich eine auffällige innige Beziehung zwischen Vorstellungsbildung und Gefühl; die Elasticität, die Folgsamkeit des Vorstellungsablaufs gegenüber den affectiven Bewegungen nannten wir schon oben bemerkenswerth. Wir finden hier bei der Production von Vorstellungen, sowie bei der Belastung der Vorstellungen mit Aufmerksamkeit, scilicet bei der Locierung von Vorstellungen in die verschiedenen Bewusstseinshöhen Gefühlstöne an der Arbeit. Wenn der Typus eines solchen Vorgangs auch normal vorgebildet ist (siehe FREUD'S Pathologie des Alltags S. 65), so ist eine solche Ausdehnung pathologisch zu nennen. Dass er solche Ausdehnung gewinnen konnte, dass mit Leichtigkeit Vorgänge sich abspielen, wie hier die Hemmung bestimmter Vorstellungsbildung, rasche Verdrängung lästiger Vorstellungen, Beeinflussung des Gedankenablaufs durch Vorstellungen aus tieferen Schichten, bezeichnet eine erhebliche Lokkerung des Assosciationsgefüges. Dies besagt, dass, wie ich mich zunächst bequem ausdrücken will, nichts das Spiel solcher elementaren Mechanismen eindämmt.

Wir kommen näher an den Grund der vorliegenden Störung, wenn wir das Verhalten der Aufmerksamkeit betrachten. Während die Patientin gesprächsweise längeren Auseinandersetzungen zu folgen vermag, zeigt sich bei Explorationsversuchen, zu denen sie sich bereit erklärt, dass sie kleine Geschichten nicht auffasst: „ich kann das eben nicht verstehen“. Sie bemüht sich vergebens, ihre Aufmerksamkeit anzuspannen und zu richten, wie die gefalteten Augenbrauen, die geballten Fäuste zeigen; sie spricht sich auch mechanisch die gehörten Worte vor. Sie beobachtet sehr schlecht, überhört ihr eigenes Seufzen; man giebt ihr während der Unterhaltung ein Bleistift in die Hand, mit dem sie spielt, ohne es zu wissen.

Die Störungen der Aufmerksamkeit zeigen sich am schärfsten an dem Verhalten der Merkfähigkeit. Als sie einmal zum Oberarzt meinte, sie habe zwar etwas mitzutheilen, aber sie könne es nicht sagen –, die Phoneme sind gemeint – regt er ihr eine Niederschrift an, worauf sie zunächst bereitwillig eingeht. Sie weiss nach einer viertel Stunde noch, dass sie schreiben will und rühmt sich ihrer Absicht, weiss auch bei einigem Nachsinnen, dass Jemand da war, nicht aber, wer es war, und dass der Besucher die Niederschrift angeregt hatte. Sie zerreisst nach etwa einer Stunde den gereichten Bogen: „Sie wollten doch etwas aufschreiben“ – sagt die anbietende Pflegerin; nach kurzem Besinnen zerreisst die Patientin das Blatt mit den Worten: „hier wird man nur angelogen“.

Am folgenden Tage erbittet sie, die sonst nie geschrieben hat, einen Bogen, um einen Brief an ihren Mann zu schreiben; kommt aber nicht zum Schreiben, sondern dictirt der Pflegerin ein paar Zeilen an den Arzt, er solle nicht immer Nachts im weissen Mantel an ihrem Bett stehen. Der Verlauf zeigt übersichtlich: das Hervortreiben einer Vorstellung des Briefschreibens, die geeignet ist, eine Affectspannung zu lösen; das baldige Fortlassen der accidentellen Vorgänge; die prompte Verdunkelung jeder Erinnerung, als die Frage der Pflegerin an den peinlichen Complex zu rühren scheint; das isolierte Wiederauftauchen der

Briefvorstellung, die von den quälenden lösungsbedürftigen Phonemen reproducirt wird; das Anknüpfen des Briefschreibens an den Mann, welcher in ihren Gedankengängen der Mittelpunkt ist, ohne dass ihr klar wird, was sie ihm schreiben soll; – das Abgleiten zu der Verbindung mit dem Arzt, das weitere Abgleiten von einer Klage über die Phoneme an den Arzt zu einer Klage über die Visionen der weissen Männer; die Verschmelzung und das Zusammenfliessen der Vorstellungen „Schreiben an den Arzt“ und „Klage über quälende weisse Visionen“ zu einer an den Arzt gerichteten Klage über den Arzt wegen seines weissen Mantels. Das ganze Ungeregelte, Verschlungene ihrer Associationsweise kommt hier zum Vorschein, – der übernormale Einfluss von Gefühlen auf den Associationsablauf, die Kürze der jedesmal reproducirten Vorstellungsgruppen, die willige Verschmelzung der Vorstellungsfragmente, der dadurch bemerkte fortschreitende Verlust jeder Zielvorstellung; wesentlich ein Darniederliegen einer vereinheitlichenden werthenden psychischen Thätigkeit.

Während hier bestimmte Unlustgefühle Vorstellungen rasch in eine tiefere Bewusstseinssphäre dislocieren und zum Vergessen bringen, gewähren andere, zum Theil auch unlustvolle, den Vorstellungen längere Fortdauer; so behält die Patientin wochenlang, dass ihre Mutter sie besuchen will, während sie den Besuch des Mannes, bei dem ihr die Ankunft der Mutter mitgeteilt wird, längst nicht mehr reproducirt.

Soweit diese Gedanken unlustvoll erscheinen, haben sie doch nur „absolute“ Unlust; im Zusammenhang sind sie werthvoll und relativ lustbereitend, sie bieten Gelegenheit zu Zorn und Entrüstung, zur Entladung von anderwärts gebildeter Spannung; sie werden gepflegt, in Erinnerung gehalten, wie die Patientin ja auch allerhand körperliche Krankheiten gross zieht in ähnlicher Tendenz. Der Begriff einer „aboluten“ Lust- und Unlustvorstellung ist hier wie auch sonst unbrauchbar und entspricht nicht den Thatsachen.

Während sich bei ihr eine Masse von psychischer Thätigkeit unter sehr geringer Beachtung vollzieht, in tieferen Bewusstseinsschichten, wie man auch sagen kann, bietet das psychische Oberflächenbild, wie gezeigt, den Anblick stärkster Zerstreutheit und Leere. Wir fragen, wie diese Zerstreutheit aufzufassen ist, wie jene dunklere Thätigkeit, welche Beziehung event. zwischen den Sphären besteht. Uns wird die weitere Betrachtung der Hallucinationen und Paroxysmen Aufklärung geben.

Von den Sinnestäuschungen konnte fast jede mit Sicherheit im Wach- wie Dämmerzustand nachgewiesen werden. Am häufigsten treten auf: weisse Männer, Hunde, Katzen und Gestalten, ein Hülfeschrei, Landschaften und Figuren; scharfe Gerüche werden einige Tage wahrgenommen; ein Mensch liegt ziemlich selten links neben ihr; recht constant ist das Nachtönen der letzten Worte.

Die nachtönenden letzten Worte geben eine Ergänzung zu dem, was bei der Beschreibung der Merkstörung gesagt wurde. Sie widersprechen zunächst in gewisser Hinsicht der Merkstörung; dort ein sehr schnelles, fast spurloses Verschwinden des Sinneseindrucks, hier ein übernormales Haftenbleiben. Sagt man ihr beispielsweise: „Bleiben Sie heut im Bett", so hört sie noch stundenlang „Bett", oft auch das vorletzte Wort. Das Ganze verliert sich nach einigen Stunden, dann treten bisweilen schon wieder neue „letzte Worte" auf; die alten sind meist, nicht immer, völlig verschwunden. Auch die Klangfarbe wird zunächst mit festgehalten; später hört sie das Wort nur noch als gesprochen mit „Männerstimme" oder „Frauenstimme". Es ist bemerkenswerth, dass auch ab und zu der Inhalt des Satzes erneuert werden kann, dessen letztes Wort nachtönt; es handelt sich, wie auch das angeführte Beispiel zeigt, um relativ gleichgültigen Inhalt. Das Wort tönt gleich nach, nicht erst bei Versuchen den Satz zu reproduciren. Das Phänomen erinnert an ein ähnliches bei JANET'S „Justine", welche eine Persistenz visueller Empfindungen zeigte; das Bild eines Objects dauerte fort und hinderte sie sogar ein zweites zu sehen; erst nach einiger Zeit war das erste Bild durch das zweite ersetzt. In unserem Falle liegt es so, dass die Schlussworte, welche schon normalerweise betonter, eindrucksfähiger als die früheren erscheinen – vom Inhaltlichen ganz abgesehen – zwar auch zunächst mit der Stärke eines Sinneseindrucks persistiren, dann aber unregelmässig oft verschwinden und auftreten, die Perception anderer Gehörsempfindungen zulassen, bis sie neuen Platz machen. Während die

Aufmerksamkeit nur mit Mühe und meist vergeblich sich den Gehörsempfindungen zuwendet, bemächtigt sich hier ein nur äusserlich ausgezeichnetes Wort der Aufmerksamkeit in der intensivsten Weise; statt des Auffassens des gleichmässigen associativen Fortströmens des Eindrucks findet ein überaus starkes Verharren statt. Man könnte hier von einer Coordinationsstörung, von einer psychischen Ataxie sprechen; wie der Paralytiker die Hand erst schwach drückt, dann ruckweise und schliesslich derb zufasst, so wird hier von der Aufmerksamkeit ein Satz verfehlt, ein Wort betont, überbetont.

Zu einem schärferen Erfassen der Verhältnisse gelangt man erst, wenn man sich den psychologischen Thatbestand der hier herangezogenen „Aufmerksamkeit“ vergegenwärtigt. Sie bezeichnet die Thatsache der verschiedenen Beachtung von Vorstellungen und Empfindungen. LIEPMANN sagt: „Eine nicht weiter zu beschreibende, nur durch den Hinweis auf eines jeden Erlebnisse abzugrenzende Bevorzugung gewisser Bewusstseinsinhalte vor anderen nennen wir Aufmerksamkeit“. Die überragende Wirklichkeit dieses Begriffs, der der Träger aller folgender Ausführungen sein wird, ist aufrecht zu erhalten, insbesondere gegen die principiell anders orientirte englische Associationspsychologie. Die Engländer, die sich bemühen consequenter Weise die Aufmerksamkeitsphänomene aufgehen zu lassen, als Wirkungen bestimmter Factoren der Empfindungen und Vorstellungen, vermögen ihr zweifellos so nicht gerecht zu werden. Der Begriff der Aufmerksamkeit verneint die Uniformität der Bewusstseinsinhalte; im Grunde wollen auch diejenigen, welche von Unterbewusstsein, ferner Blickfeld, Blickpunkt und dergleichen reden, nichts weiter nennen, als diese Thatsache der verschiedenen Werthigkeit der Bewusstseinsinhalte. Die Aufmerksamkeit ist keineswegs etwas an der Empfindung und Vorstellung, als ein Effect gewisser Eigenthümlichkeiten dieser Elemente, ist keine Function dieser Elemente, sondern durchaus über der Association und sui generis. Sie ist nichts Passives, wie ein Blickfeld, durch das Vorstellungen laufen, keine blosse Beleuchtung der Vorstellungen und Empfindungen; die Furcht der Associationspsychologen (siehe MÜNSTERBERG, ZIEHEN) erscheint vielleicht erklärlich, weil es sich hier nach ihrer Meinung um eins der verpönten Seelenvermögen handelt, erscheint erklärlich auch wegen der leicht vitalistischen Schattirung, die der Begriff der Aufmerksamkeit bei manchen annimmt. Gewiss ist, was das letztere anlangt, die eigentliche Regeldetri der Associationen durchsichtiger als manches, was sich über die apperceptiven Vorgänge sagen lässt, ab er ebenso gewiss stösst man bei den Organismen, wie man besonders jetzt wieder hervorhebt, auf Werthprincipien, die auf den weiteren Zusammenhang der Lebenserscheinungen im Organismus hinweisen; und es ist eigentlich nur die Frage, wann man solches Princip ansetzt, und es ist eigentlich nur der Vorwurf möglich, dass man es zu früh oder zu spät ansetzt. Die Aufmerksamkeit ist keine mythologische Entität, die selbstständig ohne jene Vorstellungen und Empfindungen vorkommt, sondern stellt einen objectiv besonders wirksamen psychischen Factor dar, der sich an jenen erweist. Indem nun eine Vorstellungsgruppe, ein Empfindungscomplex aufmerksamkeitsbetont wird, wird ihnen dies Besondere, also eine psychische Energie zu Theil, die sich erweist in der Hervortreibung und Klärung von Empfindungen und Vorstellungen, in Auswahl, Hemmung und Festhalten. Ohne diese „Aufmerksamkeit“ sind die Associationen eine Quantität ohne qualitative Differencirung.

LIPPS hat diesen Gedanken einer psychischen Energie, scilicet Aufmerksamkeit, aufs schärfste gefasst.

Er sagt: „Die auf einen vorgestellten Gegenstand gerichtete Aufmerksamkeit ist nichts als die psychische Kraft der Vorstellung dieses Gegenstandes. Der realpsychische Thatbestand nun, der dem Aufmerksamkeitsphänomen zu Grunde liegt, kann allgemein bezeichnet werden als eine stärkere oder minder starke psychische Wirkung desjenigen, worauf die Aufmerksamkeit gerichtet ist. Statt psychischer Wirksamkeit können wir nun ebensowohl setzen psychische Kraft. Von Kraft sprechen wir ja überall um irgend welcher Wirkungen oder Leistungen willen“. Die Neigung psychische Vorgänge im Allgemeinen energetisch aufzufassen, ist ziemlich gut vorbereitet; WERNICKE, von rein psychiatrischen Causalitätsbedürfnissen getrieben, gelangt zu einer Sejunctionshypothese, die mit „Energiestauung“, mit „Ausgleich der Energie“ etc. arbeitet. Und BREUER erklärt bei der

Analyse hysterischer Affectstörungen geradzu: das Gehirn arbeite mit einer wechselnden, aber begrenzten Energiemenge, und bezieht die Affectanomalie direct auf die Störung des dynamischen Gleichgewichts im Nervensystem und die ungleichmässige Vertheilung der gesteigerten Erregung.

BINSWANGER spricht in derselben Richtung häufig, an vielen Stellen, von der „Störung des dynamischen Gleichgewichts".

Bei allen diesen Untersuchungen aber hat der Begriff der Energie und des Dynamischen doch eine neurologische Note. Wir haben an einer solchen Erweiterung des Energiebegriffs kein Interesse; indem wir die psychischen Vorgänge betrachten, imponirt uns die Aufmerksamkeit als ein Factor, der im Psychischen an den Vorstellungen und Empfindungen eine Thätigkeit übt, damit also eine variable Kraftgrösse stellt. Die „Kraft" ist keine physikalische Grösse, sie ist darum nicht ein blosses Bild, sondern, wenn wir die aufmerksamkeitsbetonten Vorstellungen kräftiger als alle andere nennen, folgen wir thatsächlich nur dem allgemeinen Sprachgebrauch; wir nennen sie kräftiger um ihrer psychischen Wirksamkeit und Leistung willen, ihrer Wirksamkeit auf Beherrschung des Gedankengangs, auf Auswahl der Associationen, auf Hemmung von Associationen.

Es liegt nun Zerstreutheit bei unserer Frau W. vor: dies besagt, dass vielen Sinneseindrücken keine psychische Kraft oder Aufmerksamkeit zugewandt wird. Wir erinnern auch an JANET'S Lehre von der Zerstreutheit, während eine chronisch entstandene Einschränkung des Bewusstseinsfeldes zu Grunde liegt, wodurch die Patientin unbefähigt worden, eine grössere Anzahl Elementarempfindungen über die Schwelle zu heben.

Unserer Patientin steht die Aufmerksamkeitskraft überhaupt nur derart zu Verfügung, dass von einem eigentlichen Gedankenfortschritt und gesetzmässigen Vorstellungsablauf nicht die Rede sein kann. Die eigenthümliche Zurückhaltung und Absperrung der psychischen Kraft von manchen Elementarempfindungen resp. Sinnesflächen konnte einige Mal im Dämmerzustand scharf gesehen werden. Die Patientin gab an, sie glaubte, dass sie in Buch sei, aber nach dem, was sie sähe, wüsste sie nicht, wo sie eigentlich hier würde; benannte ihre Pflegerinnen und Bekannte aus Buch richtig und beschrieb sie leidlich; erkannte aber von den ihr vorgestellten Personen keine wieder; gab an im Baderaum oft gewesen zu sein, erkennt den gezeigten aber ebenso wenig wieder, will hier noch nie gewesen sein. Hier scheinen sowohl Reiz wie Erinnerungsbild vorhanden zu sein, aber der Reiz gewinnt nicht ausreichend Aufmerksamkeit, und so kommt es zu keiner Identification. Diese Beobachtungen aber über ihre Zerstreutheit, dass die Patientin für viele Elementarempfindungen nur wenig psychische Kraft disponibel hat, erklären die Erscheinung der „letzten Worte". Es gehören nämlich die Thatsachen zusammen: vieles wird überhört, es kann willentlich sehr wenig gemerkt werden, es kann vieles, was nicht dem eigenen Gedankengang entgegen kommt, nicht aufgefasst werden, äusserlich ausgezeichnete Worte werden festgehalten. Sie zeigen genugsam das Uncoordinirte in der Beziehung zwischen Aufmerksamkeit und Sinneseindruck; sie sind Symptome der gestörten Ausbreitung und Vertheilung der psychischen Kraft, fallen ganz allgemein unter die psychischen Gleichgewichtsstörungen.

Eine weitere Persistenzerscheinung, das Hülfegeschrei giebt weitere Aufklärung. Eine Pflegerin wurde im Saale, der gegenüber dem Saale der Patientin liegt, abends hinterrücks von einer Kranken angegriffen, an den Haaren gerissen und geschlagen; sie schrie gellend „Hülfe". Die Frau W. in ihrer abendlichen Unruhe, erkundigte sich nach dem Vorfall und seinen Details, verfiel rasch in Dämmerzustand. Dieses Phänomen des nachtönenden Hülfegeschreis zeigt, dass das Verharren und Nachtönen eines Wortes nicht etwa das klägliche Resultat eines Auffassungs- und Reproductionsversuches ist. Hier ist eine sichere Association, Bahnung vollzogen; der Vorgang ist aufgefasst und wird reproducirt. Wenngleich Merkstörung, Auffassungsstörung und Persistiren nach dem Obigen symptomatologisch innig zusammenhängen, so ist doch das erstere und zweite nicht die Ursache des dritten, sondern bei dieser einmal gestörten Beziehung zwischen Aufmerksamkeit und Sinneseindruck kann dauernd und unabhängig von jeweiliger associativer Verarbeitung ein Persistiren stattfinden.

Die Geneigtheit, bestimmte Gehörsempfindungen mit hallucinatorischer Stärke festzuhalten, führt uns zu der Erscheinung des Gedankenlautwerdens. Die Frau führt lange Gespräche mit ihrem Mann, mit ihrer Mutter, dem Arzt etc., deren Stimmen sie vernimmt. Näher in Bezug auf Tonfärbung scheinen manchmal diese Stimmen nicht charakterisirt zu sein. Denn im Dämmerzustand, wo sie das Symptom sehr lebhaft zeigt, kann mehrmals der Arzt für den Mann einspringen. „Ich rede doch jetzt mit meinem Manne", nennst Du mich jetzt auch noch „Sie' und Frau „W.?" – Aber es ist zu beachten, dass die Hallucination der Stimme des Gatten ja sehr affectgefärbt herrscht; die Aehnlichkeit zweier Mannesstimmen führen zu einer partiellen Identification, die isolierte affectstrotzende Vorstellung des Gatten macht die Identification zu einer vollständigen, bewirkt die Unterdrükkung der Unterschiedsmomente, – ein Verfahren, dessen Principien wir schon bei Gelegenheit der Uneinsichtigkeit hervortreten sahen, im Dämmerzustand noch ausgeprägter finden. Und in gleicher Weise kann die Lieblingspflegerin „Fräulein Emma" für die Schwester „Guste" einspringen; andere werden zu „Nachbarsleuten" etc.

Dass hier gefühlsstarke Vorstellungsgruppen mit hallucinatorischer Stärke ausgestattet werden, dass die affectvolle Gemüthslage zu sinnlicher Verstärkung ihrer Gedankenbildungen führt, ist in bestimmter Hinsicht die andere Seite des Persistirens, mangelhaften Auffassens und Merkens. Bei der vorhandenen dynamischen Störung reissen unter gewissen Bedingungen die Affectvorstellungen ein übergrosses Plus an Aufmerksamkeit an sich; im Gebiet der Gehörsempfindungen, die durch den Vorstellungsablauf im wesentlichen beansprucht werden und nach dem vorher Beschriebenen sehr zu Misserscheinungen disponirt sind, kommt es so zu Hallucinationen.

Es giebt zwar genug psychische Bilder, in denen Gedankenlautwerden etc. statthaft, ohne dass sich eine solche Genese aufzeigen liesse; aber wenn schon dies negative Resultat nichts beweist, so wären ja auch gleiche Symptome verschieden verursacht.

Es kann fast experimentell an der Patientin gezeigt werden, dass bei der vorhandenen Zersplitterung der Aufmerksamkeit durch Localisation der Aufmerksamkeit auf eine Vorstellungsgruppe diese hallucinatorisch verstärkt wird.

Die Patientin befindet sich im Dämmerzustand, wofern sie die Augen geöffnet hat, fast beständig in stürmischer, motorischer und sprachlicher Action, in höchster Angst unter der Hallucination der weissen Männer; schliesst man ihre Augen, so beruhigt sie sich fast allemal momentan, liegt ruhig, steht Rede und Antwort; die Wirkung des Augenschlusses ist zauberhaft zu nennen. Die Hallucination besteht auch bei geschlossenen Augen; bewirkt bisweilen auch da geringe Bewegungsunruhe, welche aber durch Augenöffnen momentan auf die explosive Höhe, durch Augenschluss zurückgeführt werden kann. Durch das Oeffnen der Augen, das Auftreten neuer optischer Reize, mag die Pat. nun zweifellos von der Umgebung so wenig sehen, wie man will, wird eine Steigerung der Aufmerksamkeit auf Gesichtsempfindungen bewirkt; die artificiell also bewirkte Aufmerksamkeitszufuhr steigert explosiv die sinnliche Kraft der schon vorher vorhandenen Hallucination.

In derselben Weise ist es zu verstehen, dass durch Druck oder Verstopfen der Ohren, durch Hineinrufen etc. willkürlich die sinnliche Kraft ihrer eigenen Gehörshallucinationen auf ein Minimum vermindert, auf ein Maximum gesteigert wird.

Ein weiteres Aufmerksamkeitsphänomen auf optischem Gebiet zeigt Folgendes:

Die weissen Männer bestanden schon bei der ersten Chariteaufnahme; es scheint aber, als ob sie damals eine noch nicht so grosse Rolle spielen, wie jetzt. Zwischen der ersten Aufnahme und der zweiten liegt die Hämorrhoidaloperation in Moabit, welche sie genug „weisse Männer" sehen liess, die Operateure; dieser hochaffective Eindruck wirkte, mit dem früheren confundirt, zweifellos hervortreibend und reproductionsteigernd. Es kann sogar die Vermuthung ausgesprochen werden, ob nicht schon die ersten „weissen Männer" der Affectvorstellung „Operation" ihr Dasein verdanken; der gramvolle Gedanke der Kinderlosigkeit liess sie schon früh, mehr oder weniger bewusst, an die operative Beseitigung der Sterilität denken. Bei dieser Auffassung wird doch zugleich vermuthet, dass eine optische Sinnesmissempfindung des „Weiss" dauernd intermittirend besteht, ebenso wie ungeformter eine solche des „Roth" bei ihr besteht, und dass diese Missempfindungen mehr primärer Natur sind, von dem Range der Anästhesien, des Persistirens von Worten etc. etc. Wenn nun während der Krankheit diese Hallucination sich verändert, die Männer um ihr Bett stehen, dann laufen, wenn das „Roth“ Feuer bleibt, bisweilen „Blut“, so geschieht eine associative Verwerthung, Auffassung und Umformung dieser Farbsymptome, die mehr elementar sind und psychisch tief stehen, durch höherwerthige mehr energiebegabte Gebilde; letztere verfälschen jene illusionär nach Fähigkeit und Bedarf. – Kürzere Zeit spielt nun auch eine „Schwarz“-Hallucination eine Rolle; ihre gut übersehbare Entstehung gestattet einen Blick auf die Genese solcher primärer Sinnesmissempfindungen. Sie äusserte eines Tages im Dämmerzustand: „Ihr Räuber geht weg, warum lauft Ihr im weissen Kittel; zieht Euch den aus, geht doch im schwarzen Kittel, wie der da. Das ist ein sehr frommer Mann, das ist mein Pfarrer Blech, der mich eingesegnet hat“. Die Patientin ist in Verfolg ihrer eigenthümlichen Gedankengänge zu der Vorstellung gelangt, dass sie eine Mörderin sei; schon Tage lang, bevor sie den schwarzen Kittel sieht, betet sie in der Kirche, hört Orgelmusik, singt geistliche Lieder. Das „Schwarz“ ist hier auf einem deutlich absehbaren psychischen Gedankenwege gebildet worden: gegen das „Weiss“; der „schwarze Mann“ emancipirt sich von seinem Herkunftsboden und erscheint nun selbständig. Ein Abbau hat damit stattgefunden; das „Schwarz“ hat seine psychische Werthigkeit verloren, ist ein Zerfallsproduct und erscheint elementarer Art. Diesen Vorgang finden wir bei der Patientin überaus häufig, besonders im Dämmerzustand, diesen Vorgang des Herabsinkens von der psychischen Höhe, des Weichens aus dem Blickfeld, dem Blickpunkte, ja Bewusstsein, wie wir sagen, den fortschreitenden Verlust der Aufmerksamkeitsintensität. Er vermag vielleicht einen Hinweis zu geben auf die Genese mancher jener anderer Elementarsymptome, wie eben des Roth- und Weissphänomens.

Wohl das Erstaunlichste an den Details des Falles sind die Sinnestäuschungen der Landschaften und Figuren, resp. deren Nebenumstände zu bezeichnen. Die Patientin sieht bei activ oder passiv geschlossenen Augen im Wach- wie Dämmerzustand sehr häufig, im Dämmerzustand fast andauernd, verschiedene Landschaftsbilder, wie: Gebirge, einen Garten mit springenden

Hirschen, einen Sonnenaufgang, einen Wald mit Wasserfall; ferner sieht sie einen schwarz gepanzerten Ritter mit drohendem Handschuh.

Einige Beobachtungen beim ersten Auftreten resp. Bemerktwerden dieser Visionen sprechen übrigens dafür, dass auch hier bestimmte, mehr elementare Missempfindungen zu Grunde liegen, welche eine Association und illusionäre Ausdeutung erfahren. So wird sie bei Gelegenheit der Sonnenaufgangsvision gefragt, was sie denn sähe: „Schön roth", die Flamme wird abgelehnt: „mehr golden", der angebotene „Sonnenaufgang" wird angenommen. Der „Wasserfall" wird zunächst als „etwas Glitzerndes" bezeichnet; später wird, charakteristischer Weise in der Form des Vergleichs, gesagt: „es sieht aus wie Wasser, als wenn es spritzt, wie am Kreuzberg der Wasserfall". Eine andere hiergehörige optische Erscheinung gelingt es überhaupt nicht zu begreifen und benennen; sie bleibt immer: „etwas Silbernes". Das Nebeneinander des Augenschlusses und der Landschaftsbilder dürfte nicht zufällig sein; die mit dem Augenschluss eintretende ruhigere Stimmung bei Association des Einschlafens formt momentan ruhige Bilder; dass es im wesentlichen Landschaftsbilder sind, hängt mit der auch bei Augenschluss vorhandenen Orientirungsneigung zusammen. Höchst erstaunlich ist nun der Nebenumstand, dass dies Auftreten irgend eines bestimmten derartigen Bildes gebunden ist an eine bestimmte Kopfstellung. Fast zwei Monate hindurch war täglich folgendes Verhalten zu beobachten: Ausnahmslos sieht sie bei geschlossenen Augen, im Dämmerzustand liegend, bei Haltung des Kopfes nach rechts, den Garten mit den Hirschen, bei Haltung nach der Mitte das Gebirge, nach links „das Silberne". Es ist gleichgültig, ob sie selbst die Augen geschlossen hält oder die Lider passiv zugehalten werden, ob kein Druck, ob schwächer oder stärker ausgeübt wird. Sie giebt präcis die so localisirte Hallucination an, ob sie nun spontan zufällig den Kopf in der betreffenden Stellung hält, ob die Position durch langsame oder rasche Drehbewegungen erreicht wird. Variationen der sonstigen Lagerung sind einflusslos. Sie ist vom ersten Augenblick des Bemerktwerdens an für Suggestivfragen und Hinweise refractär. In den Zwischenpositionen wird nichts gesehen.

Nach etwa zwei Monaten tritt sie mit einer zweiten solchen Serie Hallucinationen hervor: links ist „der Sonnenaufgang“, in der Mitte „der Wasserfall“, rechts „der schwarze Ritter“. Es sei noch hinzugefügt, dass versuchsweise variirte äussere Beleuchtung ebenfalls einflusslos ist. Nachdem etwa einen Monat hindurch streng an der zweiten Serie festgehalten wurde, vermischt sie die Serien; auch die angegebene, feste Beziehung zu einer Kopfstellung verliert sich, jedoch so, dass wenigstens einige Stunden hindurch eine bestimmte Gruppirung und Reihenfolge festgehalten wird. Wir fanden aber, dass, wie der Hallucination der „weissen Männer“ und der „Flamme“, so auch den Hallucinationen der Landschaften und Figuren mehr primäre Sinnesmissempfindungen, Spontanempfindungen zu Grunde liegen, die illusionär geformt werden. Warum gerade diese Missempfindung resp. Landschaftshallucination bei gerade dieser Kopfstellung auftritt, kann nicht aufgewiesen werden; eine umfassende Kenntniss ihrer Associationen, Erlebnisse und Erinnerungen, dürfte hauptsächlich geeignet sein zur Aufklärung; für die Annahme einer physiologischen oder mechanischen Wirkung der Kopfstellung als des wesentlichen Factors fehlt jeder Anhalt, – wobei ihre Mitthätigkeit nicht ausgeschlossen wird. Dass aber überhaupt diese wesentliche enge Beziehung zwischen den Erscheinungen und bestimmten Kopfstellungen besteht, – für die Beantwortung der Frage nach der Bindung beider sind die Principien aus dem Vorherentwickelten zu entnehmen. Es sind, wie bei den „letzten Worten“, sehr ausgezeichnete Punkte, die zu den Symptomen disponiren; die Stellung ganz nach rechts, in die Mitte, nach links; in den Zwischenpartien wird nichts gesehen; bei der tiefgestörten Perception werden wenigstens diese Endpunkte beachtet, bemächtigen sich der Aufmerksamkeit. Kleinere Wendungen bewirken gar nichts; die Drehung selbst wird nicht als solche aufgefasst. So disponiren die Kopfstellungen zu den Hallucinationen. Dass die drei Positionen von verschiedenen Hallucinationen begleitet sind, resp. dass die Patientin verschiedene Landschaften sieht, erklärt sich aus der Drehung, die zwar nicht als solche aufgefasst, jedoch sicher empfunden wird; die psychische Wirkung der Lageveränderung zeigt sich mit darin, dass die Patientin die supponirten Elementarsymptome verschieden formt, als Garten, Wasserfall etc.

Die bisherige Analyse führte uns zu der Vorstellung einer gestörten Vertheilung der psychischen Kraft. Zu einer solchen Annahme veranlasste die Schwäche der Aufmerksamkeit in dem Bilde der Zerstreutheit, die elementaren Erscheinungen des Persistirens, des Gedankenlautwerdens, der optischen Hallucinationen; die stark erhöhte Labilität der psychischen Kraft erklärt es uns, dass die Willkür der Reproduction fast fehlt, erklärt die grosse Spielfläche der affectiven Vorgänge, die Uneinsichtigkeit. Es ist durch diese Labilität gesetzt ein uneinheitliches, disproportionirtes psychisches Leben, ein fleckenweis zu intensiver, fleckenweis fehlender und zu schwacher Ablauf. Es besteht nicht bloss eine „Dissociation", das heisst, eine Lockerung der Vorstellungsverbindungen, sondern diese thatsächlich vorhandene Dissociation ist nur ein einzelnes, nicht geradezu das wichtigste Symptom einer tiefer gehenden Zerstreutheit. Während „Dissociation" nur den Zerfall der Vorstellungsinhalte bezeichnet, zielen wir auf einen Zerfall, der jenen psychisch real zu Grunde liegend noch andere Symptome macht.

Man betrachte den oben entwickelten Intervallzustand oder Wachzustand und frage, was eintreten wird, wenn ein Affect stärker und länger wirkend, auf der Bildfläche erscheint. Die Möglichkeit zu solchen Affecten ist bei ihr ausserordentlich gegeben; die ständigen Hallucinationen, die Unfähigkeit den Gedankengang beliebig zu richten, setzen sie unter Unlust und Spannung. Die fast ungehemmt arbeitenden Autosuggestionen führen zu Conflicten mit der Umgebung.

Schon normalerweise wirkt ein stärkerer Affect dahin, dass er den Vorstellungsablauf mehr oder weniger lähmt, ein Associiren hemmt, dissociirt. Der Affect schiebt die affectbetonte Vorstellungsgruppe so isolirt in den Vordergrund der Aufmerksamkeit, dass ein Erfassen dieser Vorstellungsgruppe nicht mehr statthat, also das Bild einer Bewusstseinsverdunkelung, Bewusstseinstrübung erscheint. Es findet also durch den Affect im Normalen die Herbeiführung eines kurz dauernden Zustandes statt, der ähnlich ist dem Wachzustand der Patientin; bei der Patientin kann der Affect nur acut gesteigerte Bilder schaffen. Die Lähmung der Vorstellungsverbindungen, die zunehmende Unfähigkeit zu associiren unter dem Affect wird deutlich an ihr beobachtet; vergeblich sucht sie Ablenkung, freut sich, wenn man sich mit ihr beschäftigt; sie zeigt Symptome der Rathlosigkeit, geht umher, zieht die Jacke an und aus, zwickt sich die Finger, nestelt an ihren Haaren, zerschlägt auch Scheiben.

Gegenüber dem rapiden meist peracuten normalen Affectverlauf ist er hier bei der chronisch Affectkranken langsamer, lässt die einzelnen Symptome sich entwickeln. Das Fortschreitende, Bezwingende des einmal eingeleiteten Vorgangs empfindet sie aber lebhaft; sie verliert den Contact mit der Umgebung und sucht ihn immer wieder herzustellen, durch vieles Sprechen und Schimpfen, das zugleich ablenkend und entladend wirken soll. Aber sie wiederholt, bedient sich vieler Füllworte, spricht in halb entgleisenden Sätzen; die unproportionale Lautheit der Stimme zeigt, dass sie die Schätzung verliert; sie spricht auch allein, vergisst das Hören. Sinneseindrücke erlangen bald nicht mehr die Aufmerksamkeit; man kann ihr die Stecknadel bis dicht an das Auge stossen, ohne Zwinkern zu bemerken. Im Dämmerzustand schliesslich werden Sinneseindrücke zum geringsten Theil percipirt; bemächtigen sich meistens überhaupt nicht mehr der Aufmerksamkeit; selbst sofern ihnen durch Drängen von aussen Aufmerksamkeit verschafft wird, bleiben sie dann ohne Verbindung mit den sonstigen psychischen Inhalten, wie oben gezeigt, ohne Identification. Inzwischen haben sich vicariirend mit der zunehmenden Ausschaltung der Associationen und dem Fortfall der Sinnesreize die Hallucinationen der Aufmerksamkeit bemächtigt und gewinnen an sinnlicher Kraft. Während nun die Patientin noch zunächst ihre Machtlosigkeit und Unfähigkeit ihnen gegenüber empfindet, sich aber trotz aller Beängstigung die objective Haltung bewahrt, tritt weiterhin ein Punkt ein, in welchem sie nach der vorangegangenen rathlosen Unruhe mit entsetzenstarrem Gesicht unbeweglich und stumm dasitzt; diese Pause bezeichnet die Wirkung der Visionen auf Lähmung und Stillstand des Vorstellungslebens, jenen normalen Höhepunkt des Affects. Im Augenblick, wo die Patientin jetzt wieder associirt und spricht, zeigt sich, dass sie die objective Stellung zu den Sinnestäuschungen aufgegeben hat; die Lösung der nicht mehr zu überbietenden Spannung hat stattgefunden in der Überwältigung. Der sofort einsetzende gewaltige Bewegungsdrang nach dem stillen Zusammenkauern der Pause bezeichnet diese Lösung; trotz der Wirksamkeit der Angstvisionen ist hier bei dem Abfluss eines Theils der Erregung der Patientin eine Erleichterung anzumerken. Mit diesem Schritt aber ist der eigentliche Dämmerzustand erreicht, als eine Folge dieses Eintritts starker Affecte. Es ist niemals, so weit genau beobachtet werden konnte, der von aussen erregte Affect, der diesen Zustand hervorruft, sondern dieser Affect bereitet nur den Boden für die Wirksamkeit der Angsthallucinationen; die Entladung der genuinen hallucinatorischen Angstaffecte geschieht dann im Dämmerzustande. Diese Affecte bedienen sich meist zu ihrer Entbindung irgend eines von aussen hervorgerufenen Affects, – es kommen auch unvorbereitete Angsterregungen mit Dämmerzustand vor –; es ist bei diesem Sachverhalt recht wahrscheinlich, dass die allmählich unerträglich werdende ängstliche Unruhe des Wachzustandes, die verhehlt wird, sich ihren auslösenden Affect und Conflict sucht, so dass jener Affect schon selbst Symptom der sich einleitenden Erregung ist. Wir haben hier, ohne noch zu einer schärferen Auffassung des Dämmerzustandes zu gelangen, die Affecte als ätiologische Factoren hervorgehoben. Erst nachdem wir den Vorstellungsablauf im Dämmerzustand genauer betrachtet haben, werden wir zu solcher schärferen Auffassung befähigt sein.

Wir betrachten zunächst das Eigenthümliche dieses Vorstellungsablaufs.

Spontan zeigt der Vorstellungsablauf im Dämmerzustand ein Verhalten, dessen Hauptcharakteristicum ist, dass einzelne Vorstellungsgruppen unvermittelt, unverknüpft aufeinanderfolgen, und dass die Gruppen in sich selbst systematisirt sind. Wir wollen dies an den Vorstellungen entwickeln, die an die Sinnestäuschungen der Landschaften gebunden werden. Die Hallucinationen werden nach der vollzogenen Ueberwältigung geglaubt, ihr Situation wird real hingenommen, keineswegs um ihrer sinnlichen Kraft wegen, sondern wegen der fortschreitenden Lähmung der hemmenden Associationen, welche Hemmung wesentlich von den starken Affecten der Hallucination vollzogen wird. Bei solcher Lage vermag jeder affectiv auftretende Vorstellungsinhalt sich der gesamten disponiblen Aufmerksamkeit ungehemmt zu bemächtigen, sich so zur Anerkennung zu bringen. Das Experiment beweist: Eben noch in Berlin zu Hause, giebt die Patientin nach einer kleinen Kopfbewegung gegen die Mitte zu an, in Danzig auf einem Berge zu sein; bei der anderen Serie gebürgt die Bewegung, sie in wenigen Secunden von Berlin aus dem Zeughause nach Kreuzberg zu versetzen. Sie bestreitet auf Vorhalt, dass sie eben in Berlin zu Hause war. Wie sie dann nach Danzig gekommen sei: „na ich werde wohl gefahren sein; wie soll ich denn hingekommen sein; ich lass mich überhaupt nicht ausfragen". Dass sie ihre eben gemachte Angabe sofort wieder völlig vergessen hat, insbesondere wo die vorangehende Situation nicht ohne Gefühlswirkung bleibt, ist unwahrscheinlich; schon das Unsichere, Bedenkliche ihrer häufigen Antworten spricht dagegen. Vielmehr wird die Association der ersten Situation untergedrückt –, wie sich auch aus den sonstigen Beobachtungen ergibt –, wenn auf sie hingewiesen wird; ihre Angliederung ist höchst schwierig, bereitet Unlust. die Anknüpfungsversuche werden nach einigem Suchen meist unwillig beendet mit: „ich – ich weiss eben nicht". Während nun einerseits zwischen den Vorstellungsgruppen keine Verbindung hergestellt wird, wird die durch die jedesmalige Sinnestäuschung gegebene Situation folgerichtig innegehalten. Wenn sie zu Hause ist, besorgt sie die Mahlzeiten, muss einkaufen gehen, um das Kind kümmern, von der Nachbarin die Wärmflasche leihen etc. In Danzig geht sie auf den Bergen spazieren, weil sie kränklich ist, sich erholen muss von einer früheren Krankheit; ist übrigens auch in Buch in der Anstalt gewesen, ohne dass sie weiss, warum; hat noch vorhin mit ihrer Mutter gesprochen. Sie stösst jede von aussen herangebrachte Fremdvorstellung ab. Hier schliesst sich also die jedesmalig dominirende Vorstellungsgruppe fast hermetisch ab; jeder Versuch, den Gesichtskreis über sie hinaus zu erweitern, scheitert, trotzdem übrigens im Rahmen jener Vorstellungsgruppe selbst sich rege Association thätig erweist. So bringt sie, als sie sich zu Hause glaubt und den Arzt für einen Handelsmann hält, weil er ihr eine Uhr etc. in die Hand legt, eine Masse zugehöriger Reminiscenzen vor, schickt ihn schelmisch zu einer Nebenbuhlerin, damit er sie betrüge, macht sich nachher mit der Nachbarin über ihn lustig.

Indem affectgetragene Vorstellungen und Hallucinationen sich ungehindert der Aufmerksamkeit bemächtigen können, wird ein ganz unübersehbarer discontinuirlicher Ablauf geschaffen, mit vielen Gipfeln.

Der Gedankengang hier unterscheidet sich wesentlich von dem eigentlich zerstörten, dem manischen oder gar incohärenten.

Hier sind Gipfel, Oberwerthigkeiten; der Gedankengang ist für eine Strecke einheitlich beherrscht. Es ist die Ausdehnung der Strecke in dieser Hinsicht principiell unwichtig wenn hier mit jeder Kopfbewegung eine neue Gruppe auftritt, so entspricht dies principiell völlig dem Verhalten bei anderen Krankheiten, welche etwa tagelang unter irgend welchen ähnlichen Bedingungen die Haltung und das Gebahren eines Schulkindes imitiren und dabei consequent sind. Differentiell wichtig ist: Nicht jeder Eindruck und jede Vorstellung bemächtigt sich hier der Aufmerksamkeit und tritt gar in den Blickpunkt, wie es in dem Bilde hoher Ablenkbarkeit und Hyperprosexie geschieht; vielmehr ist gerade die Auswahl, die Annahme und die Ablehnung bestimmter Eindrücke und Vorstellungen charakteristisch; es drängen nur solche Erlebnisse ein, für die eine psychische Bereitschaft besteht, die im Stande sind, bestimmte Gefühlstöne und Affecte zu erwecken und zu stärken. Diese Affectauswahl leitet die Aufeinanderfolge und Verbindung der Bewusstseinsinhalte. Das Affective monopolisirt die Aufmerksamkeit. Die Affectauswahl schafft diesen Vorstellungsablauf, den wir, um ihn abzugrenzen, als Ablauf in Gruppenbildungen bezeichnen wollen. Ausserhalb der Gruppe verstärkt der Affect die Hemmung von Associationen unterdrückt und verdrängt, innerhalb der Gruppe ist er der eigentliche Baumeister, der die erklärenden, verbindenden Vorstellungen bildet, sorgfältig über den Ablauf des Gedankenganges wacht.

Die Gruppenbildung vollzieht sich auch spontan vielfach gegen andere gruppenbildende Elemente; es findet öfter eine Concurrenz von Bewusstseinsinhalten statt, ehe ein Inhalt herrscht. Zunächst giebt es Fälle, in denen fast kampflos, rasch eine Vorstellung, die von einem starken Affect getragen wird, vertritt. So wirft sie sich mehrmals nackt auf die Erde; wenn man sie so entwürdigend behandle, wolle sie nichts mehr haben, auf dem kalten Boden liegen, wie eine Mörderin und ein Bettelweib. Hier bleiben fast völlig wirkungslos auf die Aufmerksamkeit die Gefühlstöne, die sich bei der höchst prüden Patientin sonst an die Nacktheit knüpfen, verdunkelt von dem augenblicklich mächtigen Entrüstungsgefühl. Eine weitere Concurrenzbeziehung bezeichnet folgender recht exacter Fall: Sie hat die Landschaftsbilder vor Augen, ist trotzdem in erregter Debatte mit ihrem Manne, ohne auf das jeweilige Bild irgendwie Bezug zu nehmen. Hier vernachlässigt sie mehr oder weniger bewusst das Bild, das wegen seines Affectminus die Aufmerksamkeit nicht auf sich centriren kann; zwingt man sie, durch anhaltenden Hinweis, das Bild überhaupt einen Augenblick zu beachten, so sagt sie: „Natürlich seh ich die Hirsche; was gehen mich die Hirsche an; lassen Sie doch die Hirsche laufen; es sind nicht meine“. Sobald sie sich aber beruhigt hat, treten die Bilder hervor; sie geht spazieren etc. Und mehr oder weniger betheiligen sich allemal an Bildung der Gruppen solche Neben-, Gegen- und Concurrenzgebilde bei verschiedener Bewerthung.

Wenn die Patientin zu Hause ist, so sind doch auch die Anstaltsvorstellungen gegenwärtig und wirksam, wenn sie den Arzt ihren Hausarzt Dr. R. nennt, die Lieblingspflegerin Schwester etc. In dieser Art gewinnen die verschieden energisch abgewiesene Concurrenz-, Gegen- und Nebenvorstellungen Zutritt zu höheren Bewusstseinsinhalten; statt eines selbständigen und differenzirten Auftretens gewährt ihnen dieses Surrogat eines psychischen Auflaufs ein Modificiren des unterordnenden Gedankenganges.

Ein fast krass zu nennendes Beispiel für solchen Vorgang stellt ihr Verhalten bei zornig stürmischer Unruhe dar. Sie wird von drei Pflegerinnen gehalten; aufgefordert, dem Arzt die Hand zu geben und sie hochzuhalten, während die Hand festgehalten wird, ringt sie unter Anspannung der gesammten Körpermuskulatur mit den Pflegerinnen und stösst dabei hervor: „Na, ich geb sie Ihnen ja, da haben Sie sie ja“. – „Aber Sie werden doch an der Hand festgehalten?“ – „Mich hält einer fest?“ – Sie ringt weiter:

„Mich sollte einer festhalten! Na, das wäre ja noch schöner. Da lauf ich auf die Polizei, wenn es hier einer wagen sollte, sich in meiner eigenen Wohnung an mir zu vergreifen". Aufgefordert, die Augen zu öffnen, die zugedrückt werden, zuckt sie vergeblich mit den Lidern, runzelt die Stirn, will sichtlich mit den Händen die Hand des Arztes fortschieben, sagt schliesslich: „Na, ich habe doch die Augen auf, ich seh ja alles".

Es werden in den Hallucinationen und Affectvorstellungen eine Masse gruppenbildender Elemente gestellt. In ihrer Werthigkeit und Einfluss auf den Vorstellungsablauf schwanken sie naturgemäss, wenngleich ihnen in bestimmten Grenzen eine absolute Werthgrösse nach der Qualität und Intensität des Affectes zukommt.

Allmählich im Laufe der Krankheit geräth nun eine Affectgruppe immer mehr in den Vordergrund, aus Gründen und in einer Weise, die noch entwickelt wird. Diese Gruppe vermag sich mit ausserordentlich viel Affect zu beladen; sie bemächtigt sich damit fast dauernd derart der Aufmerksamkeit, dass sie sich jene anderen Gruppen unterordnet. Sie vollzieht als Dominantgruppe eine gewisse Organisation der Gruppen in der gleichen Weise, wie die Affectvorstellungen ihr Gruppen organisiren. Sie hemmt die Bildung jener Gruppen, soweit sie nicht im Zuge der Dominantgruppe selbst liegen; erfährt selbst eine mehr oder weniger starke Modification von Seiten der um die psychische Kraft concurrirenden Neben- und Untergruppen. Indem hier allmählich eine Affectgruppe in den Vordergrund geräth, geschieht nach dem bisherigen Zerfall eine erneute Centralisation der psychischen Kraft; jedoch liegt darin keine Heilung oder Wiederherstellung; es ist nur die Consequenz des Krankheitsprocesses, welche auf einer gewissen Höhe just diesen Anschein erweckt. Vielmehr, nachdem die normale Vereinheitlichung, die normale Kraftskala und Wertskala verloren gegangen ist, bildet sich hier als Surrogat der Restitution ein pseudoparanoisches System aus. Es kommt zur Ausbildung eines ganzen Mordromans. Die näheren Einzelheiten dieser Ausbildung bleiben fort, so sie principiell nichts Neues bieten.

Die Dominantengruppe vollzieht eine gewisse Vereinheitlichung, aber sie hat nur relative Ueberlegenheit und affective

Ueberwerthigkeit; sie erledigt nie endgiltig die andern Gruppen, indem sie ihnen einen bestimmten Werth, sie irgendwie „auffasst“, ihr Wesentliches annimmt. Der Kampf der Gruppen, ihre Concurrenz geht mit Einschränkungen weiter.

Ueberblicken wir das psychische Verhalten im Dämmerzustand, so finden wir, dass dieser Zustand sich qualitativ trotz aller aufdringlichen Erscheinungen nicht von dem Wachzustand unterscheidet. Wir betonten eben, dass der Dämmerzustand in dem Augenblicke eigentlich eingetreten sei, wo die „Ueberwältigung“ durch die Hallucinationen stattfindet; jedoch trifft dies nur für die Mehrzahl der Anfälle zu; die Hingabe an die Hallucinationen zeigt, wie sich aus den Darlegungen über die Concurrenz der Gruppen und Elemente ergiebt, Intensitätsunterschiede, – so dass also nicht immer erkannt werden kann, dass ein Dämmerzustand vorliegt. Das eigentliche Charakteristicum bildet dann die folgende Amnesie. Das „Vergessen“ mit seinen Gruppen gehört nach dem Entwickelten wesentlich zu dem Vorstellungsablauf in Gruppenbildung; es ist ein Symptom der affectiv beherrschten Aufmerksamkeit. Die Amnesie, das „Vergessen“ des Continuums der Vorstellungsinhalte des Dämmerzustandes unterscheidet sich aber durchaus von jenem ersten Vergessen; wir finden im Wachzustand keine „Gruppe“ oder keinen Affect, der die Unterdrückung oder Verdrängung dieser gesammten Dämmerinhalte vollzöge, finden im Gegentheile die im Dämmerzustande gebildeten Vorstellungen im Wachzustande wirksam mit mehr oder weniger Aufmerksamkeit. Es wird in dieser Amnesie überhaupt kein bestimmter Inhalt vergessen, sondern gleichermaassen die verschiedenartigsten, gleichgiltigen und affectvollen Inhalte. Nicht also an den Inhalt ist das Vergessene gebunden, sondern es betrifft die gesammte Bewusstseinsthätigkeit von einer bestimmten Zeitdauer. Die Grenzen dieser Zustände gegen den einschliessenden Wachzustand, ihr Entstehen und Enden, bieten Hinweise für das Verständnis dieser Amnesie. Der Dämmerzustand wird meist erreicht als eine Folge des Wirkens starker Affecte; ein von aussen erregter Affect lähmt im gesteigerten Maasse die schon geschwächte Associationskraft; die schon sonst kräftigen Hallucinationen bemächtigen sich hervorgretrieben der Aufmerksamkeit. Wenn nun die affectvollen Vorstellungen und die Hallucinationen länger gewirkt haben, so haben sie einen Zustand eingeleitet, der als „Dämmerzustand“ die Störungen des vorangehenden Zustandes zeigt, aber bis zu einem Punkt, der äusserlich oft als momentanes „Erwachen“ imponirt, Amnesie im Gefolge hat. Was ist dann dieser Zustand? Dieses länger dauernde Wirken einiger Vorstellungen mit starker Concentrirung der psychischen Kraft, nachdem hemmende Associationen ausgeschaltet sind und die Associationskraft schwer gelähmt ist, enthält sichtlich alle Bedingungen und näheren Umstände eine Autohypnose.

Schon der Wachzustand ähnelt einer solchen in gewisser Hinsicht, resp. den Voraussetzungen einer Autohypnose; mit seiner minimalen Disponibilität der Aufmerksamkeit, seiner Bereitwilligkeit zur Anerkennung des spontan Entgegengebrachten.

Wenn wir vorhin fragten, was geschähe, wenn ein stärkerer Affect hier wirke, so antworten wir jetzt: Es tritt ein Autohypnosezustand ein, der Dämmerzustand, das hallucinatorische Delirium. Nachdem der Autohypnosezustand einmal eingetreten ist, verläuft das psychische Leben eine gewisse Zeit in dieser Form, ohne neue Verlaufsweise, welche eben eine Hypnose nicht zu setzen pflegt, und mit leichter Steigerung der Störungen, welche bei der Pat. schon sonst vorhanden, dazu der Hypnose specifisch sind: der Suggestibilität, und zwar der Autosuggestibilität in Form des Vorstellungsablaufs in Gruppen.

Hier wird das weitere specifische Zeichen des Dämmerzustandes, die Amnesie, als integrirender Bestandtheil einer tieferen Hypnose gedeutet. Diese Amnesie, aus dem Inhalt des Amnestischen wie gezeigt nicht ableitbar, kann auch nicht etwa aus der ganzen Vorstellungsablaufsweise im Dämmerzustande abgeleitet werden: Der discontinuirliche Ablauf konnte auf diesen Gedanken führen; die Amnesie würde analog der bei stürmisch verlaufenden Psychosen sein. Man könnte ferner darauf hinweisen, dass die Pat. im Dämmerzustande vieles vorstellt und thut, wofür im Dämmerzustande sicher die associirenden Factoren fehlen, wie das Zertrümmern, das Herausreissen, das Entblössen. Aber die Amnesie besteht auch, wo nach dem feststellbaren Vorstellungsablauf überhaupt kein Dämmerzustand vorliegt, wo die Continuität und Discontinuität sich nicht von der des Wachzustandes unterscheidet; die Amnesie besteht auch in den Fällen, wo keine normale und vielleicht nicht associirbare Handlung oder Vorstellung sich findet.

Es giebt exact beschriebene Fälle von Dämmerzuständen, in denen die Intensität der Amnesie schwankt; vielleicht, dass da die angeführten Punkte neben anderen die Bedingungen für die Tiefe der Amnesie stellen; hier ist die Amnesie total und unabhängig von solchen Bedingungen.

Der beschriebene Verlauf des Autohypnosezustandes unter affectiver Wirkung ist typisch bei der Pat.; jedoch nicht der einzige; es finden sich Dämmerzustände ohne verlaufende Erregungen: rasch, momentan fast erfolgt während einer Thätigkeit nach einem kurzem Vorsichhinstarren der Umschwung. Hier tritt eben dasselbe ein, wie bei oft Hypnotisirten: ein Stichwort genügt, um den Zustand herbeizuführen; der Process ist abgekürzt, automatisirt. Gerade das Wesentliche, die Genese aus Affecten, fällt hier fort; es ist ein Verhalten, analog dem, das BINSWANGER beschreibt bei Gelegenheit differenzialdiagnostischer Erwägungen zwischen epileptischen und hysterischen Anfällen:

Die motorische Einübung des Anfalls psychogener Natur, das Zurücktreten psychogenetischen Elements, die Unterscheidbarkeit des Anfalles von einer organischen resp. epileptischen. –

Es ist möglich, die Gesammtheit der Symptome des vorliegenden Falles in einen Begriff zusammenzufassen. Zu den oben entwickelten Symptomen der gestörten Vertheilung der psychischen Kraft: der Zerstreutheit, der Merkstörung, der Uneinsichtigkeit, des Persistirens, der fixirten optischen Hallucinationen, des Gedankenlautwerdens fügen wir zum Schluss der Analyse die weiteren Zeichen eines disproportionirten, atactischen, psychischen Ablaufs: den Vorstellungsablauf in Gruppenbildung, die Neigung zu Autohypnosezuständen. Enger zusammenzufassen davon wären die Merkstörung, die Uneinsichtigkeit und die Gruppenbildung; die letztere bildet die Quelle für die beiden ersteren Zeichen.

Eine scharfe und kurze Zusammenfassung der dargelegten Erklärungsversuche lässt sich unter Verwendung des herangezogenen energetischen Begriffs der Aufmerksmkeit geben. Wofern wir das Princip anwenden, stellt sich als Grund der Störungen in diesem Zustandsbild eine verbreitete durchgreifende Missthätigkeit der psychischen Energie der Aufmerksamkeit dar. Wir wollen kurz formuliren: es liegt eine Dysergasie vor.

Wir verstehen dabei unter „Energie“ keineswegs eine physikalische Qualität, noch eine messbare Grösse; lehnen eine Vermischung unserer „Energie“ mit WERNICKE'S und BREUER'S ab, welche über das rein Psychologische auf das Neurologische hinausgehen; halten uns streng an die psychischen Thatsachen.

Die Verwendung des Begriffs und Wortes „Energie“ für rein psychische Vorgänge stellt keinen Missbrauch des Begriffes dar; vielmehr weiss der Kenner der Geschichte dieses Begriffes, dass der Begriff für psychische Erlebnisse geschaffen in's Physikalische projicirt worden ist.

Der Begriff „Energie“ sucht dem Aufmerksamkeitswerth der psychischen Vorgänge zu folgen; es wird mit dem Begriff beschrieben ein psychisch Reales, Objectives, das sich an Vorstellungen und Empfindungen erweist in bestimmter beschriebener Weise.

Solcher Begriff, nicht ableitbar aus der Associationslehre, stellt eine nothwendige Ergänzung dieser Lehre dar. Die normale coordinirte Bethätigung und Darstellung dieser Energie der Aufmerksamkeit in der Beziehung von Sinnesempfindung, Vorstellung, Affect zeigt eine Euergasie.

Dysergasie, die Fehlthätigkeit der Energie, die Vertheilung der Aufmerksamkeit in ungeregelter atactischer Weise, stellt natürlich keine Krankheit dar, kaum ein Kranhheitssymptom, sondern das psychische Verhalten in einem Zustandsbilde.

Zusatz bei der Correctur: Der Krankheitsverlauf ist bei der Patientin, die bereits seit Monaten aus der Anstalt entlassen ist, gegenwärtig zu einem gewissen Abschluss gekommen. An eine monatelange furibunde Phase, die in rapid wechselnden Dämmer- und Wachzuständen ablief, schloss sich ein höchst eigenartiger, noch länger dauernder paranoider Zustand ohne irgend wie erkenntliche Bewusstseinsschwankungen, ein Zustand mit schwerster Hallucinose, abenteuerlichen Grössen- und Vergiftungsideen, dazu lebhaften Stimmungssymptomen. Abklingend führte er über zu dem letzten Bild, das sie bei der Entlassung bot und nach Berichten nocht gegenwärtig bietet, und das deutlich an das Bild der Anamnese vor Ausbruch der Psychose erinnert: leichte intermittirende Hallucinose und Zerstreuthheitssymptome im Vordergrund. Eine kurze epikritische Betrachtung dieser Schlussphasen behalte ich mir vor.

Zur Wahnbildung im Senium*

Wenn im Folgenden von einer bestimmten Erkrankung im Senium gesprochen wird, so geschieht das mit der Reserve, welche die ausserordentlich feine und klare Bemerkung FÜRSTNERS betreffend die Beziehung von Psychose und Greisenalter auferlegt. (FÜRSTNER, Arch. f. Psychiatrie, 20. Bd., 458): „Die Aufstellung einer besonderen Gruppe von Geistesstörungen unter der Benennung „senile“ erscheint mir nur gerechtfertigt auf Grund der Anschauung, dass im höheren Lebensalter das Seelenleben oft genug noch innerhalb der physiologischen Breite liegende Veränderungen erleidet, die auf die Symptomatologie und den Verlauf etwa in dieser Periode auftretender Psychosen modifizierend wirken, dass andererseits bestimmte ätiologische Faktoren hervorragend sich geltend machen, dass andererseits die pathologische Beschaffenheit des Gehirns die Genese eigenartiger Psychosen begünstigt.“

Es wird festzuhalten sein bei der Diskussion der Beziehung dieses Lebensalters zu einer psychotischen Erkrankung, dass man beispielsweise Masern, Scharlach zwar Kinderkrankheiten nennen kann, jedoch damit wohl etwas, aber nicht viel für die Auffassung dieser Erkrankungen geleistet hat. Eine Erkrankung „senil“ zu nennen, geht auch dann nicht an, wenn sie aus den diesem Alter eigentümlichen Veränderungen gewissermassen kontinuierlich herauszuwachsen scheint. Auf das methodologisch Gefährliche dieser Lehre von einer „Steigerung“, „einem fliessenden Uebergang“ hinzuweisen, ist dringendes Erfordernis, insbesondere auf den Uebergang eines Unbekannten in Unbekannteres. Der schwerste Darmkatarrh „geht“ in keinem Al-

*Archiv für Psychiatrie und Nervenkrankheiten 46 (1910) 3, 1043–1061

ter in Typhus „über“. Man soll gewiss auf das Physiologische zurückgehen, festhalten, dass die krankhaften Erscheinungen nicht aus dem biologischen Rahmen herausfallen, aber damit wird nicht negiert, dass durch etwas Fremdes, Neues sui genesis diese Steigerung bewirkt worden ist, und darum trägt dieser Begriff der „Steigerung“ etc. nicht weit: eine kleine Variante vom Typus deutet hier symptomatisch auf etwas prinzipiell Neues. Dass irgend eine Störung aus dem Senium klinisch herauszuwachsen scheint als eine Steigerung des diesem Alter physiologisch Eigentümlichen, kann nicht berechtigen, diese Krankheit senil zu nennen, weil der Umstand, dass sie sich steigert, und so steigert, nicht gelegen ist im Senium. Man kann sie für den bequemen Tagesanbruch senil nennen, aber unter der Gefahr, sich die Auffassung zu verbauen.

Die inzwischen korrigierte Stellung Kräpelins zu einer Rückbildungsmelancholie widersprach ja auch seiner eigenen Tendenz bei dem „Jugendirresein“, der Hebephrenie. Er lehnte dort die unverbrüchliche Beziehung der Erkrankung zu dem Alter ab.

Diese Auffassung von der Beziehung zwischen Lebensalter und Psychose ist so lange festzuhalten, als man in der Psychose einen besondern Krankheitsprozess sieht, der bei mancher Variante typisch verläuft, sich mehr in diesem als in jenem Alter findet, auch aus verschiedenen endogenen und exogenen Schädlichkeiten hervorgeht.

Für die Konstruktion des einzelnen Krankheitsbildes ist danach eine Reihe von Faktoren massgebend in verschiedener Weise, qualitativ und quantitativ, welche die Entstehung begünstigt, welche den Verlauf modifizieren, komplizieren, welche den Ausgang bedingen. Diese sind abzugrenzen und ihr Einfluss und ihre Bedeutung für den Krankheitstypus zu bestimmen. Bei ihrer Unterschätzung gehen Details am Symptombild verloren, auch die Reinigung des Typischen von Beimischungen, Zufälligkeiten bleibt aus. Bei ihrer Ueberschätzung verfeinert sich die Symptomatik, aber das Typische tritt sehr zurück. Hier die unübersehbare praktisch hinderliche Zerfaserung in Modifikation etc., dort die Neigung zu vergröbern, zu Einheitspsychosen. Solange es sich vorerst um das Suchen nach dem Typus, um den

Streit nach der Umgrenzung der Bilder handelt, sind beide Tendenzen wertvoll, konkurrieren sie in der Auffindung und Feststellung von Symptomen und Abfolgen.

Gegen diese realistische Auffassung des psychotischen Krankheitsprozesses, welche für die Beurteilung des senilen Faktors und der senilen Psychose von einschneidender Wichtigkeit ist, streitet auf das schärfste die Skepsis jener, welche die Willkürlichkeit in der Abgrenzung und Gruppierung der Psychose mit Vorliebe betonen. So wichtig es ist, auf die Subjektivität der Gesichtspunkte hinzuweisen, welche die Typen konstituieren, so wenig wird dadurch das Faktische dieser Typen selbst negiert. Es liegt gewiss nicht in den Krankheiten selbst, wohin man sie im System bringt, man kann von Tropenkrankheiten und Polarkrankheiten sprechen, von chronischen und akuten, bakteriellen und toxischen, endogenen und exogenen etc., es gibt zweifellos abgesehen von richtigen und falschen, noch höhere und niedrigere Diagnosen, es gibt eine Skala und eine Relativität der Diagnosen. Aber der reale Ausgangspunkt des „Typhus" besteht doch und ist gegeben im Typhusbazillus; als wir den Tuberkelbazillus hatten, hatten wir wirklich die Diagnose „Tuberkulose", fassten wir diese Krankheit, wie wohl doch auch der Tuberkelbazillus sehr viele Faktoren zur Pathogenität benötigt und die Konstruktion des jeweiligen klinischen Bildes ganz und gar nicht von ihm abhängt.

In Bezug auf die Stellung der senilen Psychosen wird uns dann aus der ersten unklaren Frage: „Ist diese oder jene Erkrankung spezifisch für dieses oder jenes Lebensalter?" die vorsichtigere, präzisere, „Findet sich eine Erkrankung nur oder vorzugsweise im Senium?" Nachzuforschen bleibt da: „Begünstigen und in welcher Weise die näheren Umstände des Seniums diese Psychose? Lässt sie sich wirklich nicht als Ablauf einer Erkrankung sonstiger Lebensalter deuten?" Man spricht zunächst mit demselben Rechte von „senilen" Psychosen wie früher von Haft- und Puerperalpsychosen. In dem Namen Altersschwachsinn steckt noch derselbe nosologische Irrtum wie in Jugendirrsein; auch die Einheitlichkeit der unter „Altersschwachsinn" zusammen gefassten Störungen ist mindestens zweifelhaft. Viel zu scharf mindestens ist die Wendung Kräpelins, der schon jetzt als Irresein des Rückbildungsalters alle diejenigen Geistesstörungen zusammenfassen will, die in ursächlichen Beziehungen zu den allgemeinen Altersveränderungen stehen; uns ist von der „ursächlichen" wesentlichen Wirkung eines physiologischen Vorgangs auf die Genese einer Krankheit nichts bekannt: man wird bei einer Schenkelfraktur die senile Knochenbrüchigkeit berücksichtigen, ohne bestreiten zu dürfen, dass das Trauma und die Kontinuitätszerstörung des Knochens noch immer das Wesentliche ist. – Folgende Typen erschöpfen unseres Erachtens die möglichen Beziehungen zwischen Senium und Psychose: Erkrankungen im Senium, die völlig ohne die senil genannten Komplikationen und Modifikationen verlaufen, dann solche mit vielen der problematischen senilen Züge, schliesslich solche Erkrankungen, die man eben darum senil nennt, weil man sie sonst in keinem andern Lebensalter findet, resp. dort ihre Analogie nicht erkennt. Die Bemühung geht darauf aus, ebenso wie bei den Erkrankungen der Jugend und mittleren Alters, bei denen des Greisenalters im eigentlichen Krankheitsbild den Altersfaktor abzuscheiden, immerhin aber die eventuelle ätiologische Valenz dieses Faktors herauszustellen, auch zu fragen, ob nicht hier ein Krankheitskonvolut, eine Superposition von Krankheiten vorliegt, die wir teilweise noch nicht trennen können.

Wir werden uns mit der Beschreibung und Diagnose eines Krankheitsbildes befassen, in dessen Auffassung die Autoren nicht sehr differieren: es ist der senile Beeinträchtigungswahn in einem als solchen diagnostizierten und einwandfreien Fall. Die Absicht ist, das Senile und seinen Anteil an der Konstruktion des psychotischen Bildes zu eruieren, eventuell die Zugehörigkeit der Psychose zu einer anderen Krankheitsgruppe glaubhaft zu machen.

Ich gebe zunächst eine Krankheitsgeschichte.

Frl. L., 76 Jahre alt, Näherin. Zwei Geschwister sind geisteskrank in Anstalten gestorben. Zwei Kinder eines gesunden Bruders ebenfalls vorübergehend irre. Die Pat. selbst war immer etwas komisch, schrullenhaft. Will immer nervenkrank gewesen sein. Blieb unverheiratet, lebte allein in ärmlichen Verhältnissen. Zieht seit etwa 3 Jahren alle paar Monate aus; man hätte ihr weisses Pulver in die Stiefel gestreut; von den Nachbarsleuten sei jemand gedungen, das zu tun. Ihr Gedächtnis blieb gut. Am 25. 5. 07 auf eigenen Wunsch in der Charité aufgenommen; am 20. 6. 07 kam sie nach Buch.

Ist eine magere grössere Person mit weissgrauem Haar. Radialarterien hart, geschlängelt. Sie klagt über Brennen auf der Zunge und im Gaumen, über allgemeines Kriebeln, häufiges Jucken und Ameisenlaufen. Behauptet, sie sei draussen immer verfolgt worden; man wollte sie krank machen, indem man ihr Pulver ins Bett streute. Habe deshalb oft ihre Wohnungen gewechselt. Sie habe auch einmal gehört, wie an ihrer Tür gerüttelt wurde, ohne dass sie nachher jemanden gesehen hätte. – Intelligenzprüfung ergibt keine Defekte, insbesondere ist das Gedächtnis und die Merkfähigkeit intakt. – In der Charité hatte sie weiter geklagt über Anfälle von Atemnot, abgestorbene Gliedmassen, Herzklopfen, schlechten Schlaf und grosse Aufgeregtheit. Man habe ihr Dampf ins Zimmer gemacht, stellte ihr nach, weil sie Geld haben sollte.

20. 6. Ruhig, freundlich, zugänglich. Sehr behandlungsbedürftig, braucht Tee, Pulver usw. In der Wohnung hat man ihr zuletzt allerhand Schabernack gespielt, wohl, um das Geld zu bekommen, das man bei ihr vermutete. Man hat ihr das Bett mit Lösungen begossen, die sie schwindlig gemacht hätten, das Bett wurde begossen und Dämpfe in das Zimmer gelassen, dass ihr das Herz fast stillgestanden ist. Hier ist ihr nie etwas passiert.

6. 11. Viel hypochondrische Klagen. Pat. hatte mehrfach Verstimmungszustände mit Erregung; geht unruhig auch nachts von Saal zu Saal, weint, lamentiert, man habe ihr wieder das Pulver ins Bett gestreut. Aufgefordert es doch mal zu zeigen, zeigt sie allerlei Flecken im Bett als Wirkungen des krümeligen ätzenden Juckpulvers. – Läuft jammernd oft bei der Visite nach, könne es nicht aushalten. In den klaren Zwischenzeiten dissimuliert sie Wahnideen, bestreitet sogar und entschuldigt die früheren.

6. 1. 08. „Die Pflegerin ist nicht gut gestimmt auf mich, darum will ich in einen anderen Saal. Alle, die Verstand haben, wollen aus dem Saal heraus. Ich versteh, warum sie das tun: damit niemand da ist, der alles sieht, was mir gemacht wird. Es ist wie Zucker, das treibt mich aus dem Bett heraus. Ich merke auf der

Stelle, wenn was im Bett ist; es reisst mich im Leib, ich bekomme Frost, Kopfschmerzen. Wenn die Döbels im Bett sind, krieg ich keinen Schlaf; die Nerven schlagen im ganzen Körper. Es ist solch Zeug, dass man glaubt, man hat den Bandwurm im Leib. Der Bandwurm, den ich habe, merkt es auch. Damals, als ich die Schreikrämpfe bekam wegen des Feuers in Mund und Nase, brannte alles, ohnmächtig lag ich auf dem Klosett. Ueber die Nachstellungen habe ich gegrübelt schon zu Hause, ob einer Absicht auf meine Rente hat. Die Nachbarn waren wütend auf mich, weil ich ausziehen wollte, sie wollten mich liegend machen. – Meine Hand habe ich mal auf das Pulver gelegt; daher tut sie so weh. Hier bekommt mir die Luft gut. – Die Nachbarn haben vielleicht auf mich gehetzt, weil sie ihre ehrlichen Namen retten wollten; sie haben auf der Post – es sind nämlich Postleute – allerhand gestohlen. Die Konradsbengel, einer von denen, hat einmal lauter weisses Zeug auf mich gestreut. – Im Krankenhaus war es nicht auszuhalten, der Urin roch furchtbar; er war ganz dick. Um die Augen war ich tiefschwarz. Sowie die Leute mich kennen gelernt hatten, waren sie hinter mir her. Die ganzen Sachen haben sie beschmiert; ein Apotheker wollte es mal untersuchen; ich bin schon unterwegs zur Apotheke gewesen, nachher hab ichs wieder gelassen. – Räuchereien haben sie gemacht. Dicker Qualm war da; ganz süss roch es, nicht unangenehm, kein deutsches Holz; sie wollten mich umbringen. Ich habe meine Sachen gut gehalten. Meine Finger sind taub, als wenn ich Sand drin habe, das kommt auch davon; das hat sich der Hand mitgeteilt. Mir ist gar nicht zum Sterben zumute; ich bin nicht schwach. Ich bin ordentlich. – Jetzt wird es hier auch gemacht. Sind mir alle freundlich gesonnen hier, nur die Pflegerin W. ist bekannt in der Gegend, wo ich gewohnt habe. Sie hat mir öfter solchen Kaffee gegeben. – Diese Bettgeschichten sind entsetzlich. Ich habe das Pulver auch gesehen. Dickkörnig und fein, als wenn man Stärke weich drückt. – Ich will morgen nochmal zur Kirche gehen; dreimal Wasser auf den Kopf, – im Namen des Vaters, des Sohnes und des heil. Geistes; das hilft. – So oft ich den Kaffee bekomme, werde ich blau; solche Angst bekomme ich; heut bin ich schon blau geworden. Noch Singen und Summen im Kopfe. Im Ohre geht es: knick, knick. Ich habe solche

Angst für meine Augen. – Meine sämtlichen Betten hab ich verschenkt; die Waschleute wollten sie nicht reinigen. – Ich glaube jetzt nur noch an Sympathie, Blutschwärzen, Warzen sind mir damit weg gebracht, – Grützbeulen, aber das Gesundbeten, da fehlt mir der Glaube. –"

Es handelt sich um ein fast stationäres Bild.

Bei einem nicht intelligenten, erheblich belasteten, psychopathischen Fräulein entwickeln sich ohne Halluzinose, ohne Gedächtnis- und Urteilssymptome im höheren Alter langsam Wahnbildungen, die den Charakter von Beeinträchtigungs-, Verfolgungs- und Vergiftungsideen tragen.

Sie stellen sich zunächst nur anfallsweise ein, werden ohne Neuproduktion in der Zwischenzeit zwar festgehalten, aber dissimiliert, sogar negiert.

Wechselt die Pat. das Milieu, so cessiert die Wahnbildung, nach einiger Zeit, in welcher ersichtlich der Eindruck der Umgebung verblasst, – „so wie die Leute mich kennen gelernt hatten", sagt sie umgekehrt – tritt sie wieder hervor.

In ihrer neuen Umgebung zeigt sich die Pat. garnicht misstrauisch. Wenn überhaupt von Wahnideen gesprochen wird, so geschieht das im Perfektum. Die Pat. ist in der Zwischenzeit, die das erste Mal fast zwei Monate dauert, ohne neue Symptome, – ein abgelaufener Fall, den man wegen körperlicher Hinfälligkeit ins Siechenkrankenhaus schicken möchte.

Die Wahnbildung tritt zunächst in Anfällen auf. Man kann von einem Verstimmungszustand mit ängstlicher Erregung sprechen. Die Pat. wird unruhig, bleibt nicht im Bett, jammert, klagt über Angst. Sie übertreibt, erzählt, dass sie nachts garnicht schlafen könne, was leicht widerlegt wird, hat aber zweifellos unruhige Träume, wandert gleich nach dem Erwachen umher und weint: „Ich kann es nicht aushalten im Bett; mir brennt alles; der ganze Mund ist mir vertrocknet." Sie bittet um Medizin, die, wenn sie indifferent ist, oft Erfolg hat.

Im Beginn solcher Zustände, später fast dauernd, kommt sie mit Abneigung und Misstrauen gegen bestimmte Kranke und Pflegerinnen heraus, lässt sich von Saal zu Saal verlegen, deutet geheimnisvoll an, dass sie wisse, wer sich mit ihren alten Verfolgern verbündet habe.

Die Wahnbildung hat durchaus nicht und zu keiner Zeit Gewissheitscharakter, ihre subjektive Realität ist gering. Sie geht deutlich aus Vermutungen hervor, die sich mehr oder weniger festsetzen, aber sogar noch später, nur nicht gerade in den akuten Erregungszeiten, in gewissem Umfange korrigierbar sind.

Sie arbeitet mit primitiven Begriffen physikalischer Art: „Pulver", das man ihr ins Bett streut, „Stärke", „Räuchereien", „Dampf", der ins Zimmer gelassen wird.

Es handelt sich zunächst wesentlich um somatische Beeinträchtigung; man will sie krank, liegend machen, umbringen. Erst später, und nachdem sie durch vieles Fragen darauf hingedrängt wird, kommen die mehr abgeleiteten Erzählungen, von der Rente, die man ihr nehmen will usw., – Äusserungen, die sie selbst in fragender unsicherer Weise macht und oft nur, um die Fragen zu befriedigen. Bemerkenswert ist die Art, wie sie sie vorbringt, öfter breit sich verlierend, von geheimnisvollem Augenzwinkern begleitet, wie sich das Ganze in den Bahnen vergänglichen Klatsches und Tratsches bewegt, eine Art altweiberhafter Unterhaltungskonfabulation.

Die somatische Beeinträchtigungsideen werden mit grossem Lamento vorgetragen. Beim Nahen des Arztes wirft sich die Pat. in eine bemitleidenswerte Positur, hängt sich an den Arzt, markiert unter Umständen, macht sogar einmal einen regulären Schreikrampf, der auf ein energisches Wort prompt steht. Sie wendet sich hochmütig von den andern ab, die solche Beschwerden nicht würdigen, und hält sich an den Arzt.

Es sind Wahnideen cum materia. Und zwar handelt es sich um vorwiegend senile Molimina. Ihr Atem ist übelriechend, sie hat schlechte wenige Zähne, ein leichtes Emphysem besteht, geringe Arteriosklerose, ferner neuralgische Beschwerden, Parästhesieen und Paralgesieen; die Wadenmuskulatur ist druckempfindlich, ebenso finden sich Druckpunkte des Fazialis; die Pat. leidet an einem chronischen Schnupfen.

Solche Molimina, besonders die Haut, die Atmung, den Geruch betreffend, trifft man bekanntlich bei älteren Kranken. Ich führe eine senile Frau an; sie sagt bei einer Exploration: „Es wird ein solcher Dunst gemacht, dass ich ganz betäubt bin morgens." (Pat. steht plötzlich auf; Ref.: „Wo wollen Sie hin?") „Ja, weil Sie eben gesagt haben, dass ich solchen Geruch ausatme." (Ref.: „Haben Sie das von mir gehört?") „Nein, aber ich rieche selbst, wie ich den schlechten Geruch ausatme. Es riecht, wie wenn man morgens in eine Stube kommt, wenn der Wrasen ausgelassen wird, so ist es!" – Und allemal ist die Neigung dieser Beschwerden, Gegenstand des Wahnbilds zu werden, gross.

Eine melancholisch zum 2. Mal erkrankte ältere Frau B. klagt über tatsächlich vorhandene trockene Haut; sie habe lauter Pulver in den Backen; sie weigert sich Medizin zu nehmen, denn das ganze Pulver käme ihr in die Backen und die Hände.

Natürlich finden sich ähnliche Klagen auch in andern Lebensaltern, nur treten sie da unter den massenhaften sexuellen und sensoriellen sonstigen Erlebnissen stark zurück.

Wenn diese Beschwerden resp. Wahrnehmungen in die Wahnbildung eingehen, so werden die Wahnideen darum noch nicht zu Erklärungswahnideen. Man wird so wenig diese irreführende Wendung gebrauchen, wie die der „Illusion". Zunächst ist auch diese natürlich Halluzination und ebenso die Erklärungswahnidee zunächst Wahnidee. Es sind formell gleichartige spontane und aktive psychotische Symptome, die nur eine an sich gleichgiltige inhaltliche Besonderheit haben.

Man darf nicht von der Materie zur Wahnidee gehen, sondern umgekehrt; – die Beziehung aber der Wahnbildung zur Materie ist hier völlig unkonstant. Ausserhalb der Verstimmungszeiten ignoriert die Pat. ihre Beschwerden und weiss insbesondere, dass sie mit dem Alter zusammenhängen. Im Anfall aber erweisen sie ihre Affinität zur Wahnbildung, und zwar ist das Wesentliche: sie werden von der Verstimmung herangezogen, die Verstimmung bedient sich dieser Sensationen und Materialbeschwerden; präzis ausgedrückt: die Verstimmung lokalisiert sich. Es sind Verstimmungsäusserungen. Es besteht kein Anhalt dafür, dass innerhalb der Verstimmungszeit die senilen Molimina selbst exazerbieren. Die Verstimmung geht bisweilen, wenn auch sehr selten, ohne hypochondrische Wahnbildung einher und ist dann ganz uncharakteristisch. Meist aber tritt sie untrennbar verknüpft mit relativ konstanten somatischen Symptomen auf wie Beklemmung, motorischer Unruhe. Diese Symptome fesseln die Pat., lenken erst die Aufmerksamkeit auf die körperlichen Erscheinungen, die sonst ignoriert wurden, die Verstimmung ist zu einer hypochondrischen geworden.–

Dies zur Wertigkeit der Wahnideen. Woher aber stammen sie überhaupt? Die Frageform dieser Paranoismen geben einen Index ab für die Unsicherheit dieser Wahnbildungen. Pat. weiss ersichtlich nicht recht, was mit ihr ist, ihr Verhalten trägt den Stempel der Hilflosigkeit, dass aber etwas mit ihr geschieht, drängt sich ihr dauernd auf. Sie hat ein unbestimmtes Misstrauen, gelangt aber nur gelegentlich zu festeren Behauptungen, in welchen sie auch möglichst alles Aggressive vermeidet. Nur in den Angstanfällen schafft sie sich Luft, ohne selbst da die starre Form der echten Wahnidee zu gewinnen.

Bezüglich der Genese dieses Unsicherheitsgefühls muss uns beschäftigen die Frage: „Was macht sie unsicher?" Die Charakteristik des Kernsymptoms muss auch über die Stellung der Psychose im System Klarheit bringen. Solche Frage ist bei der echten Paranoia und bei paranoischen Zuständen natürlich schon oft gestellt worden; wir fragen, ohne Allgemeines zu erstreben, nach der Genese in diesem Falle, aus nosologischem, nicht psychologischem Interesse. Eine Negierung des Rechtes zu fragen, wie mancher angesehene Autor tut, scheint uns nicht ohne weiteres statthaft, bei aller Anerkennung des Eigenartigen und Unvergleichlichen des Zustandes gilt es zunächst zuzusehn, ob nicht der Zustand unter Benutzung bekannter Grössen einer Deutung zugänglich oder zugänglicher wird. Wir dürfen das x erst einsetzen, nachdem wir den Versuch gemacht haben, usque ad extremum, auch usque ad absurdum mit den bekannten Grössen zu arbeiten und auszukommen.

Wir wollen auf einen Entstehungsmodus hinweisen, den man bei manchen pathologischen Handlungen und Vorstellungen anerkannt, dessen Heranziehung an dieser Stelle aber noch aussteht. Bei sexuellen Perversitäten, bei dem Exhibitionismus, krankhaftem Stehltrieb, Zwangshandlungen usw. findet man als psychologische Ursache, von dem kranken Boden abgesehen, eine zufällig akquirierte Vorstellungsverbindung, die sich als psychische Dauerform erweist. Der Exhibitionist bekommt zufällig beim Urinieren eine weibliche Person oder ein Kind zu Gesicht, gerät in Erregung und Orgasmus; die Erinnerung an dieses Erlebnis, die Assoziation des Orgasmus mit der Entblössung vor einer andern Person verlässt ihn nicht. Von dem Fetischisten und sonstigen Konträren sagt KRÄPELIN (Lehrbuch Seite 811, II. Band): „Bei gesunden Personen sind die Nebenumstände, unter denen die ersten sinnlichen Gefühle auftauchen, für die spätere Richtung des Geschlechtstriebes gleichgiltig. Dagegen können dieselben bei krankhafter Veranlagung, bei der ohnedies das Erwachen des Triebes früher und heftiger zu erfolgen pflegt, von grosser Bedeutung sein. – Auch an die dauernde Herrschaft einzelner, von aussen erregter Vorstellungskreise Antriebe bei der Schreckneurose wie beim Zwangsirresein darf hier erinnert werden. – Dass dieser ursprüngliche Zusammenhang später häufig vergessen wird und nur das anscheinend rätselhafte Endergebnis zutage liegt, kann in beiden Fällen geschehn.“ Die Belasteten erliegen hier leicht bestimmten, zufälligen Assoziationen, für welche allerdings eine gewisse Bereitschaft bestehen muss, denn zu der festen Koppelung zwischen den beiden Assoziationselementen benötigt es meist absolut eines starken Affektes. Hier haben wir eine erheblich psychopathische Pat., die schon dauernd unter Misstrauensempfindungen steht. Eine Gelegenheit zu einem Beeinflussungsgefühl, speziell zu einer starken einmaligen Koppelung zwischen dem Misstrauen und Organempfindungen ist bei der Pat. gegeben in der häufigen Vermischung von Traum und Wacherlebnis. Ihre Befürchtung, von Nachbarn geschädigt zu werden, kann sich im Traum aufs leichteste in das Faktum der erfolgten Beeinträchtigung umsetzen, wie dies auch geschieht in den Träumen, die sie erzählt, und kann von der Pat. in den Wachzustand übernommen werden. Es braucht also bei der Pat. nicht einmal ein einmaliges affektstrotzendes Erlebnis angenommen zu werden, sondern etwas Physiologisches, das sich oft wiederholt und stets tiefer einprägt. Die Uebernahme solcher Trauminhalte in den Wachzustand ist besonders im Senium häufig, jedoch findet es sich auch in anderen Lebensaltern; wir werden jedenfalls für das Entstehen solcher Vorgänge dem Alter der Pat. einen begünstigenden Einfluss zuschreiben.

Eine solche supponierte, leicht mögliche Koppelung ist aber psychisch höchst fruchtbar resp. verhängnisvoll. Wenn sie schon an sich schwer dissoziabel ist und starke Verharrungstendenz hat, wie viel mehr hier, wo sie den günstigen Nähr- und Wachstumsboden findet, wie bald näher expliziert wird, hier, wo sie zur Ableitung und Entfernung von Unlustspannungen und Verstimmungen dient und als direktes Lustvehikel gepflegt wird. Es kommt hier nicht nur zur Gewöhnung und Einübung von Wahnideen, sondern zu allmählicher psychischer Gesamteinstellung auf solche.

Ohne den Verdacht auf mich laden zu wollen, vagen Theoremen zu huldigen, wollte ich im Speziellen noch einen besonderen Modus der Begünstigung des Festhaltens solcher einmal aufgetauchter Beeinflussungsvorstellungen erwähnen. Bekannt ist die grosse Häufigkeit der Sittlichkeitsdelikte im höheren Alter und die höhere Steigerung des Geschlechtstriebes. Wäre die Pat. eine Grossmutter, so wäre der Gedanke an Sexualia vielleicht weniger naheliegend als so, wo sie eine alte Jungfer ist. Hier erhält der dauernde Hinweis auf körperliches Leiden und das Beeinflussungsgefühl noch eine besondere Note. Ich sage nicht, dass sie sexuelle Attacken subjektiv erleidet, sondern: das Gefühl, eine körperliche Beeinflussung zu erfahren, wird bei ihr auch durch, sicher nicht bewusste, sexuelle Gedanken genährt. Die Spannung des Blickes auf den Körper, der Wunsch nach männlicher Beeinflussung ist bei ihr nicht durch eine sexuell normale Vita gelöst und beseitigt worden, sie hat einsam gelebt. Wenn der „Konradsbengel" ihr Pulver ins Bett streut, so mag die wahnhafte Empfindung dieses Erleidens völlig ohne solche sexuelle weibliche Färbung sein; im Festhalten und Pflegen aber wird von dem sexuellen psychischen Turgor eine wahnbildende Komponente gestellt.

Hält man eine ähnliche Entstehung des Bildes für möglich, so kommt man in gewissen Widerstreit mit dem Begriff einer „Psychose". Hier wird bei disponierter Psyche eine mehr traumatisch akquirierte Wahnidee als Ausgangspunkt angenommen, die Reaktion der Psyche auf das „Trauma" stellt die „Psychose" dar. Was entsteht, wenn von höherem Alter begünstigt bei einer Minderwertigen eine affektvolle Wahnidee auftaucht, wird beantwortet durch den Verlauf der Erkrankung. Eine Masse von Komplikationen heisst hier Psychose. Zwar stellt auch so gesehen die

Erkrankung ein gewisses einheitliches Kontinuum dar, jedoch nicht zeigt sie die Einheit der echten eigentlichen Psychose. Die erste oder eigentlich „primäre“ Wahnidee ist selbst kein psychotisches Symptom. Die „Psychose“, wenn man so sagen will, entsteht erst in dem Aufnahme- und Abwehrverhalten des infizierten Organismus. Man kann ja unmöglich etwa die Uebernahme einer Vorstellung aus dem Traume in den Wachzustand psychotisch nennen, wohl aber das Ausbleiben der Korrektur, das weitere Ausbauen der Vorstellung, die Ueberwältigung der antithetischen Beziehungen. Ein solches Bild einer psychischen Erkrankung wird man sowohl für möglich halten wie ihre einzelnen Faktoren verständlich; und wir sind mit solchem Verfahren bei Benutzung bekannter Faktoren noch nicht ad absurdum gelangt.

Ist nun die Pat. schon lange misstrauisch und hat sie, ins höhere Alter gelangt, dies Misstrauen durch mehr weniger zufällige Konstellationen zu einer hypochondrischen Wahnidee umgesetzt, so wird als eine der ersten psychischen Resonanzen ein Unsicherheitsgefühl resultieren; die Pat. ist hinreichend orientiert, um das Wahnhafte der akquirierten Vorstellungskrise einzusehen, diese selbst aber sind genügend sinnlich stark und affektvoll, um die rebellierenden Assoziationen zu lähmen. Inwiefern die Wahnideen affektive Dienste leisten und sich da festsetzen, haben wir zum Teil expliziert, werden wir unten weiter explizieren. Die akquirierten Vorstellungen sind weit entfernt, Zwangsvorstellungscharakter zu haben, da sie lebhaft in Zusammenhang mit der psychischen Person stehen und aus ihr auf geradem Weg erwachsen. Einerseits handelt es sich bei den Wahnideen um Vorstellungen, die aus der Kranken selbst hervorgegangen sind, denen sie also nicht widerspricht und die sie nicht unsicher machen könnten, andererseits sind ihr diese Vorstellungen doch über den Kopf gewachsen; sie kann sich mit ihnen nicht identifizieren. Kommt die Verstimmung, so identifiziert die Pat. sich zwar im Affekt ganz mit dem Komplex der Paranoismen, sonst aber muss sie sie nur anerkennen, unfähig sie zu korrigieren, weil sie zu intensiv durchlebt waren und noch jetzt die Bedingungen dazu vorhanden sind, vermag sie aber nicht auszubauen, sich ganz mit ihnen zu identifizieren.

Das Schwanken, die Unsicherheit resultiert und in Bezug auf die Wahnideen der geringe Gewissheitscharakter, ja, die Pat. will die Wahnideen los werden. Alle Einsicht nützt da nichts; die Ideen gehen unabhängig ihren Weg. Sie sind krankhaft, leiten eine Psychose ein. Wir sehen die Pat. halb gezwungen und ohne rechtes Vertrauen ihre Wahnideen äussern und von ihnen sprechen, wie von einer Sache, derer man sich schämt. Wenn sie andere anklagt und geneigt ist zu schmähen, so liegt darin ein Ablenkungsversuch. Sie stimmt den Wahnideen nicht bei, fragt sich und andere nach ihrer Realität; diese Unentschiedenheit und Unsicherheit stellt ein Unlustgefühl dar, dessen direkte Aeusserungen wir in ihrem häufig vorgebrachten Unglücksgefühl suchen, dessen indirekte in dem ungeduldigen Selbstanklagen und Anklagen anderer.

Das Unsicherheitsgefühl kommt auch als verstärkende Komponente hinzu zu dem durch die Wahnidee gesetzten Beeinflussungsgefühl. Die lebhaft empfundene Unsicherheit soll überwunden werden, dies geschieht in dem energischen Zuwenden zu der Wahnidee, die selbst Lustfaktor ist. So ergibt sich der Circulus vitiosus, dass die Wahnidee Unsicherheit erzeugt, die Unsicherheit die affektive Realität der Wahnidee stärkt, wobei es allmählich aber zum völligen Schwund des Unsicherheitsgefühls kommen muss, da die Wahnidee bald alle Realität hat.

Die Wahnideen haben besondere Charakteristika. Ist man bei der Produktion zugegen, so hat man niemals den Eindruck, dass die Pat. wirkliche Wahnvorstellung produziert. Es fehlt ihr so sichtlich die Ueberzeugung, dass man ihr wahrhaft schaden wolle, dass man feindlich gegen sie sei. Die fremde Macht, mit der es kein Paktieren gibt, dieses Signum des echten Paranoisma fehlt hier völlig. Man vergleiche die materielle Grösse ihrer Beschwerden – bis zur veritablen Atemnot – mit den oft minimalen des Paranoikers, der über kutane Sensationen klagt und parallelisiere die Grösse ihres Beeinträchtigungsgefühls: aus dem Diskongruenten der Reihen springt sofort das qualitativ Andersartige der Wahnideen hervor. Eine Wahnidee ist selbstverständlich niemals eine blosse Vorstellung, sondern ein psychischer Komplex, an dem mehreres unterschieden und beschrieben werden muss, nur das Auffälligste oder am meisten Fassbare an dem

Komplex ist die Vorstellungsanomalie. Ebensowenig wie man bei der Pat. die Unerschütterlichkeit des Paranoikers findet, der sich vis-à-vis der brutalen Tatsache seiner Beeinträchtigung sieht, findet man den adäquaten Affekt, die Entrüstung. Und dies ist etwas Charakteristisches: wenn der Paranoische seine Anklagen mit Wut und Empörung vorbringt, der ältere Hebephrene kaltlächelnd, so die Pat. ganz anders. Ihr Affekt ist Aerger, höchstens eine gewisse, ungeduldige Verzweiflung. Und ganz selten schwingt sich der Affekt zu der wirklichen Hingerissenheit eines Leidens auf.

Wir erwähnten schon oben die enge Beziehung der Wahnbildung zu Verstimmungszeiten. Nachdem nun einmal oder häufiger wiederholt die Pat. zu der Vorstellung einer physikalischen Beeinflussung gelangt ist, – ausser der Genese aus Träumen kommt weiter auch die Uebernahme der Wahnidee aus einer stärkeren Verstimmung in Betracht, – wird sich mit Leichtigkeit jede zufällig auftretende Verstimmung dieser Vorstellung als Gedankenmaterial bedienen. Wenn in den Zwischenzeiten die Unsicherheit prävaliert und die Pat. sich auszubalanzieren sucht, begünstigt die dadurch gesetzte Unlust das Auftreten der Verstimmungen, in welchen absolut die Wahnidee prävaliert und grösstmögliche Sicherheit zu finden ist. Die Verstimmungen werden darum in gewissem Sinne von ihr gesucht. So wenig es nach dem oben Gesagten bloss Erklärungswahnideen sind, was die verstimmte Pat. an hypochondrischen Molimina vorbringt, so wenig ist es eine, wenn sie diese Molimina als durch physikalische Beeinträchtigung hervorgerufen annonziert. Es ist beidemal derselbe Prozess: sie entfernt in gewissem Grade die Verstimmung von sich; die Verstimmung bedient sich der Molimina und des Beeinflussungsgefühls. Sie ist mehr oder weniger plötzlich in den Besitz dieses Mittels der Beeinflussungswahnidee gelangt, vielleicht selbst in solcher psychopathischen Verstimmung, sie reagiert in der Folgezeit mehr oder weniger konstant mit einer Beeinträchtigungsidee auf solche Unlust. Indem sie den Blick auf das körperliche Leiden wendet, das körperliche Leiden als von aussen verursacht hinstellt, konstruiert sie eine sich feindliche Aktion, stellt sie sich in Defensive gegen eine feindliche Aktion. Psychologisch würde der Tatbestand sein: Gewisse Verstimmungen erlangen bei ihr die Fähigkeit, Angriffsvorstellungen auszulösen. Denn das Primäre und Wesentliche an dieser Beeinträchtigungsvorstellung ist nicht die Vorstellung der Beeinträchtigung, sondern des Wiederschädigenwollens, besser nicht Wiederschädigen- sondern Schädigenwollens. Voran steht das Lustgefühl andere anzuklagen, zu beschuldigen und zu schmähen. Zwar ist zweifellos die Beeinträchtigungsidee ein Index dafür, dass die Pat. ein Gefühl des Leidens hat, aber auch dafür, dass sie das Leiden zu beseitigen trachtet. Indem sie angreift, hat sie a tempo die Aufmerksamkeit von sich abgelenkt; die kräftige Abwehrstimmung tritt vor, mit Eintritt der motorischen Impulse hat sich sofort das psychische Bild gründlich verändert. Die Verstimmung trägt gleich ihre Heilmittel herbei, wie eine Infektionskrankheit die Immunität. Die Wahnbildung kann im Anfalle leicht weiter gehen, nachdem ihre Richtung sich der Wahnidee bedient, andererseits auch, dass die Wahnidee in der Verstimmung den günstigsten Nährboden findet. Es stellt dann die Wahnbildung ein spannungslösendes, auch direkt lustbereitendes Element dar. Wir stellen fest, dass die Wahnbildung in doppelter Hinsicht lustbereitend ist: einmal inhaltlich durch ihren Gegenstand – den Angriff auf andere, die Anklagen, Schmähungen –, das andere mal formell als blosse Tätigkeit. Die Kranke befreit sich schon durch das eigene Vorstellen und Produzieren von einem Druck.

Der Inhalt der Wahnbildung wird alsdann zurück von dieser lustgefärbten Tätigkeit beeinflusst: die Kranke tritt als handelnde Person auf und irgendwem gegenüber; so kommt es von hier aus zu der Konstruktion von Gegner und Opfer, von der „Form" zum „Inhalt".

Von hier aus fällt auch ein Licht weiter auf die Persistenz der Wahnbildung in den Intervallen. Von sonstigen ursächlichen Momenten abgesehen, auf die wir schon hinwiesen, kommt als Ursache der Persistenz der Wahnideen ihr Schutz- oder Lustfaktor in Betracht. Sie setzen sich fest, da sie das Individuum vor den im Beginn schwer ertragbaren Verstimmungen bewahren, und ihr darüber weghelfen; sie werden nun mehr interponiert und zu Wahnvorstellungen. Sie erlangen Präventivcharakter.

Später haben sie blossen Residualcharakter, dienen auch gelegentlich konfubulatorischen Zwecken.

Es ist nötig, an diesem Punkte mit zwei Worten die hier zugrunde gelegte Ansicht über Vorstellung und Affekt zu explizieren. Sie behauptet einmal eine bedeutende Unabhängigkeit des Affektiven und Vorstellungsmässigen voneinander. Es treten im Organismus, im gesunden wie ausgeprägter im kranken, Stimmungsfaktoren auf; diese sind als rein somatogen anzusprechen, seien sie nun speziell kortikaler, bulbärer, sympathischer oder peripherer Genese. Es handelt sich durchaus um Wahrnehmungen, Empfindungen oder Empfindungssummationen, um Druck-, Spannungs-, Organ-, Gefässinnervations-Empfindungen, um eine undifferenzierte Masse, aus der bald dieses, bald jenes besonders hervortritt, um die Szenerie zu beherrschen. – Dieses Empfindungsmaterial unterliegt einer Auffassung. Ich verstehe unter Auffassung die Gesamtheit der erfolgenden assoziativen Leistungen. Erst durch die Vorstellungstätigkeit wird den Empfindungen Gefühlsrang zuteil. Lust und Unlust sind keine Grundphänomene. „Gefühl", „Affektives" ist die Komplikation von Empfindungsgruppen mit Vorstellungen. Der Komplex der auftretenden Empfindungen ist gefühlsmässig völlig unbestimmt; er erhält diese Bestimmtheit durch Vorstellungen. Der Schmerz ist an sich so wenig mit Unlustempfindung verknüpft wie der Orgasmus mit Lust; die Bindung ist konstant im Normalen, doch fakultativ. Es besteht eine Tendenz gewisser Empfindungskomplexe, in Gefühlskomplikation einzutreten. Für das Gros dieser Komplexe ist von vornherein feststehend, mit welchen Vorstellungsgruppen sie sich koppeln: sie haben eine normalerweise unlösliche Koppelung, treten momentan als „Gefühl" auf. Diese bestimmte Gefühlswertung ist phylogenetisch begründet, zum Teil erklärt sie sich leicht aus dem sozialen Leben, indem gewisse Empfindungsgruppen ihrem Träger förderlich oder schädlich durch ihre Ausdrucksweise werden; rückwirkend werden sie vom Träger akzeptiert: der Lust-Unlustcharakter wird ihnen oktroyiert. – Hierhin gehören auch die psychotischen Verstimmungen des Manischdepressiven. Der schwere organische Charakter der hier ablaufenden Krankheit ist ebenso evident wie der epileptischer Verstimmungen, wenn es auch noch nicht gelungen ist, festzustellen, welche Organe hier funktionsuntüchtig werden. Die Empfindungskomponente des Gefühls steht herrschend im Vordergrund, ungeheuer stark und reich ausgestattet; ihre Bewertung, Vorstellungskoppelung, geschieht in annähernd normaler Weise. – Für die anderen, weniger elementaren, weniger intensiven und mehr zusammengesetzten Empfindungskomplexe wird die Koppelung jeweils hergestellt, gesucht; hier liegt die Freiheit und Eigenheit des Individuums. Es ist im allgemeinen der Sinn der Komplikation nicht nur für das soziale Leben eminent praktisch; die Empfindungsgruppen, wo sie auch immer auftreten, haben durchaus nicht blossen sensitiven Charakter, sondern stellen wesentlich energetische Grössen dar; Uebergang zur Motilität ist ihre Tendenz; Ueberleitung dahin ist Aufgabe der assoziativen Faktoren. Demnach hat allemal die Auffassung den Inhalt, den Ablauf der empfindungsweise auftretenden Energiemengen des Organismus zu regulieren; sie produziert Richtungsvorstellungen. So kommt es bei den labilen Bindungen einmal zu der Gefühlskomplikation und zwar, nach der Aehnlichkeit der Empfindungen mit den in fester Verkoppelung oder nach persönlicher Erfahrung, und weiter, bei fester und labiler Komplikation, zur Bildung, mehr weniger bewusster Art, von Angriffs- und Dankbarkeitsvorstellungen – entsprechend Ab- und Zuneigungsgefühlen. Das Individuum bildet erstens die Gefühlskomplikation, betrachtet diese zweitens mehr weniger bewusst, als in toto von aussen bewirkt, gründet darauf kinetische Vorstellungen. Das Individuum erfährt den Eindruck von aussen, akzeptiert den Effekt als dauernde Gefühlskomponente, reagiert mit kinetischen Vorstellungen, welche sich an der Bildung höherer, stark intellektueller, vorstellungsmässiger, Gefühle beteiligen. Dieses Grundschema erklärt auch die obigen Beziehungen der pathologischen Verstimmungen zu Beeinträchtigungsideen etc. Diese Theorie behauptet also die vorwiegende Intellektualität der Gefühle und ihre organische Begründung.

Ich schalte zunächst zu weiterer Illustration eine zweite hierher gehörige Krankengeschichte ein.

Frau M., 76 Jahre alt. Ist ohne Anhang in Berlin. Anamnese daher ganz unzulänglich. Tritt Anfang März 1907 mit der Behauptung hervor, sie würde von ihren Nachbarn vergiftet. Diese hätten einen elektrischen Draht gelegt, durch den sie Gift in die Stube bliesen. Sie sehe deutlich den Rauch und die giftigen Wolken, die auch zu den Tür- und Fensterritzen hereinkämen. Auch auf dem Klosett sei er. Sie rieche ihn deutlich; es stinke nach ungereinigtem Karbol, manchmal nach Chlor und Chloroform. Ihr Darm sei inwendig schon ganz verbrannt von dem Rauch. Am 16.3.07 kommt sie nach Charité. Am 26.3.07 wird sie in Buch aufgenommen. Organisch: Linsentrübung, schweres Emphysem, Herzdilatation. Sie sei hier in der Anstalt Koburg; es sei März 1907. Kontrollierbare Daten gibt sie richtig an. Habe 5 Partus gehabt; der Mann sei vor 23 Jahren gestorben; sie zog zur Tochter. Seit über einem Jahre könnte sie sich nicht mehr gut auf alles besinnen. Sie sei in Berlin in ihrer früheren Wohnung vergiftet worden von Nachbarn. Es sei plötzlich ein Geruch im Zimmer gewesen; dann kam Rauch, dann war sie weg, sah und hörte nichts mehr. Seit über 4 Wochen trieben sie das schon so. Man wollte sie aus dem Hause heraus haben, nachdem das Haus an einen alten Zuchthäusler verkauft war. Früher war es ganz schön, zuletzt zog schlechtes Volk hinein. Man hat ihr sogar Kinder nachgeschickt, um sie zu verfolgen und nachzusehen, ob sie zur Polizei ginge. Sie wollte auch zur Polizei gehen, aber die Leute hätten sie dann umgebracht. Die Nachbarn haben elektrische Drähte in die Tapete gelegt; es hat oft nach Opium und brennendem Zeug gerochen. es ist in die Nase und das Gehirn gezogen. Auch durch Löcher auf dem Korridor kam es, wo sie hinging. Man verfolgt sie unaufhörlich Tags und Nachts. Aber sie haben nichts gesprochen und sich nicht gerührt, um sich unkenntlich zu machen. Das ganze Haus hat sie verfolgt, um sie herauszubringen. Alles Essen und Trinken hat danach gestunken. Bewusstlos hat man sie fortgebracht, sie weiss nicht, wie sie nach der Charité kam. – Weder in der Charité noch in Buch sei sie verfolgt worden. Auch jetzt kommt ihr öfter ein brennender Geruch, auch der Mund ist viel zu trocken. Aber das ist nichts, das hat nichts auf sich, sie sei recht zufrieden. – Aufmerksamkeit ist gut; Merkfähigkeit nicht merklich herabgesetzt. Im Vordergrund stehen jetzt die schweren asthmatischen Beschwerden.

11. 4. 07: Verschlimmerung der emphysematischen Dyspnoe. Klagen über Hitze in der Brust und Luftmangel, Beeinflussungsgedanken werden abgelehnt.

26. 4. 07: Exitus unter schwerer exspiratorischer Dyspnoe. – Es braucht nicht detailliert auf die auffallenden Aehnlichkeiten der beiden Fälle hingewiesen zu werden. Ein hypochondrischer Beeinflussungswahn entwickelt sich; die Beschwerden der Haut treten im 2. Falle zurück, aber dieselbe Rolle spielen Beeinträchtigung der Atmung und des Geruchs wie im 1. Falle. Sehr primitive physikalische Vorstellungen bauen in beiden Fällen weiter aus; hier Dämpfe, die auf elektrischem Wege transportiert werden. Der ergänzende altruistische Verfolgungswahn befasst sich mit der Hausgemeinschaft. Mit dem vollzogenen Wohnungswechsel cessiert die Wahnbildung; die alten Ideen bleiben fix; die hypochondrischen Ideen werden in der neuen Umgebung zwar vorgebracht, aber nicht wahnhaft bezogen. Zu einer energischen und entsprechenden Verfolgung jener Beeinträchtigungen kommt es nicht, es bleibt bei der angeblich ernsten Absicht: vergleiche im Falle L. den Gang zur Apotheke, um das Pulver untersuchen zu lassen, mit dem Gang zur Polizei im Fall M. Der Ausbau des altruistischen Verfolgungswahns ist abortiv. Die im Intervall gegen die Verfolger vorwaltende Stimmung ist Aerger, Resignation, Trauer. In diesem Fall kam es zu keinem neuen Schub der Wahnbildung, weil die Pat. bald starb.

Was nun das Wesen der das klinische Bild beherrschenden Verstimmungen anlangt, so fehlt uns jeder Beweis dafür, dass sie schon vor Ausbruch der gegenwärtigen Erkrankung bestanden haben, jedoch können wir sie nicht sicher ausschliessen. Die Pat. wird als zweifellos psychopathische Persönlichkeit geschildert, welcher man wohl Affektschwankungen zuschreiben könnte; immerhin würden nur einigermassen gleichstarke wie in der Erkrankung von ihr ausgegeben werden. Wir müssen das Auftreten so starker, gut abgesetzter Verstimmungen, als zum Krankheitsbilde gehörig bezeichnen. Es ist aber damit nicht auch gesagt, dass, weil das Bild sich im Senium findet, diese Verstimmungen als senile zu bezeichnen wären. Sie haben nämlich, abgesehen von ihrem Auftreten in dem Alter, kein Merkmal, das eine besondere Rubrifizierung rechtfertigen könnte. Es treten hier bei einer Psychopathin im Senium depressive Verstimmungen mit Angst auf.

Dennoch ist das Ensemble der sonstigen Störungen, die mit diesen Verstimmungen einhergehen und ihnen gefolgt sind, zu eigenartig, um ein einfaches Aufgehen in dem Begriff des Psychopathischen zuzulassen, hier arbeitet mehreres zusammen.

Schon der 2. Fall würde einer einfachen Subsummierung der Gesamtstörung unter diesem Begriff widersprechen; bei Frau M. hören wir nicht von Auffälligkeiten in der allerdings sehr dürftigen Anamnese; die Frau macht aber auch während der Beobachtungszeit keineswegs einen auf konstitutionelle Anomalie suspekten Eindruck. Den Vergleich der beiden Fälle hebt noch etwas anderes hervor: die Rolle des im 1. Fall ausgeprägten Unsicherheitsgefühls und der geringen Gewissheit in der Wahnbildung. Dies fehlt völlig im 2. Falle. Der Vergleich belehrt zugleich über die Ursache dieses verschiedenen Verhaltens und über die Norm in diesem Punkte; der zweite Fall hat sicher Intelligenzeinbusse, insbesondere Einschränkung der geistigen Regsamkeit; die Unsicherheit, als Reaktionssymptom intakt funktionierender Assoziationen, bleibt da aus.

Wenn aber, wie fast gewiss ist, in diesem anamnestisch recht unzulänglichen Fall, eine konstitutionelle Anomalie auszuschliessen ist, so ist schon deswegen, trotz aller Kongruenz, die strikte Zusammengehörigkeit beider Fälle fragwürdig.

Wir betreten damit das nosologische Gebiet. Die Fälle differieren durch das Plus an degenerativen Symptomen bei der Pat. L., durch das Plus an Gedächtnis und Intelligenzsymptomen bei der Patientin M. Bei der ätiologischen Aporie aber müssen wir dann die Identität der Erkrankung als thema probandum ansprechen. Man könnte in den konstitutionellen und Demenzsymptomen Komplizierendes erblicken, – die Identität einer ‚Psychose“ in beiden Fällen behaupten. Es ist aber nicht statthaft, das gegebene Bild aus dem Ensemble der Störungen, innerhalb der es auftritt, zu isolieren. Insbesondere da, wie gezeigt, der erste Fall eine innige Verknüpfung anamnestischer Punkte mit gegenwärtigen Symptomen aufweist.

Es weisen in beiden Fällen auf das Senium hin: Das Entstehen des Bildes im hohen Alter, der Vorantritt seniler Beschwerden im Ideenensemble, die Dürftigkeit der Wahnbildung, der chronische Verlauf; – im Grunde bleibt das Entstehen im Senium der wichtigste Punkt. Bei der gestorbenen Pat. M. entsteht die Spätparanoia als Einzelphase in einem Prozess, der zur senilen Demenz führt, im Ablauf, als Phase eines Demenzprozesses; dies kann besagen: die Demenz in einem selbständigen Prozess, unabhängig von ihr entwickelt sich Spätparanoia als ebenso selbständiger Prozess, als Komplikation; oder: auf dem Boden eines Demenzprozesses, begünstigt von ihm, kommt es bei ihr zu einer Spätparanoia, die aber im übrigen ein selbständiger Prozess ist, oder gar die Spätparanoia ist das Einzelstadium, vielleicht Eingangsstadium des Demenzprozesses.

Was nun zunächst die Bezeichnung des Demenzprozesses zum Senium anlangt, so ist bereits hinreichend der Standpunkt entwickelt, dass das Senium nach klinischer Beobachtung einen günstigen Nährboden für seine Entwicklung stellt, dass er auch dort besondere Ablaufsbedingungen findet, dass er aber ätiologisch an sich nichts mit dem Senium zu tun haben kann. Ueber die Beziehung der Spätparanoia weiter zu diesem Demenzprozesse oder direkt zum Senium, im Falle der gestorbenen Pat. M., erlaubt zwar die mangelnde Anamnese kein sehr bestimmtes Urteil. Immerhin ist mit Wahrscheinlichkeit, die an Gewissheit grenzt, anzusetzen: Der Demenzvorgang ist, da er so oft ohne solche Paranoia abläuft, ein genuiner Prozess sui generis, begünstigt von ihm entwickelt sich bei den schon Disponierten oder Kranken ein besonderes psychotisches Bild, das auch ohne gerade die Begünstigung sich entwickeln kann, das von diesem Nährboden unwesentliche Merkmal annimmt. Es liegt eine Psychosenkomplikation vor, falls man überhaupt den organischen Demenzvorgang eine Psychose nennen will.

Bei der Pat. L. wird das gleiche Bild gezeitigt. Hier fehlt völlig der schwere Demenzprozess. Eine alte Krankhaftigkeit findet im Senium guten Nährboden, neue Wachstumsbedingungen, sie kann zu floriden Bildungen kommen, eben zu etwa derselben Spätparanoia wie der des Demenzprozesses.

Wir resümieren: das Senium, sei es mit schweren, organischen Veränderungen, sei es ohne solche, stellt günstige und eigenartige Bedingungen für die Entwicklung und Exazerbation psychotischer Prozesse; diese sind aber selbst nicht hinreichend gebunden an das Senium, um als senile Prozesse spezifischer Art zu gelten.

Es dürfen sich Fälle, wo es zur Entwicklung einer alten Erkrankung im Senium kommt, beliebig vermehren lassen. Wir werden eine Dementia paranoides, bei der sich eine Tabes findet, nicht einmal dann eine tabische Psychose nennen, wenn sich die Wahnbildung besonders die neuritischen Beschwerden zum Gegenstande macht.

Geläufig ist das Vorkommen von mechanisch-depressivem Irresein bei Lues cerebri, ohne aber, dass man sich gedrängt fühlte, dieses da als luetische Psychose aufzufassen.

WERNICKE trieb die Konsequenz auf die Spitze; er sprach von mechanisch-depressivem Irresein bei Paralyse. Immerhin: wenn zugestandenermassen die Affektpsychose nichts mit der Hirnlues zu tun hat, warum mit der Paralyse? Warum „begünstigt" nicht auch die Paralyse nur diese Psychose und kompliziert sie mit Demenzsymptomen, und ebenso die „senile Hirndegeneration" irgend sonstiger Psychosen, für die Bereitschaft besteht? Die wirkliche Aetiologie ist noch weit im Felde, und, bei aller Anerkennung des praktischen Wertes der ätiologischen Systematik, verlangt die Konsequenz und Vorsicht zu sagen: wenn überhaupt dieses oder jenes Irresein ausserhalb der Paralyse usw. vorkommt, so kann es auch nur bei ihr, begünstigt von ihr, vorkommen. Eine Pleuritis, bleibt Pleuritis, auch wenn sie durch Karzinom bedingt ist, eine Pneumonie bei Tuberkulose ebenso wie mit FRÄNKELS Pneumokokken stets Pneumonie. Die Demenzsymptome sind hier als komplikatorische anzusehen, ebenso wie die Symptome von Seiten des Projektionssystems. Das Nebeneinander und Sichbedingen zweier oder mehrerer selbständiger Erkrankungen ist im einzelnen zu untersuchen.

Es wird mit all diesen Bemerkungen und Demonstrationen nur dies bezweckt: anzuregen, die Behauptung des „Senilen" im Einzelfall exakt klinisch zu belegen. Die nach „Alterserkrankungen" des Gehirns – diffuser und zirkumskripter Hirnatrophie –

auftretenden psychischen Störungen sind ebensowenig „senile“ Störungen wie die nach „Alterserkrankungen“ anderer Organe auftretenden, die nach Katarakt, Herz-, Nierenkrankheiten, ebensowenig wie diese Erscheinungen selbst Alterserkrankungen sind.

„Alterspsychose“ ist der Ausdruck für eine Erkrankungsform, die sich im Alter findet, deren Wesen und Aetiologie unbekannt ist, die aber mit dem Alter wesentlich und ätiologisch so wenig zu tun hat, wie das Jugendirresein mit der Jugend, das klimakterische Irresein mit dem Klimakterium, die Haftpsychosen mit der Haft. Die Diagnose der senilen Geistesstörungen, auch der echten senilen Demenz, ist nur eine provisorische Vordergrunds- und Eindrucksbemerkung, der man mit dem Fortschritt der klinischen Kritik und Analyse wird entraten können.

Anhang

Ein Brief von Alfred Döblin an Paul Lüth

4. Juni 1949

Lieber Herr Lüth, zunächst will ich die Feder wechseln. Also, ich bitte um Entschuldigung, daß ich Ihnen meine Klauen serviere; mein Sekretär feiert schon Pfingsten. Alsdann: der Band „Verratenes Volk“ von „Nov. 1918“ ist an Sie abgegangen und wohl schon in Ihren Händen. Von dem eigentlich 1. Band (der schon vor dem Kriege im Querido-Verlag Amsterdam 1938 herauskam), der hier nicht neu gedruckt wurde (die Misere im Land), habe ich im „Vorspiel“ zu Beginn des jetzt erschienenen Bandes einige wenige wichtige Szenen übernommen. Der Alber-Verlag schleppt das Ganze ungeheuer hin; der Band „Heimkehr der Fronttruppen“ liegt seit zwei Monaten im Umbruch vor, er sollte mit dem jetzt ersten zusammen herauskommen; aber ich sehe nichts – der Schlußband „Karl und Rosa“ ist zur Hälfte gesetzt; aber seit Wochen ruht die Arbeit, – die Leute sind schwach auf der Brust. – Mein autobiographischer Bericht „Schicksalsreise“ erscheint im Carolus-Verlag, Knecht: Frankfurt am Main, angeblich noch dieses Jahr. Es ist schlimm für mich, daß ich für jedes Buch einen andern Verlag nehmen muß, aber dem sehr schwachen Alber-Verlag kann ich wirklich nichts geben. – Sie sind sehr mutig, lieber Herr Lüth, daß Sie sich wieder in die „Literaturgeschichte“ geworfen haben; die Passion steckt in Ihnen. Aber es freut mich, daß Sie noch wie früher zu meinem Opus stehen: wahrhaftig, Sie sind der einzige. Aber um

erschienen werden weniger einige niedliche Szenen über-
kommen. Der Alber Verlag schleppt das Ganze ein ge-
heimes hin. Der Band, Gedichte d. Frühlingsspiegel
liegt seit 2 Monaten im Umbruch vor, er sollte mit dem
Jahr ersten zusammen herauskommen. Aber ich sehe nichts — der
„Schieferbrand, Kalk u. Rosen" ist zur Hälfte gesetzt. Aber
seit Monaten nicht die Arbeit, 2 die Leute sind schwer
auf der Straße. — Mein autobiographischer Bericht
„Mittelbruch" erscheint im Carolus-Verlag, Neu
Frankfurt a. Main, angeblich noch dieses Jahr. Es
scheint hier auch, daß ich für heutige Drucke einen
anderen Verlag suchen muss, aber man sagte schwerer
Alber Verlag kann ich natürlich nicht gehen. Da hat
habe nötig, hatte fast Lust, daß Sie sich wenden an
der Literaturgesellschaft „gewendet hätten. Die Kassierin
steckt in Sterne. Aber es freut mich, daß Sie auch

Th. Mann und Jünger bemüht sich eine ganze Clique, Professoren und Literaten. Kurios, wie ich in der Ecke stehe, ich hätte mir das nicht träumen lassen. Es scheint mir, es ist die Zeit abzudanken und in die Versenkung zu gehen, wo schließlich noch andere sich aufhalten, denen es nicht besser ging als mir.

Der Eintritt in das 8. Lebensjahrzehnt hat mir allerhand Krankheit gebracht. Ich mußte wochenlang liegen nach einem Anfall von Angina pectoris, (mit positivem Elektro-Kardiogramm), davon merke ich jetzt nichts, aber dann die chronische Spondylo-arthritis deformans, sie macht mir elend viel zu schaffen. Ich habe keinen Bechterew erwischt, dafür diese Form, welche bei mir scheints die foramina intervertebralia affiziert und durch Druck auf die Nervenstämme, complexus brachialis und lumbalis Einschlafen, Vertaubung und Gehschwierigkeiten verursacht. Ich marschiere noch, aber im Schildkrötentempo und wacklig. – So haben Sie, lieber Herr Lüth, meine Daten. Noch bin ich in Baden-Baden, die Zeitschrift kann nur verzögert und zweimonatlich erscheinen, dabei erstickt man im Material. Lassen Sie bald wieder von sich hören, schönste Grüße Ihnen

Ihr Döblin

Kann man von einem Dichter-Arzt lernen?

Schlußwort zur Diskussion in Basel

Ist die Erwartung, von einem Dichter etwas lernen zu können, sinnvoll? GOTTFRIED BENN war der Meinung, von Dichtern könne man, wie von Philosophen, gar nichts lernen, weil grundsätzlich jede Generation, wenn auch nur in gewisser Weise, von vorne anfange. Erfahrung Älterer werde nicht übernommen. Aber weshalb wird überhaupt geschrieben, fragte ich ihn damals in der Bozener Straße im trübseligen Berlin des Jahres 1947? Man schreibt nur für sich selbst, war die Antwort, für sich selbst braucht man das; sich durch Schreiben distanzieren, etwas gestalten, ausformen.

DÖBLIN dachte anders darüber, wie hier CLAUDE DÖBLIN gerade auseinandergesetzt hat. Auch er vertrat eine Zeit lang die Evokation der Kälte, der Nüchternheit, – die Gegenüberstellung des *Wang-lun* und der *Berge, Meere und Giganten* bringen das sehr gut ins Bild. Schreiben war auch für ihn das Leben, er schrieb immer. Auf den ausgetretenen Treppen, in dem Dunkel der Mietskasernen, zwischen zwei Konsultationen, immer schrieb er. Aber Schreiben war ihm nicht das Medium, sich selbst zu verwirklichen. Ihm ging es, wenn ich ihn recht verstanden habe, immer darum, „es" zu sagen. Mit dem Schreiben sollte etwas zugänglich werden, vermittelt werden. Es ging ihm nicht darum, sich selbst zu gestalten.

Ein schreibender Arzt ist vielleicht etwas Besonderes unter den Ärzten? Es wurde hier angedeutet, aber ich möchte erwidern, wir kennen überhaupt nur schreibende Ärzte. Jedenfalls wenn wir von Medizingeschichte sprechen: nur sie sind überliefert. All die anderen, die grauen Soldaten in einer grauen Armee, wie DÖBLIN sie einmal sah, sind für uns namenlos, wir wissen nichts von ihnen, außer daß sie ihre Arbeit geleistet haben.

Wenn der schreibende Arzt wie in diesem Fall ein Dichter ist, ändert sich dann etwas, geht Ärztliches in sein geschriebenes Werk ein, oder umgekehrt Dichterisches in die ärztliche Arbeit?

Ich weiß nicht, ob man diese Frage generell beantworten darf. Was DÖBLIN betrifft, so meine ich, macht es keinen Unterschied, ob er von seinen Patienten schreibt oder von seinen großen Romanfiguren. Ich kann nur schwer einen Unterschied finden zwischen jenem Mädchen, bei dem sich Aufmerksamkeit und Dämmerzustand, Wachheit und Vergessen so sehr verflechten, und Wang-lun oder dem schwachen Kaiser Ferdinand, der dann stärker wird als alle, und Edward, aber das ist ja schon wieder eine Krankengeschichte.

Die tägliche Routine läßt den Arzt nicht so denken. Aber immer, wenn er, gegenüber einem Patienten, mit dem Gespräch, in die Reflexion gezogen wird, erfährt er, daß der Grund der Welt episch ist. Der epische Grund der Welt, will sagen: die Individuen heben sich heraus, formen sich aus, aber sie bleiben verbunden mit etwas, ohne das sie *nichts* wären. Wenn sie erkranken, wenn der Arzt eingreifen soll, ist eine Fehlleitung dieser universalen Energie eingetreten, eine Fehlverteilung – von Dysergasie spricht DÖBLIN in jener Krankengeschichte.

Die Welt ein Organismus: ich glaube, daß DÖBLIN so empfand, so dachte. Dieser Organismus hat seine Schwächen, seine Krankheiten und seine Genesungen. Letztere sind es, die dem Arzt Legitimität verleihen, ohne sie würde er nicht arbeiten können. Er ist Diener, nicht Herr der Naturen. Immer habe ich DÖBLIN zusammen gesehen mit PARACELSUS. Es wird Sie verwundern, aber ich habe eindringlich die Parallele empfunden: zunächst einfach den gemeinsamen, rührend kindlichen Glauben, daß man sich in der Welt durch Leistung ausweisen kann, daß Leistung in der Tat überzeugt, und dann: daß Bücher geeignet sind, sie zu belegen. Weiter die Bereitschaft zu zornmütigen Urteilen, beide haben sie sie in ausgeprägtem Maß, und die giftige Bemerkung des Hohenheimers gegenüber den Ständen von Kärnten, er sei „gegen die Heiligen, die keine Wunder wirken", könnte wohl auch von DÖBLIN stammen, vielleicht findet sie sich irgendwo in seinem riesigen Werk. Was aber mehr ist: beide haben auf die Rationalität gesetzt und zugleich auf das vertraut, was mehr ist als diese. Beide waren Ärzte, große Ärzte, und beide haben ein elendes Ende gefunden.

Die langen Gespräche in Baden-Baden: damals fiel mir PARACELSUS zum ersten Male ein. Ich überredete DÖBLIN, wie ich BENN überredet hatte, wieder zu veröffentlichen, eine „Auswahl aus dem erzählenden Werk" zu erlauben und einen Epilog dazu zu schreiben – *Epikrise* sagte ich, das Ritual der Arztbriefe der Kliniken ansprechend. Es gefiel ihm sofort. Keine Klassiker-Ausgaben, sagte er, die Zeit der Klassiker mit ihrem Pathos, auch ihrem Aufwand, sei vorbei, seiner Meinung nach für immer. Aber eine Anthologie sei angemessen, übrigens nicht etwa *les plus belles pages,* wie dies in Frankreich üblich sei, sondern das, was uns anspringt, Leben oder Tod.

Ob man dafür Verständnis habe – nach so viel Unheil? Ich schlug ihm vor, aus dem Wallenstein die furchtbaren Kapitel der Judentortur zu nehmen. Er nickte, nichts anderes, er wolle es testen, den ganzen Wallenstein werde er noch nicht freigeben, erst müsse dies geklärt sein.

An den schreibenden Arzt hätte er gern diese Forderung gestellt, die Schönfärberei zu meiden, die Äquivokation. Dem Kenner östlicher Philosophie war die Bedeutung der „Klärung der Begriffe" vertraut. Mit ihr fängt alles an. Mitleidenschaft.

Also kann man doch etwas von DÖBLIN lernen? Es gibt so etwas wie die Lehre. Die Dinge einfach sehen, sich selbst einfach sehen, Bescheidenheit. Ich glaube, das ist es, was er sagen wollte. Und es kommt darauf an, sich zuzuwenden, Mitleidenschaft.

Lebensdaten von Alfred Döblin

1878 10. August in Stettin geboren, zweitjüngstes von fünf Geschwistern

1888 Übersiedlung nach Berlin, da Vater die Familie verließ; Ernährer der älteste Sohn *Ludwig*, siehe dazu *Döblins* Roman „Pardon wird nicht gegeben“

1891 Freistelle am Kölnischen Gymnasium

1900 Abitur, Immatrikulation in Berlin für die Fächer Medizin und Philosophie

1905 Staatsexamen und Promotion in Freiburg/Br., erfolglose Bewerbung um eine Assistentenstelle in Stettin, Anstellung in Regensburg, Psychiatrie

1906 Premiere des Stückes „Lydia und Mäxchen“ in Berlin ohne den Autor, nach Unzuträglichkeiten in Regensburg Rückkehr nach Berlin, Anstellung in Buch, Psychiatrie

1907 Liebe zu der Krankenschwester *Frieda Kunke*, der ein Sohn entstammt (*Bodo Kunke*, * 14. 10. 1911)

1908 Wechsel von Buch zum Krankenhaus Am Urban, stärkere Hinwendung von der Psychiatrie und Neurologie zur Inneren Medizin

1911 Verlobung mit der Medizinstudentin *Erna Reiss*, Eröffnung einer Kassenpraxis in Berlin, Blücherstr. 18, als „praktischer Arzt und Geburtshelfer“

1912 Heirat mit *Erna Reiss*, Arbeit am „Wang lun“, Geburt des Sohnes *Peter*, (27. 10.) *Döblin* tritt aus der jüdischen Gemeinde aus, *Peter* wird bereits protestantisch getauft

1914 Freiwillige Meldung zum Kriegseinsatz in Frankreich

1915 Geburt des Sohnes *Wolfgang* (17. 3.)

1916 „Wang lun“ erscheint, *Döblin* erhält den Fontane-Preis

1917 Geburt des Sohnes *Klaus* (20. 5.)

1918 Tod *Frieda Kunkes* (19. 1.) an Tuberkulose *Döblin* wird Kriegs-Assistenzarzt

1919 Niederlassung als Kassenarzt in Berlin O, Frankfurter Allee 340 als „Spezialarzt für Innere und Nervenkrankheiten“; Anschluß an die USPD; Beginn des politischen Journalismus unter dem Pseudonym „Linke Poot“; Beginn der berufspolitischen Arbeit, wird 1920 Vorstandsmitglied des „Schutzverbandes Deutscher Schriftsteller“ (SDS), 1924 1. Vorsitzender, Kampf gegen das „Gesetz zur Bewahrung der Jugend vor Schund- und Schmutzschriften“, das 1926 in Kraft tritt, Vorstandsmitglied der „Aktionsgemeinschaft für geistige Freiheit“

1921 Übertritt von der USPD zu SPD, Tod des Vaters. Politische Kommentare unter dem Pseudonym *Linke Poot* „Der deutsche Maskenball“

1927 Austritt aus der SPD

1928 Berufung in die „Sektion für Dichtkunst“ der Preußischen Akademie der Künste“ (gegen die Stimmen von *Kolbenheyer, Ponten, Wilhelm Schäfer* und *Emil Strauß*)
Zu seinem 50. Geburtstag erscheint der Band „Alfred Döblin im Buch – zu Haus – auf der Straße“ von *Döblin* und *Oskar Loerke*

1929 „Berlin Alexanderplatz“ erscheint, *Ihering* tritt für *Döblin* als Kandidat für den Nobelpreis ein, auch *Arno Holz* macht sich Hoffnung, gewählt wird *Thomas Mann*
Tod von *Arno Holz, Döblin* spricht an seinem Grabe und auf der Gedenkfeier der Akademie

1930 *Döblin* votiert als Vertreter der Preußischen Akademie, Sektion für Dichtkunst, für *Sigmund Freud* als Kandidat für den Goethe-Preis, *Freud* wird gewählt. Aufgabe der Kassenpraxis

1931 Besuch bei *Ludwig Binswanger* in Kreuzlingen

1933 28. 2. Flucht *Döblins* aus Berlin, 2. 3. Aufenthalt bei *Ludwig Binswanger* in Kreuzlingen in der Schweiz, *Döblin* erklärt seinen Austritt aus der Akademie
10. 5. Bücherverbrennung in Berlin, „der Jude meines Namens ist auch dabei . . . so ehrt man mich“
Zukunftssorgen: „Arzt kann ich nicht mehr sein im Ausland, und schreiben – wofür, für wen?“
September Übersiedlung nach Paris

1935 die Familie *Döblin* erhält die französische Staatsbürgerschaft auf Fürsprache von *André François-Poncet*

1939 Anstellung *Döblins* im französischen Informationsministerium unter *Jean Giraudoux*

1940 Flucht *Döblins* aus Paris mit seiner Dienststelle
Tod (wohl Freitod) *Wolfgang Döblins* bei Herannahen der deutschen Truppen, (*Döblins* erfahren erst 1945 davon)
Döblin selbst schwere innerliche Krise auf der Flucht, die seine Konversion vorbereitet, siehe *Döblins* „Schicksalsreise"
9. 9. Ankunft in New York, Übersiedlung nach Los Angeles, Beverly Hills, Anstellung bei Metro-Goldwyn-Mayer (keiner von *Döblins* Entwürfen wurde übernommen)

1941 Nach Ablauf des Vertrages mit Metro-Goldwyn-Mayer Arbeitslosenunterstützung; Übertritt zum Katholizismus, wovon auch die nächsten Freunde nicht unterrichtet werden

1942 Nach Fortfall der Arbeitslosenunterstützung Unterstützung aus dem Writer Fund, die aber schließlich nur von Monat zu Monat gewährt wird; *Döblins* Gesuch um ein Stipendium der Guggenheim-Stiftung wird abgelehnt
Niederschrift von „Der unsterbliche Mensch"

1945 Beginn der Arbeit am Hamlet-Roman
Anstellung durch die Französische Besatzungsbehörde in der französischen Zone in Deutschland, Überfahrt mit geliehenem Geld, ab 9. 11. in Baden-Baden als Chargé de Mission im Offiziersrang (nicht als Oberst!)

1946 „Abschied und Wiederkehr" in der Badischen Zeitung: „Und als ich wiederkam, da – kam ich nicht wieder"
„Der unsterbliche Mensch" erscheint; das erste Heft der Zeitschrift „Das Goldene Tor" erscheint,
Abschluß des Hamlet-Romans

1947 *Döblin* besucht Berlin, Gespräche mit *Johannes R. Becher*, Vortrag „Unsere Sorge – der Mensch", der in Freiburg/Br. und in Frankfurt/Main wiederholt wird
Der Neudruck des Romans „Bürger und Soldaten 1918" aus dem Erzählwerk „November 1918" scheitert – an der französischen Zensur

Durch *P. Lüth* vermittelte Drucklegung nebst Papierbeschaffung des Hamlet-Romans in Kassel wird von *Döblin* schließlich doch nicht angenommen, erst sollen seine anderen Werke wieder vorliegen

1948 *Döblin* scheidet wegen der Altersgrenze aus französischen Diensten ohne Pension aus, arbeitet weiter als Herausgeber des „Goldenen Tors"

Einbändige „Auswahl aus dem erzählenden Werk", Herausgeber *P. Lüth,* darin der auf Wunsch *Lüths* geschriebene wichtige Epilog („Dies ist nicht die Zeit für Gesammelte Werke, für solchen dicken Prunk. Es soll sich jetzt keiner was vormachen"). Erscheinen der Festschrift „Alfred Döblin zum 70. Geburtstag", herausgegeben von *P. Lüth,* mit Beiträgen von Autoren aller Richtungen: *Reinhold Schneider* und *Johannes R. Becher, Heinrich Mann* und *Walter von Molo, Albert Ehrenstein* und *Herbert Gorski SJ.*

1949 *Umzug Döblins* nach Mainz, Philippschanze 14

Ernennung *Döblins* zum Officier d'Académie durch das Kultusministerium in Paris,

Mitgründer der Mainzer Akademie der Wissenschaften und Literatur, *Döblin* Vizepräsident

1951 „Das Goldene Tor" stellt sein Erscheinen ein. *Döblin* gibt als ersten Band einer Reihe „Verschollene und Vergessene" der Akademie eine *Arno-Holz*-Auswahl heraus

1952 29. 9. Herzinfarkt, Behandlung im Mainzer Hildegardis-Hospital

Kauf einer kleinen Wohnung in Paris, Boulevard de Grenelle 31

1953 *Theodor Heuss* besucht den kranken *Döblin* in Mainz

Döblin entschließt sich nach Paris überzusiedeln („zweite Emigration")

Döblin lehnt Einladung zur Übersiedlung nach Ostberlin ab

Wahl *Döblins* zum Ehrenmitglied der Mainzer Akademie. *Ludwig Marcuse* schlägt *Döblin* für den Nobel-Preis vor

1954 Die Parkinson-Erkrankung wird manifest und verschlimmert sich fortlaufend. Wegen der hohen Kosten in Paris bringt Frau *Döblin* ihren Mann in der Freiburger Universitätsklinik unter.

Peter Huchel, Hans Mayer und *E. Meckel* besuchen *Döblin* während der Nachkur. *Huchel* nimmt das Manuskript des immer noch nicht gedruckten Hamlet-Romans mit nach Ostberlin

1955 Zweiter Klinikaufenthalt in Freiburg, dabei wird ihm die Doktorpromotion feierlich erneuert

Neufassung des Hamlet-Schlusses, Vertrag mit *Ruetten & Loening* in Potsdam

1956 Dritter Klinikaufenthalt in Freiburg, *Döblin* kehrt nicht mehr nach Paris zurück, sondern in das Sanatorium Wiesneck bei Freiburg

September erscheint der Hamlet-Roman in der DDR

1957 Wegen angeblichen Platzmangels Kündigung des Sanatoriums an *Döblin*, Überführung des Todkranken in das Landeskrankenhaus Emmendingen

26. 6. mittags 12.00 Uhr Tod

28. 6. Beerdigung *Döblins* auf dem Dorffriedhof von Housseras neben seinem Sohn *Wolfgang*

15. 9. Freitod Frau *Erna Döblins* in ihrer Pariser Wohnung; sie wird auch in Housseras neben Mann und Sohn beigesetzt.

Bibliographien und Literaturnachweis

Das literarische Werk von Alfred Döblin

1913 *Die Ermordung einer Butterblume und andere Erzählungen*

1915 *Die drei Sprünge des Wang-lun.* Chinesischer Roman

1918 *Wadzeks Kampf mit der Dampfturbine.* Roman (nicht wieder herausgegeben, Teilabdr. in Lüth, *Das erzählende Werk*)

1919 *Der schwarze Vorhang,* Roman von den Worten und Zufällen

1920 *Wallenstein.* Roman in zwei Teilen

1921 *Der deutsche Maskenball,* unter dem Pseudonym *Linke Poot* viel beachtete politische Kommentare

1924 *Berge, Meere und Giganten.* Roman

1925 *Die beiden Freundinnen und ihr Giftmord.* Ein Prozeß

1926 *Reise in Polen*

1927 *Manas.* Epische Dichtung
Das Ich über der Natur. Essays

1929 *Berlin Alexanderplatz.*
Die Geschichte vom Franz Bieberkopf

1931 *Die Ehe.* Drei Szenen und ein Vorspiel
Wissen und Verändern! Offene Briefe an einen jungen Menschen

1932 *Giganten.* Ein Abenteuerbuch (Neufassung von *Berge, Meere und Giganten*)

1933 *Unser Dasein.* Essays

1934 *Babylonische Wanderung oder Hochmut kommt vor dem Fall.* Roman

1935 *Pardon wird nicht gegeben.* Roman

1937 *Die Fahrt ins Land ohne Tod.* Roman
(1. Band der Trilogie *Amazonas*)
1938 *Der blaue Tiger.* Roman (2. Band der Trilogie *Amazonas*)
1939 *Bürger und Soldaten 1918.*
(1. Band des Erzählwerks *November 1918*)
1946 *Der Oberst und der Dichter oder das menschliche Herz*
Der unsterbliche Mensch. Ein Religionsgespräch
1947 *Der neue Urwald.* Roman (3. Band der Trilogie *Amazonas*)
1948 *November 1918,* Erzählwerk: *Vorspiel und Verratenes Volk,*
Bd. 1
1949 *Schicksalsreise.* Bericht und Bekenntnis.
1950 *November 1918,* Erzählwerk
2. Band *Heimkehr der Fronttruppen*
3. Band *Karl und Rosa, eine Geschichte zwischen Himmel und Hölle*
1956 *Hamlet oder die lange Nacht nimmt ein Ende.* Roman

Fachmedizinische Arbeiten von Alfred Döblin

Gedächtnisstörungen bei der Korsakoffschen Psychose. (Med. Diss., Freiburg i. Br. 1905), Berlin 1905

Zur perniziös verlaufenden Melancholie, ebd., S. 361–365

Aufmerksamkeitsstörungen bei Hysterie. In: Archiv für Psychiatrie und Nervenkrankheiten, Berlin, 45. Bd., H. 2; März 1909; S. 464–488

Die Bestimmung des proteolytischen Fermentes in den Faeces. In: Deutsche medizinische Wochenschrift, Leipzig, 35. Jg., Nr. 25; 24. 6. 1909; S. 1095 f

Ueber den Nachweis von Antitrypsin im Urin. Untersuchungen über die Natur des Antitrypsins. In: Zeitschrift für Immunitätsforschung und experimentelle Therapie, Jena, Bd. 4; 1909; S. 224–228 und 229–238

Zur Wahnbildung im Senium. In: Archiv für Psychiatrie und Nervenkrankheiten, Berlin, Bd. 46, H. 3; März 1910; S. 1043–1061

Demonstration eines Falles von Osteomalazie. (Anonymes Referat über eine Demonstration auf der Sitzung der Inneren Sektion des Vereins für innere Medizin und Kinderheilkunde in Berlin am 28. 11. 1910). In: Deutsche medizinische Wochenschrift, 36. Jg., Nr. 50; 15. 12. 1910; S. 2362

(mit P. Rona) *Untersuchungen über den Blutzucker. IX. Mitteilung. Weitere Beiträge zur Permeabilität der Blutkörperchen für Traubenzucker.* In: Biochemische Zeitschrift, Berlin, 31. Bd., 3. und 4. Heft; März 1911; S. 215–220

(mit P. Rona) *Beiträge zur Frage der Glykolyse.* ebd., 5. und 6. Heft; Mai 1911; S. 489–508

Salvarsanbehandlung bei Säuglingen. In: Berliner klinische Wochenschrift, 48. Jg., Nr. 12; 20. 3. 1911; S. 511–513

Pantopon in der inneren Medizin. In: Therapeutische Monatshefte, Berlin, 25. Jg., S. 216–218; April 1911

(mit Biernath) *Zwei Fälle von einseitiger Lungenatrophie.* In: Berliner klinische Wochenschrift, 48. Jg., Nr. 24; 12. 6. 1911; S. 1076–1078
Die Mortalität bei Brustmilch- und Eiweißmilchtherapie. In: Münchener medizinische Wochenschrift, 58. Jg., Nr. 33; 15. 8. 1911; S. 1774 f
(mit L. R. Grote) *Zum klinischen Nachweis der Lipoide des Blutes.* In: Berliner klinische Wochenschrift, 48. Jg., Nr. 36; 4. 9. 1911; S. 1629–1631
Zur neurogenen Temperatursteigerung. ebd., 49. Jg., Nr. 44; 28. 10. 1912; S. 2081–2083
(mit P. Fleischmann) *Zum Mechanismus der Atropinentgiftung.* In: Zeitschrift für klinische Medizin, Berlin, 77. Bd., 3. und 4. Heft, S. 145–152; 1913
(mit P. Fleischmann) *Über die nervöse Regulierung der Körpertemperatur, insbesondere über die Rolle der Nebenniere,* ebd., 78. Bd., 3. und 4. Heft, S. 275–285; 1913
Typhus und Pneumonie. In: Berliner klinische Wochenschrift, 53. Jg., Nr. 43; 23. 10. 1916; S. 1168– 1170
Nasenblutungen bei der Influenza. In: Medizinische Klinik, Wochenschrift für praktische Ärzte, Berlin, 15. Jg., Nr. 6; 9. 2. 1919; S. 146 f

Arbeiten Öffentlicher Wissenschaft von Alfred Döblin

Die Witwe Steinheil. In: Morgen, Wochenschrift für deutsche Kultur, Berlin, 2. Jg., Nr. 51/52; 18. 12. 1908; S. 1711 f

Das Temperament in der Isolierzelle. In: Der Sturm, 1. Jg., Nr. 12; 19. 5. 1910; S. 93

Metapsychologie und Biologie. (zu Sigmund Freud, „Jenseits des Lustprinzips", Ernst Kretschmer, „Körperbau und Charakter", Oskar A. H. Schmitz, „Geist der Astrologie", Charles Baudoin, „Suggestion und Autosuggestion", Georg Groddeck, „Der Seelensucher", Fritz Kahn, „Das Leben des Menschen", u. a.). In: Neue Rundschau, 33. Jg., 1922; Bd. II, S. 1222–1232

(Linke Poot) *Ehebilder. Aus Erfahrungen eines Arztes.* In: Frankfurter Zeitung; 14. 7. 1922

Psychoanalyse von heute. (Zu Sigmund Freud, „Das Ich und das Es", u. a.). In: Voßische Zeitung; 10. 6. 1923

Praxis der Psychoanalyse. (Zu Theodor Reik, „Der eigene und der fremde Gott", u. a.). In: Voßische Zeitung; 28. 6. 1923

Blick auf die Naturwissenschaften. (Zu Fritz Mauthner, „Geschichte des Atheismus im Abendlande", Hans Wolfgang Behm, „Entwicklungsgeschichte des Weltalls, des Lebens und des Menschen", Hermann Schulte-Vaerting, „Soziologische Abstammungslehre", Theodor Reik, „Der eigene und der fremde Gott", Sigmund Freud, „Das Ich und das Es"). In: Neue Rundschau, 34. Jg., 1923; Bd. II, S. 1132–1138

Soll man die Psychoanalyse verbieten? In: Weser Zeitung; 28. 7. 1925; S. 5

Die beiden Freundinnen und ihr Giftmord. Verlag Die Schmiede, (Außenseiter der Gesellschaft – Die Verbrechen der Gegenwart Hrsg. v. Rudolf Leonhard. Bd. 1, Berlin 1925

Zum siebzigsten Geburtstag Sigmund Freuds (Rede zum 6. Mai 1926 in der Deutschen Psychoanalytischen Gesellschaft zu Ber-

lin). In: Almanach für das Jahr 1927. Internationaler Psychoanalytischer Verlag, Wien, S. 28–38
Tod und Selbstmord. In: Hamburger Fremdenblatt, 98. Jg., Nr. 213; 4. 8. 1926
Voronoff, der Lebensverlängerer. In: Voßische Zeitung; 4. 9. 1926
Kann man Verzweifelten helfen? (Beitrag zur Rundfrage: „Was geschieht für die Verzweifelten? Seelische und soziale Rettungsstellen“). In: Magdeburgische Zeitung; 7. 11. 1926; Nr. 567, 1. Beilage
Schriften zur Psychoanalyse. (Zu Ernst Fuhrmann, „Priester“, Sigmund Freud, „Die Frage der Laienanalyse“, u. a.). In: Voßische Zeitung; 28. 11. 1926
Der Teufel der kleinen Eleonore. In: Voßische Zeitung; 1. 1. 1927
Mißglückte Metamorphose. Ein Schülerselbstmord. In: Nr. 39. Jg.; 1928; Bd. II, S. 148–160
Eine kassenärztliche Sprechstunde. In: Frankfurter Zeitung, 73. Jg., Nr. 14; 6. 1. 1928; S. 1, und in: Saarbrücker Zeitung, 168. Jg., Nr. 277; 9. 10. 1928
Deutsche Frauentragödie in Italien. In: Das Tagebuch, 11. Jg., H. 16; 19.4.1930; S. 622–626
Kleine Kriminalität. In: Das Neue Tagebuch, 5. Jg., H. 45; 6. 11. 1937; S. 1078

Benutzte Literatur

Auswahl

Döblin, A.: Ausgewählte Werke in Einzelbänden, hrsg. v. *W. Muschg,* fortgeführt von *H. Graber* daraus die Bände:
Aufsätze zur Literatur, 1963
Briefe, 1970
Der unsterbliche Mensch, 1980

Döblin, A.: Jubiläums-Sonderausgabe, daraus besonders:
Hamlet oder die lange Nacht nimmt ein Ende. Roman 1977
Autobiographische Schriften und letzte Aufzeichnungen, hrsg. v. *E. Pässler,* 1977

Döblin, A.: Außerhalb der beiden Ausgaben:
Soll man die Psychoanalyse verbieten? Weserzeitung, 28. 7. 1925, wieder abgedruckt in: Text + Kritik 13/14, 1966
Das Ich über die Natur, Berlin 1928
Die Zeitlupe, kleine Prosa, (Auswahlband, enthält auch die Arbeit über den Kassenarzt) Olten, Freiburg/Br. 1962
Die beiden Freundinnen und ihr Giftmord, Frankfurt am Main 1971
Ein Kerl muß eine Meinung haben. Olten, Freiburg/Br. 1976 u.ö.

Documenta Geigy: Ärzte als Patienten und Versuchspersonen, Basel o.J.

Elshorst, H.J.: Mensch und Umwelt im Werk Alfred Döblins, Diss., München 1966

Engelhardt, D.v.: Medizin und Literatur in der Neuzeit – Perspektiven und Aspekte. Vierteljahresschrift f. Lit.wiss., 52 (1978), 351 ff.

Falk, W.: Der erste moderne deutsche Roman „Die drei Sprünge des Wang-lun". Z.f.D. Philologie, 89 (1970) 510

Ferris, W. J.: Alfred Döblins Concept of Man, Diss. Stanford University, 1952

Grass, G.: Über meinen Lehrer Döblin. Akzente, 14 (1967), 4, 290 ff.
Graber, H.: Politisches Postulat und autobiographischer Bericht, In: Durzak, M., (Hrsg.) Die deutsche Exilliteratur 1933–1945, Stuttgart 1973
Hachmöller, J.: Ekstatisches Dasein und Tao-Sprung. Diss. Würzburg, 1971
Harnisch, U.: Sozialpsychologische Studien zu Döblins Roman „Wallenstein", Diss. FU Berlin, 1971
Jennings, A.: Alfred Döblins Quest for Spiritual Orientation, Diss. University of Illinois, 1959
Jeziorkowski, K.: Nicht goldene noch eherne Worte. FAZ, 9. 11. 1971
Keller, O.: Lebensdokument oder Ideologie? Zu einer Bildmonographie über Alfred Döblin. Neue Zürcher Zeitung, 7./8. Januar 1979
Keller, O.: Brecht und der moderne Roman, Auseinandersetzung Brechts mit den Strukturen der Romane Döblins und Kafkas, Bern 1975
Kesten, H.: Alfred Döblin, leidend und lachend. Deutsche Zeitung, 17./18. März 1962
Kesten, H.: Meine Freunde die Poeten, München 1959, S. 111 ff.
Kesten, H.: Lauter Literaten, München 1963, S. 405 ff.
Köpke, W.: Antifaschistische Literatur am Beispiel Deutschlands. In: Propyläen Geschichte der Literatur, Bd. 6, Berlin 1982
Kort, W.: Alfred Döblin, das Bild des Menschen in seinen Romanen. Bonn 1970
Kreutzer, L.: Abläufe oder Geschichten. Akzente, 14 (1967), 4, 310 ff.
Kreutzer, L. und Peters, J., (Hrsg.): Die schöne Leiche aus der Rue Bellechasse, (das neue buch 88) Reinbek 1977
Lüth, P. (Hrsg.): Alfred Döblin. Auswahl aus dem erzählenden Werk. Wiesbaden 1948
Lüth, P. (Hrsg.): Alfred Döblin zum 70. Geburtstag. Festschrift. Wiesbaden 1948
Lüth, P.: Das Ich über der Natur: Über J.C. Eccles und A.Döblin. In: Lüth, P., Der Mensch ist kein Zufall, Taschenbuchausgabe (Fischer) 1984, S. 343 ff.

Mayer, D.: Alfred Döblins Wallenstein. Zur Geschichtsauffassung und zur Struktur, München 1972
Mayer, H.: Alfred Döblin und sein Kobold. FAZ, 15. Dezember 1977
Meyer, J. (Hrsg.): Alfred Döblin, Katalog der Ausstellung des Deutschen Literaturarchivs im Schiller-Nationalmuseum, Marbach/N. 1978
Müller-Salget, K.: Alfred Döblin. Werk und Entwicklung. Bonn 1972
Muschg, A.: Tragische Literaturgeschichte, Bern 1957, 3. Auflage
Muschg, A.: Ein Flüchtling – A. Döblins Bekehrung. In: Muschg, A., Die Zerstörung der deutschen Literatur, München o.J.
Neumann, H.: Leben, Krankheiten und Tod von Dr. med. Alfred Döblin. Manuskript (1978)
Prangel, M.: Alfred Döblin, Stuttgart 1973
Raddatz, F.J.: Literaturskandal um Döblin. Die Zeit, 12. 10. 1979
Reich-Ranicki, M.: Mißverständlicher Mißverstandener. Die Zeit, 1. 1. 1971
Reich-Ranicki, M.: Heldenvater Doblin. FAZ 20. August 1977
Serke, J.: Die verbrannten Dichter, Weinheim 1977
Sölle, D.: Realisation, Studien zum Verhältnis von Theologie und Dichtung nach der Aufklärung. Darmstadt und Neuwied 1973
Speck, R.: Alfred Döblin. Die Waage, 3, 17, 1978
Steinmann, A.: Alfred Döblins Roman „Hamlet“, Isolation und Öffnung, Diss. Zürich 1971
Veit, W.: Erzählende und erzählte Welt im Werk Alfred Döblins, Diss. Tübingen 1969
Weyemberg-Boussart, M.: Alfred Döblin, seine Religiosität in Persönlichkeit und Werk. Bonn, 1970

Du meme auteur, aux Éditions Leduc.s

100 réflexes homéopathie, 2007.
Maigrir avec l'homéopathie, 2007.
Arrêtez de fumer grâce à l'homéopathie, 2007.
Homéopathie-homéofamille, 2006.
Homéoféminа, 2006.

Ouvrage dirigé par Anne Dufour

33, rue Linné
75005 Paris – France
E-mail : info@leduc-editions.com
ISBN : 978-2-84899-042-2

ALBERT-CLAUDE QUEMOUN

HOMÉO PATHIE

GUIDE PRATIQUE

LEDUC.S ÉDITIONS

À la mémoire de mon père, et à ma mère, qui m'ont donné beaucoup d'affection.

À mes maîtres, qui ont su me transmettre leur passion pour une thérapeutique tellement efficace et non toxique.

À mes confrères et amis médecins, pharmaciens, vétérinaires, dentistes qui m'ont encouragé.

Aux universitaires.

Aux enseignants de l'Institut Homéopathique Scientifique, du Centre Homéopathique de France, de l'Institut National Homéopathique Français, de la Société Française d'Homéopathie et de la Société Médicale de Biothérapie.

Aux chercheurs de l'INSERM (Institut National Scientifique Et de Recherche Médicale) qui ont validé mes idées.

À ma famille et mes amis.

À mes collaborateurs.

À l'éditeur et son équipe qui ont eu beaucoup de patience et m'ont laissé m'exprimer.

Au Dr Olivier Rabanes, qui a relu et corrigé l'exactitude de l'historique.

PRÉFACE

L'homéopathie est une médecine efficace dont le plus grand avantage est de ne pas être toxique, et donc de ne pas provoquer d'effets indésirables. Mais pour un débutant, elle peut parfois être complexe à utiliser.
Ce livre est un guide pratique qui s'adresse :

- aux professionnels qui débutent,
- aux familles qui ont besoin de conseils concrets en attendant le médecin,
- à tous ceux qui désirent connaître les rudiments de l'homéopathie.

Vous trouverez au fil des pages une foule de renseignements adaptés à vos besoins et de conseils très faciles à mettre en pratique, avec des index détaillés pour trouver au plus vite l'information que vous recherchez. Ce livre est aussi un manuel de référence qui vous fera découvrir les subtilités de l'homéopathie, ses avantages incomparables, mais aussi ses difficultés et quelquefois ses pièges…
La connaissance de l'homéopathie va vous permettre d'utiliser des médicaments qui s'adaptent à la fois à vos troubles, à votre personnalité et à vos réactions, qu'elles soient d'ordre physique ou psychique. Vous allez découvrir une médecine pour laquelle chaque malade est unique et doit faire l'objet de questions et de soins attentifs. Car elle soigne chacun d'entre vous de façon spécifique et particulière avec LE médicament qui VOUS convient à chaque moment de votre vie. Même si elle peut aussi vous faciliter la tâche avec l'utilisation d'un « complexe » bien ciblé, sur mesure ou déjà commercialisé comme spécialité.
Consulter un médecin pour un diagnostic précis de la maladie est souvent nécessaire, de même que l'utilisation des techniques modernes comme les examens biologiques, les radiographies, les IRM ou les scanners. Et même s'il faut tenir compte des effets souvent toxiques de certains médicaments classiques, ces derniers sont parfois indispensables. Le plus souvent, nos techniques sont complémentaires, et quand l'homéopathie ne peut suffire à guérir, elle aide à supporter un traitement allopathique classique.
J'ai consacré ma vie à l'homéopathie et je veux aujourd'hui partager avec vous mes connaissances et mon expérience. C'est pour cela que j'ai voulu que ce livre soit votre guide et qu'il vous soit utile à chaque instant.

Albert-Claude Quemoun

Sommaire

INTRODUCTION À L'HOMÉOPATHIE

Homéopathie
Du grec *homoios* (semblable) et *pathos* (souffrance).

• CHRISTIAN FRIEDRICH SAMUEL HAHNEMANN, LE PÈRE FONDATEUR DE L'HOMÉOPATHIE

Il est allemand et médecin, originaire de Saxe où il s'installe en tant que praticien dès 1779 : il a alors 24 ans. Il est brillant et indépendant, vite déçu par la pratique médicale de son époque qu'il juge inefficace. En 1790, il décide de se consacrer à la recherche, une recherche basée sur l'expérimentation, ce qui est une méthode tout à fait révolutionnaire pour l'époque.
Hahnemann veut tester les médicaments et substances sur des individus en bonne santé pour juger de leurs effets.
C'est sur lui-même qu'il va d'abord expérimenter l'impact de l'écorce de quinquina. Médicament récemment importé d'Amérique du Sud et utilisé alors pour lutter contre les fièvres, le quinquina reste encore mal connu et ses effets secondaires sont très mal évalués.

La redécouverte de la similitude

C'est en traduisant une « Matière Médicale » de Cullen qu'Hahnemann se rend compte que le quinquina, qui était utilisé alors pour combattre les fièvres, pouvait, s'il était administré pendant trop longtemps, développer une fièvre semblable à celle qui était combattue. Hahnemann, en bonne santé, prend du quinquina et, surprise, commence à souffrir de fièvres, de palpitations, de fatigue... Il constate en fait qu'il ressent les symptômes que ce médicament est censé guérir. Il vient de re-découvrir le principe de similitude, déjà évoqué par Hippocrate : « *L'application des semblables fait passer de la maladie à la santé* ».
Après avoir reproduit la même expérience sur quelques amis, il en déduit la loi fondatrice de l'homéopathie : « *Pour guérir une maladie, il faut administrer un remède qui donnerait au malade, s'il était bien portant, les symptômes semblables à ceux de la maladie dont il souffre* ».

L'innovation de l'infinitésimalité

Hahnemann poursuit ses recherches, persuadé que les résultats observés avec le quinquina sont transposables à d'autres produits. Il expérimente ainsi sur des individus sains les effets de nombreuses autres substances pour en découvrir les vertus curatives.

Il cherche aussi à limiter les effets secondaires de ces substances et met au point une technique de fabrication complètement originale : l'infinitésimalité, une méthode qui consiste à extraire les principes actifs d'une substance et à les diluer considérablement, pour que le patient n'en ingère que des doses infimes.

La naissance de l'homéopathie

En 1796, après six ans de recherches et d'expérimentations, il publie ses conclusions dans le *Journal de médecine pratique* de Hufeland, la plus importante revue médicale de l'époque, sous le titre : « *Essai sur un nouveau principe pour découvrir les vertus curatives des substances médicinales, suivi de quelques aperçus sur les principes admis jusqu'à nos jours* ».

C'est la naissance officielle de l'homéopathie, et c'est aussi le début du calvaire de Samuel Hahnemann. Jalousé, contesté, critiqué, détesté par ses confrères comme par l'Académie de Médecine, il connaîtra alors nombre de procès et d'humiliations... et aussi nombre de succès et de guérisons !

L'héritage d'Hahnemann

Il ne cessera cependant d'affiner ses découvertes et, en 1810, il publie la première édition de « *L'Organon de l'art rationnel de guérir* ». Il y en aura cinq autres, la dernière sera posthume.

Avant sa mort en 1843 à Paris, aux côtés de sa seconde épouse (une Française, Mélanie d'Hervilly), il aura encore laissé une « *Matière médicale pure* » et plus tard un « *Traité des maladies chroniques* ». En effet, alors qu'il avait eu de brillants résultats sur les maladies aiguës, il butait sur les maladies chroniques et s'était finalement rendu compte que le sujet devait être traité différemment dans les deux cas. Un aspect que j'approfondirai dans ce livre en développant les traitements de fond, les diathèses et les constitutions.

L'avenir de l'homéopathie

Hahnemann a ainsi donné des bases solides, qui ont encore aujourd'hui été précisées et améliorées, aux centaines de milliers de médecins qui pratiquent l'homéopathie partout dans le monde. En effet, ce sont aux homéopathes d'aujourd'hui qu'il revient de s'unir pour continuer l'œuvre scientifique d'Hahnemann et se diriger définitivement vers une médecine moderne et d'avenir.

• LES GRANDS PRINCIPES DE L'HOMÉOPATHIE

Le principe de similitude

C'est le principe de base de l'homéopathie, énoncé par Hippocrate et expérimenté par Hahnemann : les semblables se guérissent par les semblables. Les symptômes d'une maladie peuvent être guéris par un produit provoquant ces mêmes symptômes chez une personne saine. Prenons l'exemple d'une abeille qui vous pique. Vous ressentez d'abord une douleur, suivie d'un œdème et d'une sensation de brûlure, que vous pouvez soulager en appliquant des compresses froides. Par analogie, si vous avez une douleur articulaire brûlante, accompagnée d'un œdème, et calmée par des compresses froides, vous pouvez penser à utiliser APIS MELLIFICA (médicament fabriqué avec des abeilles), pour vous soulager.

Le principe de l'infinitésimalité

Même à petites doses, les substances actives peuvent provoquer des effets secondaires indésirables chez le patient, voire être trop toxiques pour être ingérées sans danger. C'est par des dilutions successives des produits, jusqu'à obtenir des doses infinitésimales, que l'on peut éviter ces inconvénients. Plusieurs modes de préparation permettent d'aboutir, de façons différentes, à des dilutions infinitésimales, nous le verrons un peu plus loin.

Le principe de totalité

Dans le cadre d'une maladie, le médecin homéopathe ne prend pas en compte un seul symptôme, mais plusieurs. Un simple vomissement ne résume pas une pathologie dans sa globalité.
Le praticien prend aussi en compte le comportement de la personne et ses signes psychologiques. En clair, en homéopathie, on ne prescrira pas un médicament contre la douleur, mais un médicament pour une personne qui souffre, et en fonction de la façon dont elle souffre. En effet, chacun de nous peut réagir différemment devant un même symptôme.
Prenons le cas d'une douleur due à un traumatisme musculaire, ou une contracture musculaire.

- Si la douleur est d'origine grippale ou sportive, que le patient souffre au moindre mouvement et ne supporte même plus son lit qu'il trouve trop dur, on prescrira ARNICA MONTANA.

- Si sa douleur est apaisée au repos ou quand on exerce une pression sur le muscle, ou si spontanément le patient se couche du côté douloureux, on choisira BRYONIA.
- Si au contraire, le mouvement soulage le malade, on préfèrera RHUS TOXICODENDRON.
- Si le patient souffre en silence, qu'il s'enferme dans sa chambre et qu'il paraît stoïque, comme insensible à la douleur, on conseillera SEPIA.
- Si au contraire, les souffrances s'accompagnent de pleurs, que la personne recherche la consolation, et que l'air frais lui fait du bien alors qu'elle est frileuse, on donnera PULSATILLA.

En résumé, on ne traite pas un symptôme isolé, mais un ensemble de symptômes, chez une personne dont on appréhende le comportement dans sa totalité, alors qu'en médecine classique (allopathie), on se contentera de prescrire un antalgique.

• LES NOTIONS DE TERRAIN, DE PROFIL, DE COMPORTEMENT

Face à une même pathologie, les malades se comportent différemment et on peut imaginer leurs réactions en les observant dans leur vie de tous les jours, lorsqu'ils se sentent bien et qu'ils sont en forme. Cette attitude est en effet une indication précieuse sur leurs réactions en cas de maladie.
En fait, pour pouvoir évaluer au mieux ce comportement, il faut connaître l'ensemble de l'individu. Cela inclut son aspect physique (sa constitution) comme sa façon organique de réagir à la maladie (sa diathèse), ces deux aspects constituant ce qu'on appelle le terrain de la personne. L'attitude dans la vie de tous les jours est aussi prise en compte. Toutes ces informations permettent de définir le profil du patient.

Constitution + Diathèse (Réaction à la maladie) = Terrain Terrain + Comportement = Profil

Les constitutions

Êtes-vous carré, rond, élancé, asymétrique, gros, grand… ? En tout cas, votre constitution peut laisser présager des pathologies spécifiques ou des formes particulières empruntées par une même maladie, que l'on peut ainsi prévoir et prévenir.

Les carboniques

Leur physique : ils sont brévilignes, c'est-à-dire qu'ils ont les doigts et les membres courts, les paumes des mains larges, le physique puissant d'un travailleur de force ; si on les caricaturait, on évoquerait les sumos ou, pour les animaux, les bouledogues. Ce ne sont pas des personnes très rapides mais elles terminent tout ce qu'elles ont commencé : elles démarrent lentement mais finissent brillamment, comme la tortue de la fable. Elles aiment bien manger, et quelquefois tout manger…

Leurs pathologies : ils ont tendance à la rétention, à la non-élimination, surtout s'ils ne pratiquent pas de sport ou s'ils sont sédentaires. Ils sont sujets à la prise de poids, à l'excès d'acide urique, à l'hypertension, au ralentissement physique ou général, à des rhumatismes aggravés par les kilos en trop.

Les fluoriques

Leur physique : ils sont asymétriques, leur colonne vertébrale n'est pas tout à fait droite ; ils sont hyperlaxes, leurs bras ont tendance à aller en arrière, leurs doigts à être perpendiculaires à la paume de leur main ; leur squelette peut être déformé. Si on les caricaturait, on évoquerait Quasimodo ou pour les animaux, un teckel. Leurs tissus sont fragilisés.

Leurs pathologies : leur asymétrie squelettique les rend sujets à la sciatique, aux douleurs dorsales et lombaires : celle des dents provoque des caries ; leur hyperlaxité ligamentaire est à l'origine de relâchements et de descente d'organes chez la femme : la dilatation de leurs veines génère une mauvaise circulation sanguine et des ulcères variqueux.

Les phosphoriques

Leur physique : ils sont longilignes, c'est-à-dire qu'ils grandissent trop vite et sont un peu maigres. Si on les caricaturait, on évoquerait Don Quichotte ou pour les animaux, le lévrier. Ils démarrent sur les chapeaux de roue, comme le lièvre de la fable, mais s'ils s'enflamment vite, ils s'éteignent tout aussi vite et ont du mal à finir ce qu'ils ont commencé. À l'école, les enfants phosphoriques accomplissent un excellent 1er trimestre mais s'essoufflent en cours d'année. Ils ont tout un tas d'idées qu'ils veulent toutes mettre à exécution, ils sont passionnés.

Leurs pathologies : leur grande taille les fait souffrir de tensions au niveau des vertèbres dorsales, et comme ils ont tendance à se recroqueviller sur eux-mêmes, cela ne fait que renforcer ce problème. Ils devraient éviter des professions telles que celles de dentiste ou de secrétaire, où il est nécessaire d'être penché toute la journée. Ils sont sujets aux problèmes respiratoires, souffrent souvent d'une mauvaise assimilation, de dégradation physique et de déminéralisation.

Les sulfuriques

Leur physique : ils sont normolignes. Bons vivants, ils sont souvent rouges, ils transpirent et leurs mains sont moites.

Leurs pathologies : en principe, ils ne sont pas malades, mais avec le temps, ils éliminent moins bien et peuvent développer des maladies liées à la rétention. Les manifestations cutanées peuvent alterner avec des troubles internes.

Les mélanges

Un individu peut présenter les caractéristiques de plusieurs constitutions : on peut rencontrer des carbo-fluoriques (larges mais avec une asymétrie du squelette), des phospho-fluoriques (longs et asymétriques), etc.

CONSTITUTION ET DIATHÈSE : VOUS RECONNAISSEZ-VOUS ?

Rassurez-vous ! Vous avez peut-être du mal à vous identifier à l'une de ces descriptions. C'est tout à fait normal. Dans ces présentations, TOUS les traits caractéristiques d'une même constitution et TOUTES les pathologies d'une même diathèse sont réunis et caricaturés, ce qui n'est jamais le cas en réalité !

Les diathèses

Alors que la constitution est fixe et inhérente à chaque individu, les diathèses (réactions à la maladie) évoluent, dans le temps et dans l'espace. Il y a 4 diathèses principales, déterminantes dans le comportement de la personne face à ses troubles.

La psore

Le comportement : les psoriques éliminent beaucoup et de façon centrifuge, de l'intérieur vers l'extérieur. Leur peau n'est pas toujours nette, car en évacuant vers l'extérieur, elle peut présenter des petits boutons, de l'acné, des furoncles, de l'eczéma.... Les psoriques souffrent souvent de démangeaisons, aggravées par le contact de l'eau et la chaleur de leur lit. Leur thermorégulation est difficile (soit ils ont trop chaud comme le profil SULFUR soit trop froid comme le

profil ARSENICUM ALBUM). Ils ont tendance aux parasitoses, et ce sont bien souvent eux qui attirent les moustiques. Ils alternent les symptômes cutanés et les maladies internes. Ce sont des personnes plutôt optimistes et extraverties.
Leurs pathologies sont aggravées par l'arrêt de leur élimination. On ne doit surtout pas la contrecarrer. Il faut éviter, par exemple, de stopper le saignement de nez d'un hypertendu psorique, car cela lui sert peut-être de « vanne de sécurité ». Mieux vaut une hémorragie nasale banale qu'une hémorragie cérébrale !
Mais on peut observer aussi une alternance dans le temps, c'est-à-dire qu'une personne peut souffrir d'une crise d'asthme la nuit, et se sentir tout à fait bien au réveil. Ce patient combat lui-même sa maladie, et régule sa pathologie en fonction du temps, du moment, et en présentant des symptômes successifs. C'est ainsi qu'une intoxication alimentaire se soldera, chez un psorique, par une bonne diarrhée ou des vomissements, une éruption, et tout sera oublié. Tout le contraire d'un sycotique, qui ne pourra pas éliminer et dont l'état sera aggravé par cette situation d'intoxication.
Les médicaments : plusieurs médicaments correspondent à un comportement psorique : SULFUR, ARSENICUM ALBUM, NUX VOMICA…

La sycose
Le comportement : au lieu d'éliminer vers l'extérieur comme les psoriques, les sycotiques ont tendance à la concentration, à une élimination centripète, vers l'intérieur. En conséquence, ils sont sujets à la rétention hydrique, aux verrues, aux condylomes, aux fibromes chez la femme.
Cela peut être le cas d'un psorique qui élimine mal suite à une vaccination, par exemple ou d'une personne sous cortisone, victime de rétention d'eau et de prise de poids.
L'état des sycotiques est toujours aggravé par l'humidité mais s'améliore par le mouvement lent. Ils souffrent souvent d'affections ORL (oto-rhino-laryngologiques) ou uro-génitales après une vaccination ou une MST (maladie sexuellement transmissible). Ils peuvent présenter des troubles articulaires.
En général, les sycotiques sont introvertis. Parfois perturbés par des idées fixes, ils peuvent avoir tendance à la dépression.
Les médicaments : plusieurs médicaments correspondent à un comportement sycotique : THUYA OCCIDENTALIS, NATRUM SULFURICUM, DULCAMARA, RHUS TOXICODENDRON.

En vieillissant, certaines personnes sycotiques sont exposées à la déshydratation, donc au flétrissement de la peau : ce sont des sycoses sèches. Il se peut que leurs articulations et tous leurs membres se rétractent. Leur état s'améliore au contact de l'humidité. Le médicament pour eux : CAUSTICUM.

Le tuberculinisme

Le comportement : le tuberculinique maigrit même s'il mange normalement. Il est fréquemment atteint de troubles pulmonaires ou respiratoires. Il peut souffrir de stases veineuses et de déminéralisation. Il a souvent froid sauf s'il est hyperthyroïdien (dans ce cas, il a toujours trop chaud).

En ce qui concerne l'élimination, le tuberculinique se situe entre la psore et la sycose : ni expulsion vers l'extérieur, ni rétention, mais un rejet par les muqueuses (uro-génitale, vaginale, respiratoire). L'évacuation est lente : les tuberculiniques sont sujets aux rhumes, aux angines à répétition. Avec le temps, leur résistance aux affections diminue.

Leur état s'améliore par le mouvement lent, la marche par exemple.

Les médicaments : plusieurs médicaments correspondent à un comportement tuberculinique : PHOSPHORUS, PULSATILLA, NATRUM MURIATICUM, IODUM, ARSENICUM IODATUM.

Le luétisme

Le comportement : l'aspect des luétiques est fragile. Souvent agités, ils peuvent souffrir de cirrhoses, d'affections dues à la destruction de cellules ou de tissus, d'ulcérations, de chancres et de problèmes osseux. Leur état s'améliore à la montagne et s'aggrave en bord de mer comme pendant la nuit. Ils peuvent être hantés par une peur irraisonnée des microbes et se laver les mains sans arrêt, désinfecter avec méticulosité le moindre bobo.

Les médicaments : plusieurs médicaments correspondent à un comportement luétique : LUESINUM, MERCURIUS SOLUBILIS, ARGENTUM NITRICUM, AURUM METALLICUM, LACHESIS, SULFURICUM ACIDUM, FLUORICUM ACIDUM.

Les évolutions d'une diathèse à l'autre

Un psorique peut devenir sycotique, spécialement si on bloque ses éliminations ; un sycotique peut devenir luétique s'il commence à présenter des ulcérations ou s'il maigrit.

UNE DIATHÈSE, UN TRAITEMENT

Prenons le cas d'une pathologie veineuse. Le psorique présente des eczémas variqueux, le sycotique fait de la rétention au niveau des jambes (qu'il a « en poteaux télégraphiques »), le tuberculinique souffre de petites varicosités, le luétique de varices ulcérées.
On ne soigne donc pas ces personnes de la même façon, malgré le trouble originel identique. Même si tous prendront le même tonique veineux, on donnera parallèlement à chacun son remède de fond en fonction de son comportement.

Les profils

Pour connaître le profil d'une personne, il faut l'observer de manière globale. Le profil tient compte de sa constitution, de sa diathèse, mais aussi de son comportement de tous les jours : est-elle agitée, ralentie, endormie, intelligente, est-elle mieux au lit ou en train de faire du sport, est-elle extravertie ou renfermée, son état est-il amélioré par le mouvement ou par le repos, aggravé ou non par la consolation, etc. ?
Contrairement aux constitutions ou aux diathèses, qui forment des groupes avec des caractéristiques générales, on parvient, grâce au profil, à cerner le médicament unique pour la personne. Avec l'homéopathie, on obtient ainsi un traitement qui n'est pas seulement thérapeutique, mais qui peut être employé à titre préventif.
Vous trouverez page 219 une définition précise d'un grand nombre de profils et toutes les indications pour définir le vôtre.

• DE QUOI EST COMPOSÉ UN MÉDICAMENT HOMÉOPATHIQUE ?

Les médicaments homéopathiques sont composés de substances actives issues des trois grands règnes : le règne végétal, le règne chimique et le règne organique.

Le règne végétal

Il fournit 60 % des souches de l'homéopathie. On peut utiliser la plante entière (l'arnica des montagnes pour ARNICA MONTANA ou le champignon « Vesse de loup » pour BOVISTA) ou seulement une partie (la feuille de tabac pour TABACUM, l'écorce de quinquina rouge pour CHINA RUBRA, le rameau de thuya pour THUYA OCCIDENTALIS).

Les substances chimiques

Elles peuvent être employées sous forme de corps simple (l'or pour AURUM METALLICUM, l'argent pour ARGENTUM METALLICUM), de sels (le nitrate d'argent pour ARGENTUM NITRICUM) ou de sels complexes naturels (le sel de mer pour NATRUM MURIATICUM) ou de produits définis par leur mode de fabrication (MERCURIUS SOLUBILIS).

Les matières organiques (provenant d'organes d'êtres vivants)

Principalement issues du porc, du canard ou du lapin, elles font l'objet de contrôles de sécurité virale stricts, encore renforcés depuis la crise de la vache folle. Ainsi, on ne peut plus utiliser certaines espèces comme les bovins, les ovins et les caprins...

Elles peuvent provenir d'un organe (rein pour RENINE, foie pour HEPATINE, cerveau pour CEREBELLUM), de l'animal entier (l'abeille pour APIS MELLIFICA, la fourmi rouge pour FORMICA RUFA), d'une sécrétion de l'animal (l'encre de la sèche pour SEPIA, le venin de serpent pour LACHESIS ou de vipère pour VIPERA REDII), d'une substance microbienne ou de toxines (culture de staphylocoques inactivés pour STAPHYLOCOCCINUM), de sérums ou de vaccins (le vaccin contre la grippe pour INFLUENZINUM).

Elles peuvent aussi être d'origine humaine. Cinq d'entre elles sont à nouveau autorisées sur le marché depuis 1999, sous forme stérilisée (chancre de syphilis pour LUESINUM, sécrétion de rougeoleux pour MORBILINUM, lésion galeuse pour PSORINUM, prélèvement dans la gorge d'un coquelucheux pour PERTUSSINUM, écoulement de l'urètre d'un sujet souffrant de chaude pisse (blennorragie) et sans traitement antibiotique pour MEDORRHINUM).

• COMMENT EST FABRIQUÉ UN MÉDICAMENT HOMÉOPATHIQUE ?

La méthode hahnemannienne

Samuel Hahnemann a été le premier à définir le processus de fabrication du médicament homéopathique.

La fabrication de la teinture mère

Si elles peuvent macérer dans un mélange d'eau et d'alcool, les matières premières du médicament (qu'elles soient végétales, chimiques ou organiques) sont d'abord broyées ou réduites en poudre. On les plonge ensuite dans un mélange d'alcool et d'eau

distillée, à raison d'un dixième de substance active pour 9 dixièmes de solvant.
Après macération de quinze jours minimum, le liquide est pressé ou filtré de façon à obtenir une teinture mère.
Cette dernière est très active, voire toxique. C'est le cas de l'aconit, de la belladone ou de la ciguë... Pour éviter les effets indésirables, il faut donc la diluer.

La nécessité de la dilution
Le processus de dilution n'affecte pas l'efficacité de la substance curative. Bien au contraire, plus la teinture mère est diluée, plus les doses sont faibles, moins le produit est toxique : il ne provoque donc pas d'effets secondaires, tout en restant efficace ! Car le médicament n'est pas moins actif s'il est plus dilué, il agit seulement différemment, plus durablement ou sur des symptômes p us généraux. La teinture mère est donc diluée, à plusieurs reprises, dans du solvant.

DH et CH
Hahnemann a défini deux sortes de dilution, au centième (une goutte de teinture mère pour 99 gouttes de solvant – on parle alors de CH, centésimale hahnemannienne) ou au dixième (une goutte de teinture mère pour 9 gouttes de solvant – il s'agit alors de DH, décimale hahnemannienne).

Des dilutions successives
En règle générale, on pratique des dilutions successives.

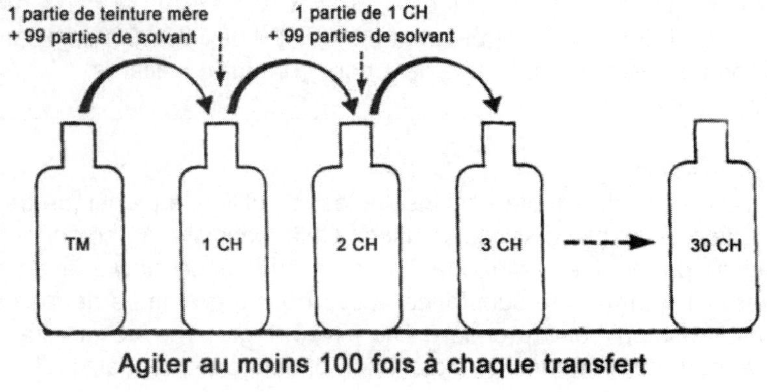

Après avoir dilué une première fois une goutte de teinture mère dans 99 gouttes de solvant, on prélève une goutte de cette préparation pour la re-diluer, dans un autre flacon, dans la même quantité de solvant, et ainsi de suite, autant de fois qu'il est nécessaire. Entre chaque dilution, la préparation est « dynamisée », c'est-à-dire qu'elle est secouée énergiquement (au moins 100 agitations à chaque étape), ce qui active la force du médicament. En France, on peut pratiquer ainsi jusqu'à trente opérations successives. On va beaucoup plus loin encore en Italie, en Allemagne ou en Inde.

LA DYNAMISATION

Elle consiste à secouer énergiquement la préparation pour activer la force du médicament. Aujourd'hui réalisée mécaniquement en laboratoire, cette opération, selon de toutes récentes recherches, modifie la structure physique de la préparation, ce qui explique son efficacité.

Le nombre et le mode de dilutions sont indiqués systématiquement sur les étiquettes des médicaments. Ainsi, si vous disposez d'un tube d'ARNICA MONTANA 7 CH, vous savez que votre médicament a été fabriqué à partir de l'arnica des montagnes, macéré puis dilué 7 fois de suite à une échelle de 1 pour 100 (soit une concentration de 10^{-14}, selon la technique hahnemannienne).

LEÇON DE MATHÉMATIQUES...

Sachant que $1/10 = 10^{-1}$, que $1/100 = 10^{-2}$, que $1/1000 = 10^{-3}$, une concentration de 10^{-14} équivaut à 1/100 000 000 000 000, soit une dilution de la substance active de 1 pour cent mille milliards...

La trituration

Quand il s'agit de substances insolubles, on utilise la technique de la trituration à la place de la dilution. Cela consiste à mélanger et malaxer pendant environ une heure la substance active avec du lactose. 1 gramme de substance active pour 9 grammes de lactose permet d'obtenir une première DH. Avec 1 gramme de substance active pour 99 grammes de lactose, on obtient une première CH.

La méthode korsakovienne

Le comte russe Siméon Nicolaïevitch von Korsakoff, contemporain d'Hahnemann, mit ensuite au point une deuxième technique de dilution, appelée korsakovienne ou « préparation à flacon unique », symbolisée par un K. L'accent porte plus sur la dynamisation que sur la dilution, contrairement à la méthode hahnemannienne.

En effet, après la première dilution, la solution est dynamisée et entièrement jetée. Le même flacon est alors à nouveau rempli de solvant, les traces de la dilution précédente sur ses parois suffisant à assurer la continuité du processus. Le critère d'efficacité du médicament réside alors dans le nombre de dynamisations subi par la solution. Un ARNICA MONTANA 10 000 K est donc un médicament dynamisé 1 000 000 de fois de suite, en 10 000 opérations.

La méthode des 50 millésimales d'Hahnemann

C'est la troisième méthode, symbolisée par « LM ». Peu usitée en France, elle est plus répandue chez nos voisins européens, surtout pour des personnes trop sensibles à une quelconque dilution ou à un nombre important d'agitations ou de dynamisations.

Il suffit de prendre un globule d'une dose classique, de le solubiliser dans une goutte d'eau, et d'ajouter le tout à 100 gouttes d'un mélange d'eau et d'alcool.

Une goutte de cette solution suffit ensuite à imprégner 500 microgranules. On obtient ainsi une dilution aux 50 millièmes (à partir d'une dilution au centième sur 500 micro-globules).

Dans l'appellation du médicament, le nombre d'opérations successives est indiqué avant le LM (3 LM, 4 LM, etc.)

LES CORRESPONDANCES ENTRE LES DIFFÉRENTES DILUTIONS		
Échelle décimale hahnemannienne	Échelle centésimale hahnemannienne	Échelle korsakovienne
1 DH		
2 DH	1 CH	
3 DH		
4 DH	2 CH	
6 DH	3 CH	
10 DH	5 CH	30 K
14 DH	7 CH	200 K
18 DH	9 CH	5 000 K
24 DH	12 CH	

30 DH	15 CH	
48 DH	24 CH	
60 DH	30 CH	

NB : les correspondances ne sont exactes que sur le plan théorique, mais selon les techniques de dilution, il ne s'agit plus des mêmes produits, en particulier à cause de leur degré de dynamisation. En effet, une 7 CH, par exemple, a été agitée 7 x 100 fois soit 700 fois, alors qu'une 200 K l'a été, elle, 200 x 100 fois, soit 20 000 fois.

• COMMENT AGIT LE MÉDICAMENT HOMÉOPATHIQUE ?

Le mode d'action du médicament homéopathique n'est pas encore parfaitement connu. La très forte dilution des produits ne plaide pas pour une action chimique classique.

La transmission d'une information

L'importance de la dynamisation dans le processus de fabrication du médicament laisse penser que la substance de base pourrait transmettre au solvant une information, dont la nature n'est pas déterminée avec précision. Est-elle d'ordre physique, énergétique, électromagnétique, est-elle en rapport avec la mémoire corporelle, est-elle d'une tout autre nature ? Les hypothèses sont nombreuses et certaines rejoignent d'autres pans des médecines nouvelles, mais aucune n'a encore été prouvée. Ce qui est sûr, c'est que l'information passe, qu'elle porte les caractéristiques de la substance de base et qu'elle permet d'amorcer le processus de guérison. La pratique médicale le prouve chaque jour, reste aux chercheurs à l'expliquer.

Les enseignements de l'expérimentation

Au cours des travaux que j'ai pu réaliser avec l'INSERM de l'hôpital St-Antoine, en collaboration avec le Dr William Rostène et son assistante, Mlle Marie-Noëlle Montagne, il a été démontré qu'une dilution homéopathique peut agir sur un récepteur et déplacer certains neuromédiateurs.

Imaginez un récepteur du cerveau bloqué par un produit, comme la serrure d'une portière de voiture pourrait être obstruée par un chewing-gum. Nous avons « marqué » ce produit (le chewing-gum) à l'aide d'une substance radioactive dont on peut suivre facilement le cheminement dans le corps humain. Imaginez encore que dans la médecine allopathique, une molécule soit efficace pour combattre le

produit (comme un bon dissolvant sur le chewing-gum). Nous avons pu prouver que l'administration d'un médicament homéopathique, fabriqué à partir de cette molécule, chasse le produit, comme le dissolvant chassera le chewing-gum. Et parce que ce produit est marqué radioactivement, on peut suivre son chemin grâce à une technique appelée « autoradiographie ».

La longueur d'onde du produit

Le médicament homéopathique, très dilué, ne renferme plus de molécule active issue de la substance d'origine. Mais il est efficace. Il se pourrait que la longueur d'onde du produit homéopathique soit « l'actif ». Bien que nous nous trouvions encore dans un champ d'hypothèses, la plupart des chercheurs qui travaillent sur des doses infinitésimales (très diluées) voient leurs résultats converger vers la même hypothèse : la transmission d'une information de la molécule en provenance d'un émetteur et la réception de cette information par un récepteur. C'est la théorie du Dr Jacques Benvéniste.
Encore faut-il trouver le bon émetteur et le bon récepteur, sans être perturbé par d'autres émissions d'informations parallèles et parasites. Et c'est encore un grand champ de recherches.

• LE STATUT DE L'HOMÉOPATHIE EN FRANCE

Le médicament homéopathique a d'abord été fabriqué par les homéopathes eux-mêmes. Puis, les praticiens ayant constaté l'efficacité de l'homéopathie, la législation en a imposé les modes de fabrication spécifiques.

Les premières pharmacopées

Après un long procès, démarré à l'époque de Hahnemann lui-même, la fabrication a été dévolue aux pharmaciens, débouchant sur les premières pharmacopées. Ces ouvrages définissent des modes précis de fabrication des médicaments. Ils sont élaborés par des médecins et des praticiens homéopathes : Hahnemann, Jenichen et Korsakoff dès 1834, Jahr en 1841 réédité ensuite en collaboration avec Catellan en 1853, Weber en 1854, Écalle, Delpech, Peuvrier en 1898...

La concurrence des laboratoires

Avec l'évolution des exigences de sélection et de contrôle des matières premières, la pharmacopée évolue : dans les années 80, on comptait en France 13 laboratoires spécialisés dans la fabrication des médicaments homéopathiques. Il n'y en a plus que 5 aujourd'hui, et leurs conditions de survie se révèlent de plus en plus difficiles. On peut imaginer que des conquêtes industrielles conduiront, à terme, à un regroupement ou à l'élimination pure et simple de certains laboratoires.

L'homéopathie en Europe

Aujourd'hui, la pharmacopée européenne a ouvert ses portes à l'homéopathie et l'Europe tend à légiférer dans ce domaine, ce qui ne lève pas pour autant tous les obstacles à une définition claire du médicament homéopathique.
Alors que la fabrication semble être mise au point en ce qui concerne les dilutions hahnemanniennes, la production des teintures mères ne paraît toujours pas parfaitement définie. À titre d'exemple, la concentration qu'on appelle teinture mère en France est différente de celle qu'on trouve en Allemagne, la « nôtre » équivalant à la première dilution allemande (1 DH ou 1 X), ce qui fausse les correspondances pour toutes les faibles dilutions entre les médicaments allemands et les français.

La définition juridique

Pour l'heure, la législation européenne définit les médicaments homéopathiques comme devant satisfaire à plusieurs conditions (L 311/77, article 14, Journal Officiel des Communautés Européennes du 28.11.2001) :

- une voie d'administration orale ou externe,
- une absence d'indication thérapeutique particulière sur l'étiquette ou dans toute autre information relative au médicament,
- un degré de dilution garantissant l'innocuité du médicament ; en particulier, le médicament ne peut contenir ni plus d'une partie par 10 000 de la teinture mère, ni plus d'un centième de la plus petite dose utilisée éventuellement en allopathie pour les substances actives, dont la présence dans un médicament allopathique entraîne l'obligation de présenter une prescription médicale.

L'homéopathie en France

Il a fallu attendre 1965 pour que les médicaments homéopathiques soient légalement fabriqués en France, selon la technique hahnemannienne.
Les teintures mères isolées, les médicaments unitaires ou complexes en dilution hahnemannienne étaient, depuis cette date, remboursés à 65 % par la Sécurité sociale. Aujourd'hui, ils ne sont

plus remboursés qu'à 35 % alors qu'ils ne représentent que 1 % des dépenses en matière de médicaments en France.
D'autre part, on ne peut plus utiliser de nombreux isothérapiques, ces médicaments fabriqués à partir des propres sécrétions du malade pour le guérir de sa maladie, ainsi que toutes les souches d'origine humaine. C'est très dommage, car ces médicaments étaient remarquablement efficaces. L'isothérapique urinaire, par exemple, obtenait d'excellents résultats dans les cas de cystites.
L'isothérapique de la salive est lui aussi interdit, au nom de la sécurité thérapeutique. Mais comment peut-on imaginer que l'on puisse s'intoxiquer avec sa propre salive ? Surtout en dilution infinitésimale ? Est-ce qu'on nous défend d'avaler notre salive quand nous sommes malades ?
On réduit ainsi de plus en plus le nombre de médicaments autorisés en France, on entrave le développement des laboratoires, on abaisse le taux de remboursement. On touche à la crédibilité même de l'homéopathie. Aujourd'hui, cette médecine est en quelque sorte traumatisée, car elle a été sinistrée par des personnes incompétentes, qui ne connaissent pas l'homéopathie et suppriment des médicaments remarquables, tout comme par les homéopathes qui n'ont pas su défendre leur spécialité.

La recherche

Dans le même temps, les laboratoires continuent de valider l'efficacité, les modes de préparation et de conservation des médicaments. Pour ma part, j'ai fait réaliser plus d'une centaine de thèses et de mémoires traitant de l'utilité du médicament homéopathique, en association avec la faculté de médecine de Paris Nord, la faculté de pharmacie de Paris V, et les INSERM de l'hôpital Saint-Antoine à Paris (le service du Dr William Rostène) et de l'hôpital Percy à Clamart (le service du Dr Jacques Benvéniste).

• LES LIMITES DE L'HOMÉOPATHIE

Comme toute thérapeutique, l'homéopathie a ses limites. Il serait indécent de prétendre qu'elle guérit tout, comme il est indécent de prétendre que l'allopathie soigne tout. Nous sommes au XXIe siècle et il revient aux médecins homéopathes de pratiquer une homéopathie du XXIe siècle.
Avec les progrès de la science et des connaissances, nous devons être en mesure de comprendre, de développer notre savoir et de déterminer précisément les limites de l'homéopathie.

Des succès sur les maladies graves

Certains de mes maîtres, tel le Dr Deloupy, ont soigné avec succès, pendant la guerre, des maladies graves comme la diphtérie ou la typhoïde, uniquement avec de l'homéopathie.
De nos jours, il est hors de question de traiter de cette manière une diphtérie, un streptocoque ou une angine microbienne grave. On peut soigner une angine virale par l'homéopathie, mais une composante microbienne impose une antibiothérapie, quitte éventuellement à faire appel à l'homéopathie pour drainer et éliminer les effets négatifs, toxiques ou néfastes des médicaments (allergie, pollution médicamenteuse, etc.).

Des traitements conjoints à l'allopathie

Il est fort possible, dans le cas d'un cancer par exemple, de prescrire à la fois de la chimiothérapie ou même de la radiothérapie, ET des remèdes homéopathiques en association, pour éviter des inconvénients tels que la chute des cheveux, la fatigue intense, les nausées, les vomissements, etc. L'homéopathie peut donc être utile dans ce cadre, mais uniquement conjointement à un traitement allopathique.

Choisir le traitement le plus performant

Face à une maladie potentiellement grave, on doit absolument suivre les étapes suivantes :

- premièrement : diagnostiquer la maladie (sans pour autant oublier le malade et son comportement) ;
- deuxièmement : déterminer s'il y a une possibilité de traitement homéopathique. Entre homéopathie et allopathie, je préfèrerai toujours la première parce qu'elle provoque moins d'effets secondaires. Mais lorsque les possibilités thérapeutiques allopathiques sont supérieures, il ne faut pas hésiter à les utiliser.

LE TRAITEMENT HOMÉOPATHIQUE

Comment se soigner avec l'homéopathie ?

• QUI PEUT SE SOIGNER AVEC L'HOMÉOPATHIE ?

Tout le monde peut être traité par l'homéopathie : les bébés, les enfants, les adultes, les femmes, les hommes, les femmes enceintes, les seniors et les personnes âgées, les écrevisses, les chats, les chiens, les chevaux, les éléphants… et même dans certains cas, quelques végétaux.

Les animaux aussi

J'ai obtenu des résultats avec un biologiste de haut niveau, le Dr Amato, soucieux de son élevage d'écrevisses (astaciculteur) : à cette époque, la France, exportatrice d'écrevisses, était devenue pays importateur, en raison d'une maladie ravageuse qui atteignait la musculature de ces animaux, empêchant leur accouplement et donc leur reproduction.

Nous avons réalisé une expérience avec deux bacs distincts, un bac A et un bac B. Dans le bac A, nous avons mis les écrevisses dans de l'eau toute simple ; dans le bac B, nous avons ajouté des dilutions homéopathiques à l'eau et nous avons enregistré 35 % de décès en moins.

J'ai des amis, spécialistes en homéopathie vétérinaire, qui l'utilisent largement, aussi bien pour les animaux de compagnie qu'en élevage ou en captivité.

Les plantes également

Enfin, il m'est arrivé d'être appelé pour des pathologies végétales. J'en citerai deux.

Pour lutter contre le mildiou chez un viticulteur produisant un champagne biologique, nous avons arrosé les vignes avec une solution homéopathique, et sans aucun autre traitement, la récolte a pu se dérouler normalement.

Sous d'autres latitudes, nous avons sauvé une culture de bananes aux Antilles. Là aussi, nous avons utilisé des dilutions homéopathiques qui ont permis un développement normal de ces bananes sans autre traitement.
D'autres expérimentations ont été menées sur le développement des végétaux par différents laboratoires : toutes prouvent leur bonne réponse aux traitements par des dilutions homéopathiques.

• COMMENT IDENTIFIER SA MALADIE ?

Il faut d'abord se référer au diagnostic du médecin, souvent nécessaire. Il peut être difficile de différencier, par exemple, une grippe d'une simple asthénie, ou une angine classique d'une angine grave.

Un diagnostic obligatoire

Le diagnostic de la maladie est de rigueur avant d'envisager un traitement et il ne faut donc pas hésiter à se faire aider par des examens biologiques, des radiographies, ou en faisant appel à un spécialiste.

La différence entre les symptômes d'une maladie et les signes homéopathiques du malade

Le diagnostic est établi par l'observation des symptômes communs à la maladie, ceux que tout le monde peut présenter (pour une grippe : fatigue, courbatures, forte température ; ou pour un Parkinson : tremblements au repos et raideurs, marche à petits pas, écriture très petite...), mais pour déterminer le traitement homéopathique idéal, il faut pousser plus loin la recherche.
En effet, un Parkinson peut être consécutif à un traumatisme (c'est le cas de Cassius Clay), à une intoxication industrielle (c'est le cas de certaines personnes ayant travaillé dans des mines de manganèse), à une pollution au mercure (responsable d'un Parkinson tremblant) ou au plomb (qui provoque un Parkinson raide), à des médicaments comme des neuroleptiques, ou même, dans certains cas, à l'alimentation (une consommation exagérée de pois chiches, menant au lathyrisme, ou de fèves, conduisant au favisme, peuvent être à l'origine de symptômes semblables au Parkinson, fort heureusement réversibles dès le changement d'alimentation). À chaque fois, on prescrira un médicament différent.
C'est que l'homéopathie ne s'intéresse pas tant à la grippe qu'au grippé, non pas tant au Parkinson qu'au parkinsonien. C'est là que réside toute la différence avec l'allopathie. On ne traite pas une

douleur, mais une personne qui souffre. Il est facile de donner un anti-douleur (que cette dernière soit dentaire ou prémenstruelle...), mais savoir comment, pourquoi, dans quelles conditions le malade souffre, est, à mon avis, un des principaux intérêts de l'homéopathie, c'est-à-dire cerner la personne au plus près pour mieux l'appréhender.
C'est pourquoi le praticien homéopathe s'attachera toujours à connaître le mieux possible son patient, ses habitudes et son comportement général.

• QUAND PEUT-ON PRATIQUER L'AUTOMÉDICATION ? QUAND FAUT-IL CONSULTER ?

On peut soigner seul et sans danger des petits troubles, maux de tête ou syndrome prémenstruel, par exemple. Mais il n'est pas si simple de choisir le bon médicament. L'automédication peut se heurter à deux difficultés.
D'abord, il peut être ardu, même pour un expert en homéopathie, de connaître son propre remède, son médicament unique. La tendance naturelle est de choisir plutôt son traitement en fonction des symptômes. On soigne donc la maladie plutôt que le malade.
Ensuite, il est parfois délicat de trouver le bon médicament face à une pathologie, même courante comme un simple rhume, pour la personne enrhumée.

Ayons recours aux complexes... sans complexes !

Par exemple, ALLIUM CEPA est indiqué si la personne a le nez qui coule et les ailes du nez irritées. Mais EUPHRASIA convient mieux si les yeux sont rouges et irrités, PULSATILLA si l'écoulement est jaunâtre et non irritant, NAPHTALINUM si les yeux et le nez sont irrités et coulent comme de l'eau, KALIUM BICHROMICUM si le patient a un écoulement jaunâtre et visqueux avec des croûtes et parfois des traces sanguines, MERCURIUS SOLUBILIS si l'écoulement devient verdâtre, NUX VOMICA si le nez est bouché la nuit et coule dans la journée, etc.
Connaître l'évolution de la pathologie est très important pour choisir le bon remède. En automédication, si la personne connaît bien l'homéopathie, elle peut peut-être prendre tour à tour plusieurs médicaments, en fonction de l'évolution des symptômes. Mais dans le doute, à la veille d'un week-end, quand on sait la difficulté à trouver une pharmacie ouverte et qu'on ne peut prévoir l'évolution des symptômes, il est plus simple d'utiliser un complexe, où sont mélan-

gés ALLIUM CEPA, EUPHRASIA, BELLADONA s'il y a un peu de température, HYDRASTIS, KALIUM BICHROMICUM et MERCURIUS SOLUBILIS, c'est-à-dire un composé qui contient différents remèdes correspondant à différentes étapes de la pathologie : l'organisme fera son choix dans ces médicaments.
En résumé, il est donc indispensable de connaître le bon médicament et l'évolution d'une pathologie, et il ne faut pas hésiter à utiliser, sans complexe, de bons complexes. C'est pourquoi j'en proposerai quelques exemples en fonction des troubles (voir page 272).

Si les symptômes persistent

Dans tous les cas, il ne faut pas risquer, en pratiquant trop d'automédication, de passer à côté d'une maladie grave (infection sérieuse, dépression, tumeur cancéreuse...). Si les symptômes persistent, n'hésitez pas à consulter votre médecin ou à demander conseil à votre pharmacien. Sachez que, normalement, un bon médicament homéopathique peut agir dans la journée (dans le cas d'un petit œdème ou d'un coup de froid par exemple), voire dans l'heure ou les quelques minutes qui suivent son absorption. Celle-ci étant perlinguale (on laisse fondre le médicament sous la langue), la substance active n'est pas ralentie par les barrières digestives avant d'entrer dans le sang et peut donc agir très rapidement.

QUEL MODE DE TRAITEMENT CHOISIR ?

Il existe trois méthodes de traitement avec le médicament homéopathique : l'unicisme, le pluralisme, le complexisme.

L'unicisme

Les unicistes utilisent un seul médicament pour un sujet. C'est LE médicament sensé correspondre parfaitement au profil de la personne. Cette technique, que d'aucuns considèrent comme le fleuron de l'homéopathie, relève du seul médecin homéopathe.
Pour ma part, je pense qu'il est difficile de trouver SON remède particulier. Il faut être bon homéopathe uniciste car en cas d'erreur, on laisse le malade sans soin, ce qui est dommageable pour le patient, pour le praticien, et pour l'homéopathie en général.

Le pluralisme

Les pluralistes utilisent un médicament à chaque moment ou à chaque étape de la maladie.

Si le malade développe une pathologie évolutive, comme une rhinite, le médecin homéopathe prescrira un ou deux produits, en fonction des évolutions possibles de la maladie, à partir des symptômes qu'il pourra observer. Il pourra ensuite rectifier le choix d'un remède ou d'une posologie par téléphone. C'est la méthode de la majorité des homéopathes.

Le complexisme

Les complexistes mélangent dans le même flacon plusieurs médicaments pour former un complexe qui, cette fois, n'est pas utilisé en fonction du comportement du malade. Pour la rhinite, par exemple, c'est le médicament du rhume et non du sujet enrhumé.

C'est aussi le médicament des veilles de week-end : si le médecin voit son patient avant plusieurs jours d'absence sans être sûr de l'évolution de la maladie, il prescrira un complexe pour le mettre à l'abri pendant tout le week-end.

Choisir sa clé

Choisir son mode de traitement, c'est comme vouloir ouvrir une porte munie de plusieurs serrures. Avec un passe-partout unique, c'est l'unicisme. Avec plusieurs clés bien choisies correspondant chacune à une serrure, c'est le pluralisme. Avec le trousseau de toute la maison, en espérant qu'une clé au moins fonctionnera pour chaque serrure, c'est le complexisme.

En règle générale, dans le domaine de l'automédication, il est préférable d'avoir un trousseau complet (le complexe) plutôt qu'une seule clé qui risque de n'ouvrir aucune porte (le mauvais médicament).

• Y A-T-IL UN BON MOMENT POUR PRENDRE LES MÉDICAMENTS HOMÉOPATHIQUES ?

Un diplôme universitaire consacré à la chronobiologie vient d'être créé. On commence enfin à tenir compte du moment favorable à l'apparition des symptômes et de notre production hormonale, mais aussi de l'heure idéale pour la prise de médicaments, dans l'optique d'un maximum d'efficacité.

La chronobiologie explique un aspect de la pratique homéopathique

Par exemple, la chronobiologie a permis de comprendre que nous sécrétions notre cortisone (celle fabriquée naturellement par le corps) vers huit heures du matin. Or, depuis près de 200 ans, on sait que les symptômes asthmatiques peuvent s'aggraver entre 1 heure et 3 heures du matin (au moment où le taux de cortisone est au plus bas) puis s'améliorer vers 8 heures du matin. Et déjà, certains médicaments homéopathiques pouvaient être choisis en fonction du moment de l'aggravation des symptômes.

ARSENICUM ALBUM est ainsi conseillé en cas d'aggravation des symptômes entre 1 heure et 3 heures du matin, KALIUM CARBONICUM si c'est entre 2 heures et 4 heures du matin, HYOSCYAMUS NIGER pour une toux qui démarre dès que le malade est allongé, DROSERA pour une toux nocturne, SULFUR si la personne est réveillée vers 5 heures du matin par une diarrhée impérieuse obligeant à se lever, LACHESIS pour une fatigue matinale, SEPIA pour une fatigue apparaissant vers 11 heures du matin.

Toutes ces observations recueillies au fil de la pratique homéopathique sont maintenant peu à peu expliquées par la chronobiologie. Il ne faut donc pas oublier de choisir le bon médicament en fonction de l'horaire d'aggravation ou d'amélioration des symptômes.

Savoir observer pour prévenir

Si on peut prévoir une aggravation des symptômes pendant la nuit, on prendra le médicament avant de se coucher. Si le syndrome prémenstruel commence dès l'ovulation, vers le 14e jour du cycle avec une migraine caractéristique, une tension mammaire et des douleurs abdominales qui s'estompent dès que les règles arrivent, on conseillera de prendre FOLLICULINUM le 14e jour du cycle.

Rechercher l'horaire d'aggravation ou d'amélioration des symptômes c'est bien, mais il faut aussi savoir prévenir, pour prendre le médicament adéquat au bon moment.

• COMMENT SE PRÉSENTE LE MÉDICAMENT HOMÉOPATHIQUE ?

Le médicament homéopathique peut prendre différentes formes. Les plus traditionnelles et les plus utilisées sont les granules, les globules et les gouttes buvables. Chacune comporte des avantages et des intérêts spécifiques.

Les formes sèches

Les granules et les globules sont des sphères de calibres différents. On compte 20 granules ou 200 globules dans un gramme. Ces sphères, composées de lactose et de saccharose (sucres), sont imprégnées de dilution homéopathique, et portent le nom de la dilution elle-même.

Les granules

C'est le médicament le plus efficace en cas de nécessité de prises répétées. On prendra par exemple 2 granules 3 fois par jour en début de traitement, puis on espacera les prises dès l'amélioration des symptômes. On arrêtera complètement le traitement dès leur disparition.

Les globules

Ils sont présentés en doses et sont réservés soit à une prise unique, soit pour lever un barrage physique ou psychique, soit en cas de pathologie chronique.
Les prises peuvent alors être hebdomadaires ou bi-hebdomadaires, mensuelles, voire annuelles, en fonction des pathologies.
Par exemple, en cas d'hématome ou de bleu provoqué par un choc physique, on prendra une dose d'ARNICA MONTANA en 9 CH. En cas d'angoisse ou de panique due à un choc psychologique comme un accident de voiture, on conseillera une dose du même médicament, mais en 15 CH.
Si une personne anxieuse doit passer un examen, on lui prescrira une dose de GELSEMIUM en 9 CH...

Les poudres

Elles sont en général utilisées pour les substances actives insolubles, et en basse dilution., mélangées à du lactose.
CALCAREA CARBONICA, par exemple, sera utilisée en 8 DH pour aider à renforcer les os.

Les comprimés

Ils ont exactement les mêmes indications que les poudres, mais se présentent sous forme compacte.
Ils sont fabriqués par compression d'une poudre homéopathique, ou par imprégnation d'un comprimé neutre avec une solution médicamenteuse. Ils portent eux aussi le nom de la substance et sa dilution : on trouve par exemple du NUX VOMICA en 5 CH, en comprimés.
Leur intérêt psychologique est évident puisqu'ils ressemblent à un médicament classique allopathique. Il faut cependant éviter de les avaler et plutôt les sucer ou les laisser fondre sous la langue (comme les globules ou les granules), afin de les faire pénétrer directement dans les voies circulatoires et contourner ainsi les barrières digestives, qui retardent et diminuent l'action des médicaments.

Les formes buvables

Elles se présentent sous forme de solution contenant les substances actives à des dilutions définies et un mélange d'eau et d'alcool.

La teinture mère

Son action est phytothérapique. Par exemple, l'ORTHOSIPHON est diurétique ; le FUCUS VESICULOSUS, diurétique et stimulant de la thyroïde, est employé au cours de cures d'amaigrissement.

Les gouttes buvables

Elles sont utilisées principalement pour élaborer des complexes. On les trouve en France en basse dilution. Par exemple, pour provoquer un bon drainage du foie, on choisira un complexe de TARAXACUM (pour le lobe médian), CHELIDONIUM MAJUS (pour le lobe droit) et CARDUUS MARIANUS (pour le lobe gauche), l'association de ces trois médicaments drainant le foie dans son entier.

Les ampoules buvables

Elles n'offrent pas d'intérêt thérapeutique supérieur aux autres présentations des médicaments, mais ont l'avantage de simplifier le traitement : on prendra ainsi une ampoule par jour ou 40 gouttes dans une dilution appropriée. Cette présentation est fréquemment utilisée en lithothérapie (calcaire de Versailles en 8 DH par exemple).

Et aussi...

Les crèmes et onguents
Ils sont appliqués sur la peau pour une action locale, ou lorsqu'un patient est trop sensible au médicament homéopathique par voie interne.
Une crème au CALENDULA sera conseillée pour ses propriétés antiseptiques, des massages avec BRYONIA soulageront les douleurs améliorées par la pression et le repos.

Les suppositoires et les ovules
Ils sont surtout utilisés pour une action locale. Des suppositoires d'AESCULUS HIPPOCASTANUM seront ainsi proposés dans le traitement des hémorroïdes, ou des ovules de CALENDULA HYDRASTIS en cas d'irritation vaginale bénigne.

• QUELLE DILUTION CHOISIR ?

Il existe une règle simple de prescription des dilutions des médicaments, en fonction de la nature des symptômes :

- pour des symptômes locaux, choisissez des basses dilutions (4/5 CH) ;
- pour des symptômes généraux, choisissez des dilutions moyennes (7/9 CH) ;
- pour des symptômes psychiques ou des maladies chroniques, choisissez des hautes dilutions (15/30 CH)

Par exemple :
ARSENICUM ALBUM sera utilisé en 5 CH pour traiter un eczéma local du pavillon de l'oreille, s'il est accompagné d'une sensation de brûlure et que la douleur est soulagée par la chaleur (c'est un signe local). On prescrira une dilution de 9 CH de ce même médicament en cas d'intoxication alimentaire accompagnée de nausées, vomissements, diarrhées, et brûlures abdominales soulagées par la chaleur (il s'agit de signes généraux). Enfin, un asthmatique anxieux et agité, souffrant de crises entre 1 heure et 3 heures du matin, sera traité encore avec ARSENICUM ALBUM, mais en 15 CH (puisqu'il s'agit là davantage de signes liés au psychique).

• COMMENT DOSER LES MÉDICAMENTS HOMÉOPATHIQUES ?

On ne va pas parler ici de quantité de médicament par rapport au poids ou par rapport à l'âge comme on pourrait le faire en allopathie. Le mode d'action du médicament homéopathique est différent, et honnêtement, que vous preniez un, deux ou trois granules revient exactement à la même chose. Nous ne sommes pas ici dans le quantitatif, mais dans le qualitatif, et on doit pouvoir soigner une souris et un éléphant, un bébé et un adulte, avec la même dilution et la même dose de médicament. On conseillera cependant toujours, par précaution, de prendre plusieurs granules en une prise : en effet, on ne peut négliger le risque que, pendant le processus industriel de fabrication des médicaments, un ou deux granules ne soient pas imprégnés. Quand on traite 500 kg de granules, il est possible, même si nos techniques sont maintenant bien validées, que quelques granules « échappent » à la substance active. Il est donc souhaitable d'absorber au minimum 2 ou 3 granules, pour être certain d'en avoir au moins 1 qui soit efficace !

• COMMENT PRENDRE LES MÉDICAMENTS HOMÉOPATHIQUES ?

Granules, globules ou gouttes : quelle forme de médicament choisir ?

Pour un adulte, je conseille toujours le médicament homéopathique sous forme de gouttes, parce qu'on peut l'agiter, ce qui réactive la solution, et permet d'obtenir à chaque fois un nouveau médicament avec un potentiel différent. Mais cette présentation est parfois moins pratique dans les situations de la vie courante (au bureau, dans les transports…), et il est souvent plus simple d'avoir sur soi un petit tube de granules ou une dose plutôt qu'un flacon qui peut se casser. On peut toutefois alterner les médicaments : la formule « gouttes » chez soi, et les granules à l'extérieur.

SAVOIR TRADUIRE LES DOSES

Pour vous soigner avec des gouttes quand vous n'avez de prescription qu'en granules, ou pour poursuivre votre traitement sous deux formes différentes du même médicament, sachez que pour le même produit, à la même dilution :

10-15 granules = 1 dose
2-3 granules = 5-6 gouttes

Est-il vrai qu'il ne faut pas toucher les granules avec les doigts ?

Auparavant, les médicaments homéopathiques étaient essentiellement fabriqués à partir de granules très compacts. Lorsqu'on les imprégnait avec la substance active, celle-ci restait à la surface, et du fait de la dilution infinitésimale, même une légère transpiration des doigts risquait de dissoudre le principe actif, rendant ainsi le médicament inefficace.

Aujourd'hui, grâce à la composition des granules (lactose et saccharose) et aux nouvelles techniques de fabrication, le principe actif passe par absorption et capillarité jusqu'à l'intérieur du support, pour l'imprégner à cœur

On peut donc maintenant les toucher avec les doigts sans altérer leur efficacité. Mais par mesure d'hygiène, ou si vous avez été en contact avec une huile essentielle, il est tout de même préférable de les prélever par l'intermédiaire du bouchon doseur, prévu à cet effet.

Est-il vrai qu'il ne faut pas les avaler comme une pilule classique ?

L'absorption idéale du granule ou de la dose homéopathique est perlinguale, c'est-à-dire qu'on laisse fondre le médicament sous la langue, ce qui réclame quelques minutes. De cette façon, le principe actif passe directement dans le réseau sanguin, sans être ralenti par les barrières digestives, et agit donc de manière plus efficace et plus rapide.

Mais il est bien évident que si le médicament homéopathique est destiné à un bébé ou à un animal, on devra adopter d'autres modes d'administration.

Comment donner de l'homéopathie à un bébé ou à un animal ?

Pour un bébé, je préfère donner le médicament homéopathique sous forme de gouttes (en recommandant à la maman de bien agiter le flacon avant de l'administrer à son enfant). Mais les gouttes seront alors sans alcool, avec l'inconvénient de ne se conserver que très peu de temps. Il faut garder le médicament au réfrigérateur, le consommer en quelques jours et ne pas hésiter à le jeter au-delà de 5 à 6 jours.

On peut aussi dissoudre les granules dans du lait. Le granule étant composé de lactose et de saccharose, il y fond très bien, de même que dans l'eau. Le biberon est un très bon vecteur. En le tétant, le

bébé absorbera rapidement le médicament, par voie perlinguale.
Un granule se glissera aussi au milieu de la pâtée du chat ou du chien, ou au cœur d'une pomme qu'on donnera à croquer à un cheval.

Est-il vrai qu'il ne faut pas les prendre pendant ou après le repas ?

L'absorption idéale étant perlinguale, comme on vient de le voir, il est préférable de prendre le médicament homéopathique une demi-heure avant le repas, ou carrément une heure au moins après.
En effet, lorsque vous mangez, il se produit une saturation de votre absorption perlinguale ; le médicament risque d'être moins vite assimilé. En règle générale, il est préférable de prendre son homéopathie loin des repas.

Est-il vrai que certains produits nuisent à l'efficacité de l'homéopathie ?

Il peut effectivement y avoir des incompatibilités. Il faut d'abord éviter la camomille, antidote général de tout produit homéopathique, ainsi que les huiles essentielles. N'ouvrez jamais un flacon d'essences à côté d'un médicament homéopathique : cela pourrait inhiber son action. En effet, ce dernier se présente sous forme de dilution infinitésimale, alors que les huiles essentielles sont très concentrées et ont une action très puissante. C'est pour cette raison que l'on ne fabrique jamais dans le même local des produits homéopathiques et des produits à base d'huiles essentielles.
Il est préférable enfin d'écarter les excitants, de façon générale, comme le café ou la menthe. Ils provoquent une légère constriction des papilles, qui ralentit l'absorption de la substance active.
Mais il ne s'agit pas d'interdire complètement la menthe ! Il est juste préférable d'éloigner la prise du médicament homéopathique d'un brossage des dents, d'un bonbon mentholé ou d'une tisane de menthe, par exemple.

Est-il vrai que le médicament n'a plus d'activité après la date de péremption inscrite sur les tubes de granules ?

- Les tubes de granules ou de globules peuvent être utilisés après la date de péremption, de même que les gouttes en dilution et en solution alcoolique.
- Les teintures mères ou TM ou en mélange de TM ne doivent pas être utilisées après la date de péremption car il peut y avoir précipitation des principes actifs, évaporation du solvant.

- Dans tous les cas, il faut conserver les médicaments homéopathiques à l'abri de la lumière, de la température, de l humidité.

• PENDANT COMBIEN DE TEMPS FAUT-IL POURSUIVRE UN TRAITEMENT ?

La durée du traitement dépend évidemment du type de pathologie.

Symptômes locaux, pathologie aiguë

Si les symptômes sont locaux ou la pathologie aiguë (rhume, crise d'asthme, poussée d'eczéma...), on prend le médicament en basse dilution (4/5 CH), 4 à 5 fois par jour, jusqu'à ce que les symptômes régressent.
Lorsque la personne se sent mieux, il faut espacer les prises et les arrêter totalement dès que les symptômes disparaissent. En effet, la poursuite du traitement risque de provoquer une pathogénésie, c'est-à-dire une pathologie ou des symptômes déclenchés non pas par la maladie, mais par la prise répétée et exagérée du même médicament.
Considérons l'exemple d'une personne qui tousse depuis plus d'un mois. Soignée à l'aide de DROSERA, elle poursuit son traitement alors que les symptômes commencent à se calmer. Aujourd'hui, elle tousse encore, mais sa toux est maintenant entretenue par le médicament : il lui suffira d'arrêter de le prendre pour que les symptômes disparaissent complètement.
Des troubles complètement différents de la pathologie initiale peuvent aussi apparaître : j'ai vu le cas d'une personne qui avait été soignée par SEPIA pour des cystites à répétition. Au fil du temps, le médicament a provoqué une petite dépression qui, heureusement, a pu être enrayée par le simple arrêt du médicament.

Symptômes généraux

En cas de traitement sur un terrain plus général (fatigue, grossesse...), il faut choisir des dilutions moyennes (7/9 CH), absorber les médicaments régulièrement de façon répétée (2 à 3 fois par jour) et arrêter dès que le malade se sent mieux.

Symptômes chroniques ou psychiques

En cas de pathologie chronique (rhumatismes...) ou psychique, on choisit des dilutions très hautes (15/30 CH) que l'on administre régulièrement en prises espacées, comme par exemple une fois par semaine ou une fois par mois.

Si les symptômes persistent

En cas de pathologie aiguë, comme un rhume, si les symptômes persistent au-delà de 2 ou 3 jours sans amélioration, c'est peut-être parce que :

- vous avez choisi le « mauvais » médicament, il est inefficace pour traiter votre symptôme : il faut l'arrêter et le changer, en vous faisant aider au besoin d'un médecin ou d'un pharmacien homéopathe ;
- vous avez pris votre médicament pendant trop longtemps : il faut l'arrêter ;
- vous êtes en train de passer à côté d'une maladie plus grave : il faut consulter.

QUEL TRAITEMENT POUR QUEL SYMPTÔME ?

Identifiez vos symptômes et soignez-les

- **OÙ AVEZ-VOUS MAL ?**

Localisez votre symptôme

LES MAINS ET LES PIEDS

LE SQUELETTE

LA CIRCULATION SANGUINE

LA PEAU

LE PSYCHISME

ÉTAT GENERAL

• TOUS LES SYMPTÔMES ET LEURS TRAITEMENTS

Rappelez-vous : dans le cadre de tout traitement homéopathique, il faut espacer les prises lorsque vous vous sentez mieux et arrêter les médicaments dès la fin des symptômes. Les posologies suivantes correspondent donc aux prescriptions de début de traitement. Elles comportent volontairement rarement des indications de durée. À vous de les adapter en fonction de vos réactions…

■ ABATTEMENT

Voir : Apathie – Asthénie, page 60 et Fatigue – Faiblesse, page 123.

■ ABCÈS, FURONCLE, PANARIS

Infection cutanée avec concentration de pus. Dans le cas d'un furoncle, les staphylocoques sont souvent en cause.
Au début, vous observez juste une tache rouge et douloureuse avec un point blanc, plus ou moins jaunâtre au milieu, puis le pus s'accumule. La douleur peut être très vive ; vous êtes sensible au moindre effleurement.

Indications	Traitement
L'abcès est rouge, chaud voire brûlant, et douloureux	BELLADONA 5 CH 2 granules 3 fois par jour
L'abcès est prêt à percer : utilisez ce qu'on appelle le « bistouri homéopathique »	MYRISTICA 5 CH 2 granules 3 fois par jour
L'abcès commence à couler	*Pour activer la suppuration* HEPAR SULFUR 5 CH 2 granules 3 fois par jour *associé à* PYROGENIUM 9 CH 2 granules 3 fois par jour
Le pus est sorti	*Pour réguler, puis arrêter la suppuration* HEPAR SULFUR 9 CH 2 granules 3 fois par jour *puis* HEPAR SULFUR 15 CH 2 granules 3 fois par jour

Les alentours de l'abcès sont violets, la douleur est vive et vous avez de la fièvre	*En attendant de voir le médecin ou en association avec une antibiothérapie* TARENTULA CUBENSIS 5 CH 2 granules 3 fois par jour *associé à* PYROGENIUM 9 CH 2 granules 3 fois par jour
Ces infections reviennent de façon chronique et vous êtes sensible au froid	SILICEA 5 CH 2 granules 3 fois par jour *associé à* PYROGENIUM 9 CH 2 granules 3 fois par jour
Il s'agit d'un furoncle	*Ajoutez dans tous les cas* STAPHYLOCOCCINUM 5 CH 2 granules 3 fois par jour
En cas d'intervention chirurgicale, si l'abcès a été ouvert à l'aide d'un objet pointu	*Ajoutez* HYPERICUM PERFORATUM 5 CH 2 granules 3 fois par jour
En cas d'intervention chirurgicale, si l'abcès a été ouvert à l'aide d'un objet tranchant comme un bistouri	*Ajoutez* STAPHYSAGRIA 5 CH 2 granules 3 fois par jour
Dans tous les cas	*En application locale* CRÈME AU CALENDULA *ou* CALENDULA teinture mère *ou* ECHINACEA teinture mère *ou* MIMOSA TENUFLORA teinture mère
Il s'agit d'un abcès dentaire	CALENDULA teinture mère à 5 % 10 gouttes 3 fois par jour dans un verre d'eau

Conseils :

Ne triturez pas un abcès, ne cherchez pas à le presser, à le percer ou à le vider manuellement.

Une consultation médicale rapide s'impose si :

- il est situé sur la figure ou près des parties génitales,
- il ne guérit pas ou il entraîne une poussée de furoncles : un traitement antibiotique peut parfois être indispensable,
- il s'agit d'un abcès dentaire,

- vous avez de la fièvre,
- il s'agit d'abcès à répétition pouvant révéler un terrain diabétique.

■ ACCOUCHEMENT

Voir : Grossesse, page 137.

■ ACNÉ

Les « boutons » de la puberté. Sous l'afflux des hormones assurant l'apparition des attributs sexuels, les glandes sébacées, qui fabriquent en permanence un sébum protecteur pour la peau, ont tendance à se dérégler. Ce déséquilibre provoque la formation de comédons (petits points noirs) et de petits kystes fermés sur le front, le menton et parfois sur la totalité du visage. Leur inflammation peut mener à des pustules, parfois bourgeonnantes.

Indications	Traitement
L'acné se situe autour des lèvres, sur une peau sèche	NATRUM MURIATICUM 5 CH 2 granules 3 fois par jour
L'acné se situe sur le front et le dos	SULFUR IODATUM 5 CH 2 granules 3 fois par jour
Il s'agit d'une acné rebelle qui suppure et laisse des cicatrices	KALIUM BROMATUM 5 CH 2 granules 3 fois par jour
La peau est grasse et vous vous sentez fatigué	SELENIUM 5 CH 2 granules 3 fois par jour
La peau n'est pas saine, vous avez souvent trop chaud, l'eau et la chaleur augmentent vos démangeaisons	SULFUR 5 CH 2 granules 3 fois par jour
L'acné est due à un staphylocoque	STAPHYLOCOCCINUM 5 CH 2 granules 3 fois par jour *associé à* PYROGENIUM 9 CH 2 granules 3 fois par jour
L'acné est aggravée avant les règles et régresse quand elles arrivent	*Avec l'accord de votre médecin homéopathe* FOLLICULINUM 9 CH 1 dose, le 14e jour du cycle

Du pus s'écoule	*Pour accélérer l'élimination* HEPAR SULFUR 5 CH 2 granules 3 fois par jour *associé à* PYROGENIUM 9 CH 2 granules 3 fois par jour

Conseils :
Ne pressez pas, n'éclatez pas, ne triturez pas ! Bien sûr, l'image de soi est importante, surtout à l'adolescence, et se voir « défiguré » est difficile à supporter, mais vous n'arrangerez rien en tripotant vos boutons sans arrêt, au contraire ! Vous ne ferez que créer des rougeurs et des irritations supplémentaires ; de plus, les toxines et les microbes risquent alors d'envahir votre sang…
Côté alimentation, oubliez les produits trop gras (saucissons, chips, etc.). Mangez sain, buvez beaucoup, et dites-vous bien : la puberté est une étape indispensable à la construction d'un être humain, et elle n'a qu'un temps !

■ ACOUPHÈNE

Voir : Bourdonnements d'oreille, page 74.

■ AÉROPHAGIE (éructations, rots), BALLONNEMENTS

Rots et renvois d'air et de gaz (l'aérophagie), en général liés à des gonflements de l'abdomen (les ballonnements) et à des troubles digestifs, le tout pouvant apparaître en « rafale ».

Indications	Traitement
Les ballonnements sont situés sous le nombril, ils apparaissent dès le début du repas et/ou entre 16 h et 20 h	LYCOPODIUM 5 CH 2 granules 3 fois par jour
Les ballonnements sont situés au-dessus du nombril	CARBO VEGETABILIS 5 CH 2 granules 3 fois par jour
Les ballonnements sont situés dans l'ensemble de ces deux zones	CHINA RUBRA 5 CH 2 granules 3 fois par jour
Vous souffrez d'une remontée de ballonnements avec une impression d'étouffement au niveau de la poitrine	ASA FOETIDA 5 CH 2 granules 3 fois par jour

Vos ballonnements s'accompagnent de diarrhées abondantes, liquides et en jet	PODOPHYLLUM PELTATUM 5 CH 2 granules 3 fois par jour
Vos ballonnements s'accompagnent de troubles hépatiques et de constipation	RAPHANUS SATIVUS 5 CH 2 granules 3 fois par jour
Votre aérophagie, soulagée quand vous êtes assis, vous rend asthénique	KALIUM CARBONICUM 5 CH 2 granules 3 fois par jour

Voir aussi : Reflux acides, page 186.

Conseils :

- Mangez lentement et mastiquez bien pendant les repas.
- Mangez au calme et à des heures régulières.
- Évitez les occasions d'avaler de l'air en dehors des repas (chewing-gum).
- Évitez tous les aliments qui « fermentent » facilement (chou, choucroute, haricots…) ainsi que les boissons gazeuses.
- Faites appel aux aromates. Le cumin est fréquemment utilisé dans la cuisine méditerranéenne pour aromatiser les haricots, dont il facilite la digestion. Il atténue aussi la formation de gaz, comme l'anis vert.

■ ALCOOLISME

Abus régulier d'alcool avec phénomène de dépendance. L'alcoolisme est très difficile à traiter par homéopathie, mais on peut aider à influencer le comportement du malade.

Indications	Traitement
Vous ressentez une aggravation de votre état et une somnolence après le repas, ou vous voulez prévenir une éventuelle gueule de bois	NUX VOMICA 5 CH 2 granules ½ heure avant le repas
Votre alcoolisme est mondain ou professionnel	NUX VOMICA 5 CH 2 granules ½ heure avant le repas
Votre alcoolisme s'accompagne de logorrhée, votre visage est rouge voire violacé et vous ne supportez rien qui enserre votre cou (collier, cravate, col roulé…)	LACHESIS 9 CH 2 granules 3 fois par jour

L'alcoolisme s'accompagne de tics nerveux	AGARICUS MUSCARIUS 5 CH 2 granules 3 fois par jour
L'alcoolisme est installé	ETHYLICUM 7 CH 2 granules 3 fois par jour *Répéter la prise à chaque envie de boire*
L'alcoolisme est installé depuis longtemps et s'accompagne d'une cirrhose, de reflux acides et de tremblements	SULFURICUM ACIDUM 5 CH 2 granules 3 fois par jour

Conseils :
L'alcoolisme est un symptôme grave, qui peut engendrer d'autres maladies tout aussi graves (cirrhose du foie, cancers, etc.). Le patient qui en est atteint a besoin d'aide. La consultation d'un médecin et/ou d'un psychologue est indispensable.

■ ALLAITEMENT

Ce n'est pas une maladie, mais allaiter son bébé peut être plus difficile que prévu (manque de lait ou engorgement) et provoquer quelques troubles (crevasses au sein…).

Indications	Traitement
Montée de lait	
Pour favoriser la montée de lait	AGNUS CASTUS 5 CH 2 granules 3 fois par jour
Pour améliorer l'allaitement et favoriser la montée de lait	PULSATILLA 9 CH 2 granules 3 fois par jour
Pour activer la production de lait	BARYTA CARBONICA 9 CH 2 granules 3 fois par jour
Pour activer l'allaitement	RICINUS COMMUNIS 5 CH 2 granules 3 fois par jour
Engorgement des seins	
Les seins sont gonflés, rouges et douloureux	BELLADONA 5 CH 2 granules 3 fois par jour
Les seins sont durs, lourds et douloureux	BRYONIA 5 CH 2 granules 3 fois par jour
Crevasses	
Il y a formation de crevasses	GRAPHITES 5 CH 2 granules 3 fois par jour

Sevrage	
Pour tarir la sécrétion lactée	*Pendant 3 à 4 jours* RICINUS COMMUNIS 15 CH 2 granules 3 fois par jour *associé à* PULSATILLA 5 CH 2 granules 3 fois par jour

Conseils :
Beaucoup d'eau, du repos et de l'amour : voilà en général tout ce dont une mère a besoin pour réussir son allaitement. Mais il suffit parfois de mal positionner son bébé pendant la tétée, ou d'un manque de confiance en soi pour en compromettre le bon déroulement. Ne restez pas isolée face à votre problème : parlez-en autour de vous, aux sages-femmes à la maternité, aux associations dédiées à l'allaitement, à votre mère, à vos amies. Rien ne vaut l'expérience des autres pour retrouver ces gestes naturels qui assurent au bébé une alimentation irremplaçable pendant les premiers temps de sa vie, et à la maman des moments de tendresse et de complicité inoubliables.
Pour tarir la production de lait à la fin de l'allaitement, buvez une limonade purgative ou aidez-vous d'un laxatif ou d'un purgatif, c'est très efficace ! Mais attention, dans ce cas, arrêtez totalement de donner le sein à votre bébé, qui risquerait sinon d'ingurgiter ces substances…

■ ALLERGIES

Réactions exagérées à des substances dites allergènes, très nombreuses : poussières de maison, acariens, venins d insectes, poils d'animaux, pollens, aliments (crustacés, lait, cacahuète, soja…), médicaments, pollutions, pesticides, métaux lourds, teintures, maquillage, savons, fibres vestimentaires, climat (humidité, froid), soleil…
Les allergies peuvent provoquer de l'asthme, des œdèmes, des toux, des écoulements du nez, des inflammations, des eczémas, de l'urticaire...

Indications	Traitement
LES ALLERGIES ORL	
Les yeux coulent et sont irrités	HISTAMINUM 5 CH 2 granules 3 fois par jour *associé à* EUPHRASIA 5 CH 2 granules 3 fois par jour
L'allergie provoque des éternuements en salve	HISTAMINUM 5 CH 2 granules 3 fois par jour, ou plus en cas de crise aiguë *associé à* SABADILLA 5 CH 2 granules 3 fois par jour
Les ailes du nez sont irritées	HISTAMINUM 5 CH 2 granules 3 fois par jour *associé à* ALLIUM CEPA 5 CH 2 granules 3 fois par jour
LES ALLERGIES RESPIRATOIRES	
L'allergie provoque de la toux	POUMON HISTAMINE 5 CH 2 granules 3 fois par jour *ou* POUMON HISTAMINE 9 CH 1 dose *associé à* Un antitussif homéopathique, à choisir selon la toux (Voir : Toux, page 205 et Complexes, page 272)
Les bronches sont encrassées, vous avez des difficultés à expectorer mais vous vous sentez mieux ensuite	ANTIMONIUM TARTARICUM 5 CH 2 granules 3 fois par jour
L'allergie provoque une crise d'asthme	ETHYL SULFUR DICHLORATUM 5 CH 2 granules 3 à 4 fois par jour *associé à* POUMON HISTAMINE 5 CH 2 granules 3 fois par jour *(Voir aussi : Asthme, page 69)*
C'est une allergie aux pollens, graminées, arbres, etc.	POLLENS 5 CH 2 granules 3 fois par jour

LES ALLERGIES CUTANÉES	
Il s'agit d'une allergie au soleil : la peau est rouge, chaude et douloureuse, elle brûle	BELLADONA 5 CH 2 granules 3 fois par jour
Il s'agit d'une allergie au soleil : elle provoque un œdème rosé (comme une piqûre d'insecte) soulagé par le frais, voire par le froid (application de glace)	APIS MELLIFICA 5 CH 2 granules 3 fois par jour
Il s'agit d'une allergie au soleil qui se manifeste par de grosses cloques	CANTHARIS 5 CH 2 granules 3 fois par jour
Il s'agit d'une allergie au soleil : elle se présente sous forme de brûlures et d'ulcérations	MURIATICUM ACIDUM 5 CH 2 granules 3 fois par jour
L'allergie est due à un contact (colorant, maquillage, métal…), un aliment, un médicament ou un vaccin	HISTAMINUM 5 CH 2 granules 3 fois par jour *associé à* ISOTHÉRAPIQUE de la substance allergène 5 CH 2 granules 3 fois par jour *puis* ISOTHÉRAPIQUE de la substance allergène 7 CH 2 granules 3 fois par jour *(voir les conseils ci-dessous)*
L'allergie s'accompagne d'urticaire	URTICA URENS 5 CH 2 granules 3 fois par jour
DANS TOUS LES CAS	
L'allergie est ancienne	Mêmes indications, mais augmentez les dilutions à 9 CH, voire 15 CH pour les allergies très anciennes

Conseils :
Il est évident qu'il vaut mieux éviter, dans la mesure du possible, les substances auxquelles vous êtes allergique, à condition d'en avoir identifié l'origine. En cas d'allergie grave ou très handicapante, une désensibilisation peut aussi être un recours efficace.

Dans tous les cas, si vous connaissez la cause de vos symptômes, vous pouvez vous faire prescrire l'isothérapique de la substance responsable : si vous êtes allergique à la poussière de votre maison ou à un pollen particulier, il suffit de fournir à votre pharmacien un échantillon de cette poussière ou de ce pollen : elle servira de matière première à la fabrication du médicament, que vous prendrez pendant 4 semaines :

- la première semaine en 5 CH (2 granules 3 fois par jour),
- la deuxième semaine en 7 CH (2 granules 3 fois par jour),
- la troisième semaine en 9 CH (2 granules 3 fois par jour),
- la quatrième semaine en 15 CH (2 granules 3 fois par jour).

Par exemple, si vous êtes allergique à la pollution parisienne, vous pouvez prendre POLLUTION PARISIENNE DE PIC 2 (Laboratoires Rocal), à raison de 2 granules 3 fois par jour.

ISOTHÉRAPIQUE

Un isothérapique est un médicament fabriqué à partir de la substance qui vous rend malade. Il vous suffit d'apporter un peu de cette substance, quelle qu'elle soit, dans une pharmacie. Celle-ci la transmettra au laboratoire qui pourra ainsi fabriquer votre médicament personnalisé.

AMAIGRISSEMENT

Perte de poids soudaine ou continue. L'amaigrissement est souvent lié à un régime, mais peut être aussi le symptôme d'une affection, spécialement quand vous avez toujours de l'appétit.

Indications	Traitement
Pour un adolescent qui grandit trop rapidement et se fatigue très vite, même s'il est dynamique au départ	NATRUM MURIATICUM 5 CH 2 granules 3 fois par jour *associé à* PHOSPHORUS 9 CH 1 dose par semaine *et à* KALIUM PHOSPHORICUM 5 CH 2 granules 3 fois par jour
Si de plus cet adolescent est frileux	*Ajoutez aux médicaments précédents* SILICEA 5 CH 2 granules 3 fois par jour
Vous maigrissez sans perdre l'appétit, vous brûlez tout, vous avez toujours chaud (vous avez peut-être des problèmes thyroïdiens), vous êtes agité	*Pour réguler l'action de la thyroïde* IODUM 9 CH 1 dose par semaine *ou* THYROÏDEA 9 CH 1 dose par semaine *Pour freiner l'action de la thyroïde* IODUM 15 CH 1 dose par semaine *ou* THYROÏDEA 15 CH 1 dose par semaine
Votre appétit n'est pas diminué, mais vous maigrissez surtout du haut du corps et vous devenez apathique et frileux	NATRUM MURIATICUM 5 CH 2 granules 3 fois par jour *associé à* SILICEA 9 CH 1 dose 2 fois par semaine
Vous devenez faible, amaigri et frileux, votre résistance aux infections diminue	TUBERCULINUM AVIAIRE 9 CH 2 granules 3 fois par jour

Voir aussi : Appétit (manque d'), page 66.

Conseils :
En cas d'amaigrissement inexpliqué et prolongé, il faut penser à d'éventuels problèmes thyroïdiens, dont mieux vaut confier le traitement à un médecin. Un diagnostic peut s'avérer indispensable.

■ ANÉMIE

Baisse du taux de globules rouges dans le sang. Vous vous sentez faible et très fatigué.
L'homéopathie ne peut traiter que les anémies bénignes, conséquences d'une maladie.

Indications	Traitement
L'anémie intervient après une maladie éruptive (rougeole, varicelle, etc.)	CHINA RUBRA 5 CH 2 granules 3 fois par jour
L'anémie intervient après une maladie inflammatoire	FERRUM PHOSPHORICUM 5 CH 2 granules 3 fois par jour
L'anémie intervient après une hémorragie (perte de sang)	PHOSPHORUS 9 CH 1 dose *associé à* CHINA RUBRA 5 CH 2 granules 3 fois par jour

Conseils :
Si elle se prolonge, l'anémie nécessite toujours une consultation médicale. Elle peut cacher une autre maladie plus grave, et parfois, une transfusion peut être nécessaire. Dans tous les cas, une numération sanguine et un diagnostic précis sont indispensables. Cela peut être vital.
Pour les anémies bénignes, une alimentation riche en fer peut aider l'organisme, à condition d'assimiler le fer correctement. Pour vous y aider, pensez à FERRUM PHOSPHORICUM en sels de Schuessler 6 DH, à raison de 2 comprimés 3 fois par jour.

■ ANGINE, INFLAMMATION DES AMYGDALES, MAL DE GORGE, PHARYNGITE

Affection douloureuse de la gorge et des amygdales, parfois d'origine virale. Vous avez de la fièvre et des difficultés à avaler. Il faut distinguer l'angine rouge de l'angine blanche.

Indications	Traitement
ANGINE ROUGE	
Vous avez la gorge rouge, des difficultés à avaler et une température élevée	BELLADONA 5 CH 2 granules 3 fois par jour
Vous avez la gorge rouge et la bouche sèche, du mal à avaler, une température élevée et des difficultés à saliver, une grande soif, des pupilles dilatées. Vous supportez très mal la lumière	BELLADONA 9 CH 2 granules 3 fois par jour
Vos amygdales sont rouges et comme striées de vermillon	PHYTOLACCA 5 CH 2 granules 3 fois par jour
Les amygdales sont dures et enflées, surtout chez un enfant un peu gras et placide	BARYTA CARBON CA 5 CH 2 granules 3 fois par jour
L'angine s'est déclarée après une exposition au froid humide	DULCAMARA 5 CH 2 granules 3 fois par jour
Il y a un léger œdème au niveau du cou, vous avez des difficultés à avaler mais vous n'avez pas soif et une application de glace vous fait du bien	APIS MELLIFICA 5 CH 2 granules 3 fois par jour *ou* APIS MELLIFICA 9 CH 1 dose
Une douleur « en écharde » dans le fond de la gorge, augmentée par votre rythme effréné, vous fait tousser	ARGENTUM NITRICUM 5 CH 2 granules 3 fois par jour
Vous ressentez une douleur brûlante, comme si vous aviez du poivre dans la gorge	CAPSICUM ANNUUM 5 CH 2 granules 3 fois par jour
Vous ressentez une douleur en point, qui n'irradie pas	KALIUM BICHROMICUM 5 CH 2 granules 3 fois par jour
ANGINE BLANCHE	
Vous salivez beaucoup, votre langue est blanche, vous avez mauvaise haleine et des frissons	MERCURIUS SOLUBILIS 9 CH 2 granules 3 fois par jour
L'angine se situe à droite	MERCURIUS PROTO-IODATUS 5 CH 2 granules 3 fois par jour

Vous avez des angines droites à répétition et des problèmes de foie	MERCURIUS PROTO-IODATUS 5 CH 2 granules 3 fois par jour *associé à* LYCOPODIUM 5 CH 2 granules 3 fois par jour
L'angine se situe à gauche	MERCURIUS BI-IODATUS 5 CH 2 granules 3 fois par jour
Vous avez des angines à gauche à répétition, des bleus spontanés et vous parlez beaucoup	MERCURIUS BI-IODATUS 5 CH 2 granules 3 fois par jour *associé à* LACHESIS 9 CH 2 granules 3 fois par jour
Il y a de petites ulcérations dans la gorge	MERCURIUS CORROSIVUS 5 CH 2 granules 3 fois par jour
Il y a un voile dans le palais et les amygdales sont blanches	*En attendant de consulter le médecin* MERCURIUS CYANATUS 5 CH 2 granules toutes les heures
DANS TOUS LES CAS	
En bain de bouche	PHYTOLACCA teinture mère *et* CALENDULA teinture mère 10 gouttes de chaque dans un verre d'eau

Voir aussi : Laryngite, page 156 et Enrouement, page 117.

Conseils :
Si le traitement homéopathique ne fait pas d'effet dans les 2 ou 3 jours, il faut consulter un médecin qui établira un diagnostic précis. Attention toutefois, les antibiotiques, souvent proposés pour guérir les angines, sont totalement inefficaces en cas d'origine virale. Mais s'ils sont indispensables, accompagnez-les des traitements homéopathiques cités ci-dessus, vous les supporterez mieux.

■ ANGOISSE

Profonde inquiétude, qui provoque des manifestations de la peur. Vous avez des palpitations, des difficultés à respirer, la gorge serrée et des crampes d'estomac, vous vous sentez inhibé psychiquement et impuissant à réagir.

Ces symptômes peuvent apparaître avant la survenue d'un événement que vous appréhendez ou dans une situation que vous redoutez. À force, ils sont capables de perturber vos capacités d'adaptation et de pourrir votre vie quotidienne.

Indications	Traitement
Vous êtes agité, vous avez l'impression d'avoir une boule dans la gorge, votre angoisse est apaisée par la distraction et elle vous occasionne des réactions paradoxales (vous pourrez engloutir une choucroute en compagnie d'une personne que vous aimez, mais vous serez incapable d'avaler un yaourt en compagnie de quelqu'un que vous n'aimez pas, par exemple…)	IGNATIA AMARA 5 CH 2 granules 3 fois par jour
L'angoisse arrive avant un examen, c'est le trac qui inhibe : vous êtes incapable de sortir un mot, vous avez l'impression d'avoir les jambes « coupées »	GELSEMIUM 9 CH 2 granules la veille de l'examen 2 granules ½ heure avant l'examen 2 granules pendant l'épreuve
L'angoisse est consécutive à un accident	ARNICA MONTANA 15 CH 2 granules 3 fois par jour
L'angoisse est provoquée par la fièvre mais vous n'avez pas soif, vous êtes abattu et vous tremblez	GELSEMIUM 9 CH 2 granules 3 fois par jour
Vous êtes agité, sujet aux réveils nocturnes, vous devenez maniaque, vous avez des idées morbides	ARSENICUM ALBUM 9 CH 2 granules 3 fois par jour *ou si les troubles psychiques sont très importants* ARSENICUM ALBUM 15 CH 2 granules 3 fois par jour
Vous êtes très agité, vous souffrez de vertiges et vous voudriez avoir tout terminé avant d'avoir commencé	ARGENTUM NITRICUM 9 CH 2 granules 3 fois par jour *ou si les troubles psychiques sont très importants* ARGENTUM NITRICUM 15 CH 2 granules 3 fois par jour

L'anxiété vous emmène vers la dépression et vous incite à vous isoler	SEPIA 15 CH 2 granules 3 fois par jour
L'anxiété s'accompagne d'une légère paranoïa ou de jalousie et vous parlez sans arrêt	LACHESIS 15 CH 2 granules 3 fois par jour
L'anxiété s'accompagne de pertes de mémoire et vous vous sentez mieux quand vous mangez, ce qui vous amène à grignoter sans arrêt	ANACARDIUM ORIENTALIS 9 CH 2 granules 3 fois par jour

Conseils :
Lors d'une crise d'angoisse passagère, respirez ! Quelques exercices respiratoires (profondes inspirations et expirations à fond) peuvent aider à surmonter les difficultés, retrouver son calme et prendre du recul face à la situation anxiogène. Mais en cas d'anxiété grave ou d'angoisses accompagnées d'idées suicidaires ou dépressives, mieux vaut consulter rapidement un psychologue ou un psychiatre pour ne pas risquer de laisser empirer la situation.

■ ANXIÉTÉ

Voir : Angoisse, page 58.

■ APATHIE, ASTHÉNIE, ABATTEMENT

Affaiblissement physique ou psychique, avec absence de réaction et de dynamisme. Vous devenez indifférent à tout, sans désirs ni émotions. L'apathie peut être physique ou psychique.

Indications	Traitement
Vous êtes abattu dès le début de la journée, vous somnolez et vous êtes presque amorphe, ralenti physiquement et psychiquement, vous prenez du poids et devenez de plus en plus frileux	*En traitement d'attaque* BARYTA CARBONICA 5 CH 2 granules 3 fois par jour *puis à la fin du tube* BARYTA CARBONICA 9 CH 1 dose par semaine pendant 1 mois *puis* BARYTA CARBONICA 15 CH 1 dose par semaine pendant 1 mois

Vous avez des pertes de mémoire, vous êtes lent, vous souffrez en fait d'un ralentissement général (règles en retard, retard scolaire, etc.)	BARYTA CARBONICA 9 CH 2 granules 3 fois par jour
Vous êtes abattu depuis longtemps avec ce qu'on appelle une « chronicité de lenteur »	BARYTA CARBONICA 15 CH 2 granules 3 fois par jour *ou* 1 dose par semaine
Il s'agit d'un enfant qui somnole dans la journée, il a des coups de pompe, il manque de concentration scolaire et il est de typologie phosphorique	KALIUM PHOSPHORICUM 9 CH 2 granules 3 fois par jour
Dans le cas d'une fatigue scolaire, physique et psychique, pour les carboniques	BARYTA CARBONICA 9 CH 1 dose par semaine *ou* RANA BUFO 9 CH 1 dose par semaine
Il s'agit d'un étudiant qui se plaint de trous de mémoire	KALIUM PHOSPHORICUM 9 CH 2 granules 3 fois par jour *associé à* PHOSPHORICUM ACIDUM 9 CH 1 dose 2 fois par semaine *ou* 2 granules 3 fois par jour
Vous avez des coups de pompe, vous souffrez d'affaiblissement général, vous avez souvent froid, les ongles cassants et vous êtes de typologie carbonique	GRAPHITES 9 CH 2 granules 3 fois par jour
Vous êtes un senior (surtout si vous êtes aussi hypertendu)	BARYTA CARBONICA 9 CH 2 granules 2 fois par jour
Vous êtes « assommé » par une forte température (dans le cas d'une grippe, par exemple), vous éprouvez même des difficultés à ouvrir les yeux, vous tremblez mais vous n'avez pas soif	*En association avec d'autres médicaments pour les courbatures, par exemple* GELSEMIUM 5 CH 1 dose, éventuellement répétée le lendemain *ou* 2 granules 3 fois par jour

Vous devenez amorphe avant un examen ou un événement important (entretien d'embauche, permis de conduire, etc.), vous vous sentez comme au bord d'un gouffre, vous n'arrivez pas à rassembler vos idées ou à réfléchir et vous tremblez, vous avez l'impression d'avoir les « jambes coupées » et vous pouvez avoir une diarrhée	GELSEMIUM 9 CH 2 granules la veille de l'examen 2 granules ½ heure avant l'examen 2 granules (si possible) pendant l'épreuve
L'apathie intervient après une anesthésie, vous ne sentez plus la douleur, vous somnolez dans la journée mais vous êtes excité le soir	OPIUM 9 CH 2 granules 3 fois par jour *et pour « dépolluer » l'organisme, évacuer les substances médicamenteuses* NUX VOMICA 5 CH 2 granules 3 fois par jour
Votre asthénie est due à une radiothérapie ou à une exposition à des rayons	RADIUM BROMATUM 5 CH 2 granules 3 fois par jour
Vous êtes abattu après avoir fait du sport ou être allé au ski, vous avez des courbatures	ARNICA MONTANA 9 CH 2 granules 3 fois par jour *associé à* RHUS TOXICODENDRON 9 CH 2 granules 3 fois par jour
Vous êtes abattu après un long voyage et vous souffrez du décalage horaire et de l'altitude	COCA 5 CH 2 granules 3 fois par jour *associé à* COCCULUS INDICUS 5 CH 2 granules ½ heure avant de partir *et à* MELATONINUM 7 CH 2 granules ½ heure avant de partir 2 granules au début du voyage *puis* 2 granules toutes les 3 heures pendant le voyage *et* 2 granules au coucher, une fois arrivé

Vous êtes surchargé de travail, vous somnolez après le repas et une courte sieste vous fait le plus grand bien	NUX VOMICA 5 CH 2 granules ½ heure avant le repas
Vous somnolez après le repas, vous vous endormez devant la télévision mais les soucis vous empêchent de dormir une fois au lit	NUX VOMICA 9 CH 2 granules au coucher

Voir aussi : Faiblesse – Fatigue, page 123.

Conseils :
Si vous êtes vraiment abattu et que ces médicaments n'agissent pas, il faut être vigilant : ce symptôme peut cacher un problème plus profond, comme une dépression, une grave infection virale ou même une tumeur au cerveau. Si les symptômes persistent, consultez un médecin qui pourra poser un diagnostic précis, avec éventuellement des examens complémentaires. L'homéopathie sera de toute façon toujours utile pour améliorer votre confort.

■ APHTE

Petite ulcération douloureuse sur les muqueuses de la bouche (intérieur des joues, langue, gencive). Vous éprouvez comme des brûlures, surtout au contact des aliments acides ou salés.

Indications	Traitement
L'aphte est situé à l'intérieur des joues, il est blanc et douloureux	BORAX 5 CH 2 granules 3 fois par jour
L'aphte est légèrement fissuré, douloureux, très sensible au chaud et au froid et il saigne	BORAX 5 CH 2 granules 3 fois par jour *associé à* NITRICUM ACIDUM 5 CH 2 granules 3 fois par jour
L'aphte est douloureux et brûlant, il forme une petite cloque	CANTHARIS 5 CH 2 granules 3 fois par jour
L'aphte est blanc, ainsi que la langue, vous salivez beaucoup et vous avez mauvaise haleine	MERCURIUS SOLUBILIS 5 CH 2 granules 3 fois par jour

L'aphte est fissuré et sanguinolent, avec une langue blanche et épaisse	MERCURIUS CORROSIVUS 5 CH 2 granules 3 fois par jour *ou si la douleur est importante* 2 granules 6 à 8 fois par jour
Les aphtes sont plus douloureux la nuit et votre bouche est rouge foncé	LACHESIS 5 CH 2 granules 3 fois par jour *ou si vous êtes très volubile* LACHESIS 9 CH 2 granules 3 fois par jour

Conseils :
Une bonne hygiène buccale ne peut pas faire de mal : lavez-vous les dents et rincez-vous la bouche régulièrement ! Des bains de bouche au bicarbonate peuvent améliorer l'état buccal général en régulant son pH. Vous pouvez aussi utiliser PHYTOLACCA en teinture mère ou CALENDULA en teinture mère, à raison de 10 gouttes dans un verre d'eau pour vous rincer la bouche autant de fois que possible.

■ APHONIE

Voir enrouement, page 117.

■ APPÉTIT (EXCÈS D'), BOULIMIE

Faim excessive, avec envie de manger permanente. Vous vous jetez sur tout ce qui est comestible, parfois jusqu'à vous sentir mal.

Indications	Traitement
Pour un bébé de type carbonique et très glouton	CALCAREA CARBONICA 9 CH 1 dose par semaine
Vous avez un appétit exacerbé, après avoir arrêté de fumer, ou vous grignotez sans arrêt, jusqu'à l'indigestion	ANTIMONIUM CRUDUM 9 CH 2 granules 3 fois par jour
Vous grignotez par ennui toute la journée et vous n'avez plus faim à l'heure des repas	IGNATIA AMARA 5 CH 2 granules 3 fois par jour
Vous mangez pour compenser un problème psychologique que vous n'arrivez pas à exprimer	STAPHYSAGRIA 9 CH 1 dose par semaine

Vous êtes surtout attiré par les aliments salés, vous avez soif et vous êtes constipé, le haut de votre corps reste mince alors que le bas est enveloppé	NATRUM MURIATICUM 9 CH 2 granules 3 fois par jour
Vous êtes attiré par les aliments sucrés, vous êtes rouge et bien portant et vous ne supportez pas la chaleur	SULFUR 5 CH 1 dose par semaine
Vous faites de la rétention d'eau, comme par exemple après la prise prolongée de cortisone	CORTISONE 9 CH 1 dose par semaine *et pour relancer les corticosurrénales* RIBES NIBRUM bourgeon macérât glycériné 1 DH 30 à 40 gouttes 3 fois par jour
Si la rétention d'eau est générale sur tout votre corps	*Ajouter au traitement précédent* NATRUM SULFURICUM 5 CH 2 granules 3 fois par jour
Si la rétention d'eau concerne le bas de votre corps, et s'accompagne de cellulite	*Ajouter plutôt* THUYA OCCIDENTALIS 5 CH 2 granules 3 fois par jour
Pour diminuer l'appétit dans le cadre d'un régime	HYPOPHYSEA 9 CH 1 dose par semaine *en alternance dans la même semaine avec* HYPOTHALAMUS 9 CH 1 dose par semaine
Vous devenez agressif quand vous manquez de nourriture, vous vous réveillez la nuit pour manger et vous grignotez sans arrêt, vous avez des pertes de mémoire et tout s'arrange quand vous mangez	ANACARDIUM ORIENTALIS 9 CH 2 granules dès qu'une envie de grignoter apparaît
Vous êtes frileux et apathique, avec un ralentissement général de l'organisme et, de plus, vous cicatrisez mal	SILICEA 9 CH 2 granules 3 fois par jour *associé à* GRAPHITES 9 CH 2 granules 3 fois par jour

Conseils :
Un bon drainage, sous forme de complexe généralement liquide, est parfois nécessaire avant d'entamer tout traitement. (Voir : Complexes, drainage du foie et du rein, page 272).
Une boulimie, qui provoque une surcharge pondérale, peut être la source de nombreuses pathologies : rhumatismes, troubles cardiaques, problèmes rénaux, hypertension. Une consultation chez un diététicien peut remettre les pendules à l'heure et repréciser les quelques règles de base d'une alimentation saine et équilibrée. Avec toujours une règle d'or : « Un peu de tout, pas trop d'excès ! » Une boulimie peut aussi masquer un désordre psychologique chez une personne mal dans sa peau, qui trouve dans la nourriture une compensation à son mal-être et qui cherche à se « cacher » derrière son embonpoint. Une aide psychologique peut être utile pour mettre fin durablement à ce symptôme.

■ APPÉTIT (MANQUE D')

Disparition de la faim, avec parfois un dégoût de la nourriture.

Indications	Traitement
L'appétit disparaît après une maladie infectieuse comme une angine ; vous avez souffert de diarrhées et de vomissements et vous éprouvez une fatigue intense	CHINA RUBRA 5 CH 2 granules 3 fois par jour
Vous maigrissez surtout du haut du corps, vous ne mangez plus que du salé, vous avez très soif et êtes constipé, vos lèvres sont sèches	NATRUM MURIATICUM 5 CH 2 granules 3 fois par jour, pendant au moins 1 mois ou 2
Vous avez froid, transpirez, souffrez de déminéralisation et êtes sujet aux infections	SILICEA 9 CH 1 dose 2 fois par semaine
L'appétit disparaît après une vaccination ou la prise d'antibiotiques	THUYA OCCIDENTALIS 9 CH 1 dose la veille de la vaccination 1 dose le lendemain de la vaccination

Conseils :
Si l'origine du manque d'appétit est psychologique, consultez votre médecin, il vous prescrira le médicament spécifique à votre cas. Si la

cause n'est pas psychologique, une bonne hygiène de vie peut aider la machine à redémarrer : des marches au grand air, un peu de sport, un bon sommeil à des heures régulières et un petit effort de présentation des plats en cuisine pour titiller les papilles ! Mais un amaigrissement lié à un manque d'appétit peut être le symptôme d'une maladie grave : s'il se prolonge, il faut absolument consulter.

■ ARTHROSE

Affection chronique des cartilages des articulations due au vieillissement, pouvant entraîner gonflements et douleurs (principalement aux hanches, genoux et doigts).

Indications	Traitement
L'arthrose s'accompagne d'une déminéralisation	CALCAREA CARBONICA en Sels de Schuessler 8 DH et CALCAREA PHOSPHORICA en Sels de Schuessler 6 DH 2 à 3 comprimés 3 fois par jour *associé à* SILICEA 6 DH 2 à 3 comprimés 3 fois par jour
Vous êtes déminéralisé, avez des problèmes dentaires (caries) et tendance à vous voûter	*Ajoutez aux médicaments précédents* CALCAREA FLUORICA en Sels de Schuessler 6 DH 2 à 3 comprimés 3 fois par jour
Vous êtes sujet aux fractures	*Ajoutez* SYMPHYTUM 5 CH 2 granules 3 fois par jour *associé à* ARNICA MONTANA 9 CH 2 granules 3 fois par jour
Vous avez des problèmes de poids, urinez peu et êtes déminéralisé	PRÊLE teinture mère 50 gouttes 3 fois par jour
Vos articulations sont douloureuses et vous vous sentez mieux en les comprimant (dans des genouillères ou des bandages serrés, par exemple)	BRYONIA 5 CH 2 granules 3 fois par jour

La douleur est moins intense quand vous bougez mais l'humidité froide l'aggrave	RHUS TOXICODENDRON 5 CH 2 granules 3 fois par jour
La douleur est très forte	RIBES NIGRUM teinture mère 20 gouttes 3 fois par jour *associé à* HARPAGOPHYTUM teinture mère 20 gouttes 3 fois par jour
L'arthrose s'accompagne de raideurs	TUBERCULINUM RESIDUUM 5 CH 2 granules 3 fois par jour
L'arthrose s'accompagne de petites excroissances osseuses	HEKLA LAVA 5 CH 2 granules 3 fois par jour *associé à* CALCAREA FLUORICA 9 CH 2 granules 3 fois par jour
L'arthrose s'accompagne d'une accumulation d'acide urique dans les articulations	URICUM ACIDUM 5 CH 2 granules 3 fois par jour *associé à* ERIGERON CANADENSIS teinture mère 20 gouttes 3 fois par jour
L'arthrose s'accompagne de rhumatismes infectieux et de diarrhées brûlantes	SULFUR IODATUM 5 CH 2 granules 3 fois par jour

Conseils :
Une surcharge pondérale peut aggraver les pathologies liées à l'arthrose. Première recommandation : essayez d'abord de perdre un peu de poids. (Voir pour cela : Boulimie, page 64). Ne « forcez » pas les articulations touchées par l'arthrose, cela ne ferait qu'amplifier l'inflammation. Évitez donc les escaliers et les talons hauts si le genou est touché, les sports violents ou les longues marches…

■ ASTHÉNIE

Voir : Apathie, page 60.

ASTHME

Gêne respiratoire et difficultés pour expirer, principalement dues à des spasmes des bronches, causées par une allergie avec œdème, une contrariété ou un stress, une infection microbienne ou des champignons microscopiques, et se manifestant par crises.
Dans certains asthmes graves, on peut retrouver à la fois une constriction bronchique, un œdème et une infection.

Indications	Traitement
Pour traiter la crise	
Si les bronches sont très prises	POUMON HISTAMINE 5 CH 2 granules 3 à 4 fois par jour *(ou plus si nécessaire)*
Pour atténuer la crise	ETHYL SULFUR DICHLORATUM 5 CH 2 granules 3 fois par jour *(ou plus si nécessaire)*
En cas d'allergie causant un œdème au niveau des bronches	APIS MELLIFICA 5 CH 2 granules 3 fois par jour *(ou plus si nécessaire)*
La crise est due à une allergie à la poussière de maison ou aux acariens	BLATTA ORIENTALIS 5 CH 2 granules 3 fois par jour
La crise est aggravée par l'humidité	ARALIA RACEMOSA 5 CH 2 granules 3 fois par jour
Pendant la crise, le visage du malade devient bleu et il ne peut plus respirer	*En attendant éventuellement l'arrivée du SAMU* CUPRUM METALLICUM 5 CH 2 granules toutes les 10 minutes
La crise s'accompagne de quintes de toux nocturnes	DROSERA 5 CH 2 granules 3 fois par jour
La crise atteint un enfant, son nez est bouché et il ronfle, la nuit comme le jour	SAMBUCUS NIGRA 5 CH 2 granules 3 fois par jour *associé à* CUPRUM METALLICUM 5 CH 2 granules 3 fois par jour
L'enfant est chétif	*Associez* AVIAIRE 5 CH 2 granules 3 fois par jour

La crise, soulagée par l'air frais, atteint une personne âgée qui se sent trop faible pour même s'éventer seule et demande à ce qu'on le fasse pour elle	CARBO VEGETABILIS 5 CH 2 granules 3 fois par jour
En traitement de fond	
Vos crises interviennent entre 1 h et 3 h du matin, vous êtes asthénique mais agité, anxieux, frileux mais l'air frais vous soulage	ARSENICUM ALBUM 9 CH *ou s'il y a des troubles psychiques* ARSENICUM ALBUM 15 CH 2 granules au coucher 2 granules au moment de la crise
Vos crises interviennent entre 2 h et 4 h du matin, vous êtes asthénique, très frileux et abattu, au point de rester au bord du lit sans pouvoir vous lever	KALIUM CARBONICUM 9 CH *ou s'il y a des troubles psychiques* KALIUM CARBONICUM 15 CH 2 granules au coucher 2 granules au moment de la crise
La crise intervient pendant le repas	ANTIMONIUM CRUDUM 9 CH 2 granules 3 fois par jour
La crise intervient juste après le repas	NUX VOMICA 7 CH 2 granules 3 fois par jour
Vous êtes agité, vous avez envie de manger sucré alors que cela aggrave votre asthme	ARGENTUM NITRICUM 9 CH 2 granules 3 fois par jour
Votre asthme est aggravé par l'humidité	DULCAMARA 5 CH 2 granules 3 fois par jour *associé à* NATRUM SULFURICUM 5 CH 2 granules 3 fois par jour
Vous vous sentez mieux en pleine mer et vous vous sentez plus mal dès votre retour à terre	BROMUM 7 CH 2 granules 3 fois par jour *ou* MEDORRHINUM 7 CH 2 granules 3 fois par jour
Au contraire vous vous sentez plus mal en bord de mer	NATRUM MURIATICUM 9 CH 2 granules 3 fois par jour
Vous faites des bronchites à répétition, vous avez des difficultés à expectorer mais vous êtes soulagé après avoir toussé et votre langue est épaisse et blanche	ANTIMONIUM TARTARICUM 5 CH 2 granules 3 fois par jour

Vous fumez et toussez	TABACUM 5 CH 2 granules 3 fois par jour *associé à* LOBELIA INFLATA 5 CH 2 granules 3 fois par jour
La crise provoque toux et vomissements, votre langue est « propre »	IPECA 5 CH 2 granules 3 fois par jour
L'asthme est provoqué par un dérèglement des glandes corticosurrénales (après un traitement à la cortisone, par exemple) et vous souffrez de rétention d'eau	NATRUM SULFURICUM 5 CH 2 granules 3 fois par jour *associé à* CORTISONE 9 CH 2 granules 3 fois par jour *et à* un DRAINEUR du rein et du foie (voir Complexes, page 272) 20 gouttes 3 fois par jour
L'asthme apparaît après une vaccination ou une antibiothérapie	THUYA OCCIDENTALIS 5 CH 2 granules 3 fois par jour
L'asthme apparaît après une vaccination de BCG	THUYA OCCIDENTALIS 5 CH 2 granules 3 fois par jour *associé à* VAB 9 CH 2 granules 3 fois par jour

Conseils :
Si l'asthme est d'origine allergique, il faut essayer d'éviter au maximum toutes les substances qui provoquent des allergies. Si vous connaissez votre « ennemie », la tâche sera plus aisée. Dans le cas contraire, un allergologue saura la déterminer, et vous assurer ainsi une meilleure prévention. Vous pourrez alors vous faire prescrire l'isothérapique de l'allergène responsable de vos crises (voir : Allergies, page 51).

■ BABY BLUES

Voir : Grossesse, page 137.

■ BALLONNEMENTS

Voir : Aérophagie, page 48.

BLEU, HÉMATOME

Réaction superficielle et douloureuse après un coup ou un choc, accompagnée d'un changement de couleur de la peau (qui peut virer au bleu ou violet-rouge). Le bleu apparaît très vite après le coup, du fait de la rupture de petits vaisseaux qui déclenche un épanchement de sang sous la peau, et il est très sensible au toucher.

Indications	Traitement
Pour les bleus du corps	*Si le choc est très localisé* ARNICA MONTANA 5 CH 2 granules juste après le choc *ou si le choc a provoqué de nombreux hématomes* ARNICA MONTANA 9 CH 2 granules juste après le choc
Il s'agit d'un œil au beurre noir ou de tout bleu dont la douleur est soulagée par l'application de glace	ARNICA MONTANA 5 CH 2 granules juste après le choc *associé à* LEDUM PALUSTRE 5 CH 2 granules juste après le choc
Des bleus apparaissent spontanément, sans qu'il y ait eu de choc	LACHESIS 9 CH 2 granules 3 fois par jour
Pour les bleus de l'âme (en cas de choc psychique ou d'état émotif dû à un choc)	ARNICA MONTANA 15 CH 2 granules après le choc

Conseils :
L'apparition de bleus spontanés peut être un symptôme d'une maladie du foie ou d'un alcoolisme. Une consultation médicale s'avère éventuellement nécessaire. Pour les petits bleus sans gravité et si fréquents chez les enfants, un gros câlin et de douces caresses avec une compresse imbibée d'ARNICA MONTANA en teinture mère sont recommandés !

BOSSE

Gonflement arrondi et douloureux qui apparaît à la suite d'un coup ou d'un choc violent, surtout sur la tête et le front.

Indications	Traitement
Dès que la bosse commence à « pousser »	ARNICA MONTANA 5 CH 2 granules juste apres le choc *ou* 1 dose juste après le choc
La douleur est soulagée par le froid ou une application de glace	ARNICA MONTANA 5 CH 2 granules juste apres le choc *associé à* LEDUM PALUSTRE 5 CH 2 granules juste apres le choc *et éventuellement* APIS MELLIFICA 5 CH 2 granules 3 fois par jour
La douleur est soulagée quand on appuie sur la bosse avec la main ou avec une pièce de monnaie	ARNICA MONTANA 5 CH 2 granules juste apres le choc *associé à* BRYONIA 5 CH 2 granules 3 fois par jour
La bosse est formée	ARNICA MONTANA 5 CH 2 granules juste après le choc *associé à* HEKLA LAVA 5 CH 2 granules 3 fois par jour
Vous vous faites des bosses à répétition	ARNICA MONTANA 5 CH 2 granules juste après le choc *associé à* CALCAREA FLUORICA 9 CH 2 granules 3 fois par jour

Conseils :
Pour éviter que la bosse n'enfle trop, il faut prendre *le plus rapidement possible* après le choc une dose d'ARNICA MONTANA 5 CH, appliquer de la glace ou comprimer la bosse à l'aide d'un mouchoir ou d'un foulard en appuyant fortement.

BOULIMIE

Voir : Appétit (excès d'), page 64.

BOURDONNEMENTS ET TINTEMENTS D'OREILLE (ACOUPHÈNE)

Bruits sourds et continus perçus dans les oreilles, principalement dans les moments de silence ou de calme.

Indications	Traitement
Le bourdonnement est incessant et s'accompagne d'une diminution de l'audition	CHINA RUBRA 5 CH 2 granules 3 fois par jour
Le bourdonnement est provoqué par une otite séreuse (inflammation de l'oreille moyenne)	*Pour protéger la trompe d'Eustache* MERCURIUS DULCIS 5 CH 2 granules 3 fois par jour *en alternance avec* KALIUM MURIATICUM 5 CH 2 granules 3 fois par jour
Les bourdonnements interviennent après une absorption de quinine, d'aspirine ou d'antibiotiques et abaissent sensiblement l'audition	CHININUM SALICYLICUM 5 CH 2 granules 3 fois par jour *ou* CHININUM ARSENICOSUM 5 CH 2 granules 3 fois par jour *associé à* THUYA OCCIDENTALIS 5 CH 2 granules 3 fois par jour et STREPTOMYCINE 5 CH 2 granules 3 fois par jour
Le bourdonnement est provoqué par un médicament	ISOTHÉRAPIQUE du médicament 5 CH 2 granules 3 fois par jour

Conseils :
Un examen ORL est indispensable dans tous les cas : un bourdonnement d'oreille peut être le symptôme d'une hypertension, d'un problème vasculaire, d'un dérèglement du système nerveux… L'homéopathie ne peut être un recours que si toute éventualité de maladie grave est écartée, ou en complément d'une thérapeutique traditionnelle.

BOUTON DE FIÈVRE

Voir : Herpès, page 143.

BRONCHITE

Inflammation des bronches due à un virus ou à des bactéries. Vous toussez, vous avez du mal à respirer, votre poitrine « brûle » et vous êtes fiévreux.

Indications	Traitement
Vous avez du mal à tousser mais l'expectoration vous soulage	ANTIMONIUM TARTARICUM 5 CH 2 granules 3 fois par jour *associé à* PYROGENIUM 9 CH 2 granules 3 fois par jour
Vous êtes nauséeux, votre langue reste propre et vous ne vous sentez pas mieux après avoir vomi	IPECA 5 CH 2 granules 3 fois par jour
La bronchite provoque des spasmes de type asthmatique	CUPRUM METALLICUM 5 CH 2 granules 3 fois par jour
La bronchite provoque des quintes de toux nocturnes	DROSERA 5 CH 2 granules 3 fois par jour
Vous avez une toux sèche, des difficultés à respirer, de la température et une légère anémie	FERRUM PHOSPHORICUM 5 CH 2 granules 3 fois par jour
La bronchite est aggravée par les poussières de maison, les acariens, le froid humide, elle provoque comme une crise d'asthme	BLATTA ORIENTALIS 5 CH 2 granules 3 fois par jour
Vous avez du mal à respirer	ETHYL SULFUR DICHLORATUM 5 CH 2 granules 3 fois par jour
Il y a un œdème important des bronches et vous êtes fatigué	KALIUM CARBONICUM 5 CH 2 granules 3 fois par jour
Il y a un œdème important des bronches, vous êtes fatigué et avez de grosses difficultés à respirer	AMMONIUM CARBONICUM 5 CH 2 granules 3 fois par jour
Pour les enfants souffrant d'une fragilité respiratoire	*Associez* AVIAIRE 5 CH 2 granules 3 fois par jour

La bronchite s'accompagne de sécrétions jaunâtres douces, aggravées par le froid mais soulagées par l'air frais	PULSATILLA 5 CH 2 granules 3 fois par jour
Vous fumez	*En attendant d'arrêter* TABACUM 5 CH 2 granules 3 fois par jour *associé à* LOBELIA INFLATA 5 CH 2 granules 3 fois par jour
Dans tous les cas	
Un bon drainage peut améliorer les symptômes	NATRUM SULFURICUM 5 CH 2 granules 3 fois par jour *associé à* QUEBRACHO 5 CH 2 granules 3 fois par jour *ou* ORTHOSIPHON teinture mère 20 gouttes 3 fois par jour
S'il y a un oedème	APIS MELLIFICA 5 CH 2 granules 3 fois par jour
Pour drainer les voies respiratoires	YERBA SANTA 5 CH 2 granules 3 fois par jour *associé à* QUEBRACHO 3 CH 2 granules 3 fois par jour

Voir aussi : Toux, page 205.

Conseils :
Vous fumiez ? C'est le moment d'arrêter !
Sachez aussi qu'un antibiotique est parfois indispensable (mais pas toujours !) pour soigner une bronchite, surtout chez les personnes âgées, qui risquent des complications importantes.

■ BRONCHIOLITE

Bronchite de type asthmatique du jeune enfant, provoquant une toux très intense et une gêne respiratoire importante. La bronchiolite touche principalement les enfants de moins de 2 ans, souvent lors d'épidémies en hiver.

Indications	Traitement
L'enfant a du mal à respirer	ETHYL SULFUR DICHLORATUM 5 CH 2 granules 3 fois par jour
L'enfant a des spasmes	CUPRUM METALLICUM 5 CH 2 granules 3 fois par jour
L'enfant a des nausées	IPECA 5 CH 2 granules 3 fois par jour
La bronchiolite est aggravée par la pollution	POLLUTION PARISIENNE EN PIC 3 5 CH 2 granules 3 fois par jour
L'enfant est agité et anxieux	ARSENICUM ALBUM 9 CH 2 granules au moment des problèmes respiratoires
De plus, il souffre d'une fragilité respiratoire	*Associez au remède précédent* AVIAIRE 5 CH 2 granules 3 fois par jour
Il y a un oedème des voies respiratoires	APIS MELLIFICA 5 CH 2 granules 3 fois par jour *ou* NATRUM SULFURICUM 5 CH 2 granules 3 fois par jour
Pour relancer les corticosurrénales	RIBES NIGRUM, bourgeon macérât glycériné 1 DH 20 gouttes matin et midi

Conseils :
La kinésithérapie respiratoire est indissociable de la bronchiolite : elle apporte un grand soulagement en aidant l'enfant à respirer. Et évitez de fumer près de lui !

■ BRÛLURE

Lésion de la peau et des tissus de l'épiderme causée par une source de chaleur, une flamme, un courant électrique… L'épiderme est rouge, très douloureux et sensible au toucher. Selon le degré de la brûlure, la peau peut devenir violacée, avec des cloques plus ou moins importantes.

Indications	Traitement
La peau est sèche, douloureuse, rouge et chaude	BELLADONA 5 CH 2 granules 3 fois par jour *associé à* CRÈME AU CALENDULA *ou* BELLIS PERENNIS teinture mère en application locale
La brûlure provoque un œdème et la douleur est calmée par le froid (une application de glace, par exemple)	APIS MELLIFICA 5 CH 2 granules 3 fois par jour
La brûlure déclenche de petites cloques qui démangent beaucoup	URTICA URENS 5 CH 2 granules 3 fois par jour
La brûlure provoque de grosses cloques	CANTHARIS 5 CH 2 granules 3 fois par jour
Dans tous les cas	
En application locale	CALENDULA teinture mère BELLIS PERENNIS huile CENTELLA ASIATICA 5% crème MIMOSA TENUFLORA 5% crème *ou* un mélange de ces principes actifs

Conseils :
Dès que vous vous êtes brûlé, passez longuement toute la région atteinte sous de l'eau bien froide. Cela aura pour effet de diminuer la sensation douloureuse en « anesthésiant » la zone concernée, et d'éviter que la brûlure ne s'étende trop profondément grâce au refroidissement des tissus. Mais ne posez pas directement des glaçons ou du beurre sur la lésion : cela ne ferait que l'aggraver !
En cas de brûlure importante ou étendue, mieux vaut se rendre à l'hôpital pour ne pas risquer une infection.

■ BRÛLURES D'ESTOMAC

Voir : Ulcère de l'estomac, page 208.

■ CALCUL

Formation dure (elle a l'aspect de la pierre) qui se loge dans un canal (urètre, voie urinaire…) ou dans un organe (rein, vésicule biliaire, glandes salivaires) et peut entraîner douleurs et coliques (hépatiques ou néphrétiques). Il est toujours intéressant de connaître la nature du calcul, pour mieux se soigner.

Indications	Traitement
Le calcul entraîne des spasmes douloureux, soulagés quand vous êtes plié en deux	MAGNESIA PHOSPHORICA 5 CH 2 granules 3 fois par jour *associé à* COLOCYNTHIS 5 CH 2 granules 3 fois par jour
Le calcul entraîne des spasmes douloureux, soulagés quand vous vous étirez	DIOSCOREA VILLOSA 5 CH 2 granules 3 fois par jour
Le calcul est dû à un excès d'acide urique	URICUM ACIDUM 5 CH 2 granules 3 fois par jour
Le calcul est dû à un excès d'acide oxalique ou de calcium	OXALALICUM ACIDUM 5 CH 2 granules 3 fois par jour *associé à* CALCAREA CARBONICA 5 CH 2 granules 3 fois par jour
Le calcul entraîne une irritation et des brûlures avant, pendant et après chaque miction, avec parfois des saignements	*En attendant le médecin* CANTHARIS 5 CH 2 granules 3 fois par jour
Le calcul entraîne une inflammation et des difficultés à uriner	APIS MELLIFICA 9 CH 2 granules 3 fois par jour
Le calcul entraîne une infection	COLIBACILLINUM 9 CH 2 granules 3 fois par jour *et* SERUM ANTICOLIBACILLAIRE 8 DH 1 ampoule par jour *associé à* FORMICA RUFA composé 5 à 10 gouttes 3 fois par jour *et à* CANTHARIS 5 CH 2 granules 3 fois par jour

Conseils :
Il est nécessaire de connaître la nature du calcul et son importance pour choisir un traitement. Les calculs nécessitent parfois une intervention chirurgicale, qui peut être maintenant presque anodine grâce notamment aux ultrasons. Consultez !

CARIE

Cavité qui se forme dans une dent, suite à la destruction de l'émail et de la dentine. Une carie peut être très douloureuse.

Indications	Traitement
En cas de carie	CALCAREA FLUORICA 9 CH 2 granules 3 fois par jour *ou* 1 dose 2 fois par semaine *associé à* SILICEA 5 CH 2 granules 3 fois par jour
Si la dent cariée sent mauvais	KREOSOTUM 5 CH 2 granules 3 fois par jour
Pour prévenir les caries	*Pour mieux assimiler le fluor de l'alimentation* CALCAREA FLUORICA 9 CH 1 dose par semaine

Conseils :
Dentiste obligatoire ! Et aussi : le brossage sérieux des dents et une consommation modérée de bonbons, sucreries et sodas…
Attention : une prise excessive de comprimés de fluor peut causer des effets indésirables (fragilisation des dents ou intoxication).

CATARACTE

Opacité du cristallin de l'œil conduisant à une cécité partielle ou même totale.

Indications	Traitement
Dans tous les cas	NAPHTALINUM 5 CH 2 granules 3 fois par jour *associé à* THIOCINAMINUM 5 CH 2 granules 3 fois par jour *et* CAUSTICUM 5 CH 2 granules 3 fois par jour

Conseils :
À terme, une opération chirurgicale est toujours necessaire. Très efficace, elle est aujourd'hui de moins en moins traumatisante.

■ CAUCHEMARS

Voir : Sommeil (troubles du), page 198.

■ CELLULITE

Amas de graisse sous-cutanée. Vos cuisses et vos fesses ont un aspect de « peau d'orange ».

Indications	Traitement
Pour une cellulite classique localisée aux cuisses et aux fesses	THUYA OCCIDENTALIS 5 CH 2 granules 3 fois par jour
Pour une cellulite répartie sur tout le corps	NATRUM SULFURICUM 5 CH 2 granules 3 fois par jour
Pour une cellulite douloureuse et enflammée	CANTHARIS 5 CH 2 granules 3 fois par jour
Pour drainer	ORTHOSIPHON teinture mère 20 gouttes 3 fois par jour *ou* BERBERIS VULGARIS 5 CH 2 granules 3 fois par jour

Conseils :
Pour aider à combattre la cellulite, mangez sain et pas trop gras, buvez beaucoup et faites du sport.

CHEVEUX GRAS

Tendance des cheveux à être gras et lourds. Vous avez beau les laver, vos cheveux ont toujours un aspect « mouillé et collé ».

Indications	Traitement
Vos cheveux sont très gras	SULFUR 5 CH 2 granules 3 fois par jour *associé à* EAU D'URIAGE 5 CH 2 granules 3 fois par jour
Vos cheveux sont très gras, vous avez tendance à les perdre, vous avez des pellicu-les et vous êtes fatigué	SELENIUM 5 CH 2 granules 3 fois par jour
Vous avez des pellicules et de l'eczéma qui démange sur le cuir chevelu	ARSENICUM ALBUM 5 CH 2 granules 3 fois par jour
Vous avez également de l'acné	KALIUM BROMATUM 5 CH 2 granules 3 fois par jour *associé à* STAPHYLOCOCCINUM 9 CH 2 granules 3 fois par jour *et à* HEPAR SULFUR 4 CH 2 granules 3 fois par jour
Vous êtes adolescente et vos cheveux sont encore plus gras avant les règles	FOLLICULINUM 9 CH 1 dose le 14e jour du cycle *et* 1 dose le 21e jour du cycle

Voir aussi : Chute des cheveux, page 84.

Conseils :
N'utilisez pas de shampoings trop agressifs, même ceux conseillés pour « cheveux gras » : ils n'ont d'effets que passagers et en maltraitant le cuir chevelu, entraînent des sécrétions supplémentaires, qui « regraissent » les cheveux encore plus vite. Aérez votre coiffure et brossez longuement et régulièrement vos cheveux dans tous les sens.

CHEVEUX TERNES ET CASSANTS

Tendance des cheveux à être secs et cassants, un peu rêches au toucher.

Indications	Traitement
Vous êtes frileux	GRAPHITES 5 CH 2 granules 3 fois par jour
Vos cheveux sont en alternance secs et gras	THUYA OCCIDENTALIS 5 CH 2 granules 3 fois par jour
Votre peau aussi est sèche	ALUMINA 5 CH 2 granules 3 fois par jour
Vos cheveux sont fragiles et vous les perdez	SELENIUM 5 CH 2 granules 3 fois par jour *associé à* THALLIUM ACETICUM 5 CH 2 granules 3 fois par jour

Voir aussi : Chute des cheveux, page 84.

Conseils :
Évitez les shampooings secs, les laques et les gels qui empêchent les cheveux de respirer. Buvez beaucoup.

CHOC ÉMOTIONNEL

Traumatisme d'origine psychique, qui entraîne des désordres psychologiques : dépression après un deuil, angoisses après un accident de la route, insomnie après une bonne ou une mauvaise nouvelle, surexcitation après la réussite à un examen ..

Indications	Traitement
Vous tremblez	GELSEMIUM 9 CH 2 granules 3 fois par jour
Vous avez perdu un proche	IGNATIA AMARA 9 CH 2 granules 3 fois par jour
Vous êtes agité et impatient	ARGENTUM NITRICUM 9 CH 2 granules 3 fois par jour
Vous êtes hyperactif	NUX VOMICA 9 CH 2 granules 3 fois par jour

Dans tous les cas	
Après tout choc affectif, émotionnel ou traumatique	ARNICA MONTANA 9 CH 2 granules 3 fois par jour
Colère entrée non exprimée	STAPHYSAGRIA 9 CH 2 granules 3 fois par jour

Conseils :
Pour maîtriser les effets secondaires de vos émotions, vous pouvez essayer les techniques de relaxation : exercices de respiration, yoga…

■ CHOC

Voir : Coup - Traumatisme, page 94.

■ CHUTE DES CHEVEUX

Perte progressive ou brutale des cheveux pouvant mener à une calvitie complète. La chute naturelle et progressive des cheveux peut être due au vieillissement ou à des prédispositions génétiques. Une chute brutale, ou pelade, peut être liée à une forte émotion, à une infection ou à un traitement par chimiothérapie.

Indications	Traitement
Pour toute chute de cheveux	THALLIUM ACETICUM 5 CH 2 granules 3 fois par jour *en alternance avec* SELENIUM 5 CH 2 granules 3 fois par jour
Votre peau est mixte et vos cheveux sont gras par endroits	THUYA OCCIDENTALIS 5 CH 2 granules 3 fois par jour
La chute des cheveux est due à un médicament (ex : chimiothérapie)	ISOTHÉRAPIQUE du médicament 5 CH 2 granules 3 fois par jour
La chute des cheveux est due à une radiothérapie ou à une exposition à des rayons	RADIUM BROMATUM 5 CH 2 granules 3 fois par jour
Vos cheveux tombent et sont blancs prématurément	LYCOPODIUM 5 CH 2 granules 3 fois par jour
Vos cheveux tombent après un choc ou une émotion	ARNICA MONTANA 9 CH 2 granules 3 fois par jour

Vos cheveux tombent après un excès de travail intellectuel ou parce que vous êtes fatigué psychiquement	PHOSPHORICUM ACIDUM 9 CH 2 granules 3 fois par jour *associé à* KALIUM PHOSPHORICUM 5 CH 2 granules 3 fois par jour

Conseils :
La chute des cheveux due au vieillissement est un phénomène naturel, parfois génétique, et très difficile à enrayer. Même si elle peut paraître inesthétique, et donc dure à supporter, elle ne doit pourtant susciter aucune inquiétude concernant votre santé.
En revanche, une chute de cheveux brutale, et qui ne peut s'expliquer, impose obligatoirement une consultation médicale. Elle peut cacher en effet une infection grave, des champignons, ou toute autre cause qui appelle un diagnostic et un traitement adapté.

■ CICATRICE

Marque laissée sur la peau par une lésion, une plaie, une brûlure, une coupure, un bouton, une opération chirurgicale… Elle peut prendre différentes formes : tache rouge ou violacée, ligne blanche, boursouflure, renflement, marbrure, et elle est rarement gracieuse.

Indications	Traitement
La cicatrice est due à une brûlure	CANTHARIS 5 CH 2 granules 3 fois par jour
La cicatrice est due à une coupure (couteau, ciseau ou bistouri après une intervention)	STAPHYSAGRIA 5 CH 2 granules 3 fois par jour
La cicatrice est due à une piqûre (vaccination, acupuncture ou piqûre d'insecte)	HYPERICUM PERFORATUM 5 CH 2 granules 3 fois par jour
La cicatrice est rouge	BELLADONA 5 CH 2 granules 3 fois par jour
La cicatrice forme comme un relief (cicatrice chéloïdienne)	GRAPHITES 5 CH 2 granules 3 fois par jour *associé à* SILICEA 5 CH 2 granules 3 fois par jour
La cicatrice est chéloïdienne et brûlante	RADIUM BROMATUM 5 CH 2 granules 3 fois par jour

Pour redonner de l'élasticité à la peau au niveau de la cicatrice	POMMADE AU CALENDULA en application locale *associé à* CENTELLA ASIATICA teinture mère en application locale *et* MIMOSA TENUFLORA teinture mère en application locale

Conseils :
Pour prévenir la formation de cicatrices trop disgracieuses, pensez, juste après une coupure ou toute autre entaille de la peau, à désinfecter et à nettoyer soigneusement la plaie pour éviter d'y laisser le moindre corps étranger.

■ CIRCULATION (TROUBLES DE LA), HÉMORROÏDES, JAMBES LOURDES, VARICES

Augmentation du volume ou ralentissement du débit sanguin : les troubles de la circulation provoquent des désagréments divers. Vous pouvez souffrir de jambes lourdes et gonflées, douleurs des veines et phlébites, dilatations variqueuses, hémorroïdes…

Indications	Traitement
Pour activer la circulation sanguine	HAMAMELIS 4 DH 10 gouttes 3 fois par jour *ou* un Complexe avec HAMAMELIS, CORYLUS AVELANA, GINKGO BILOBA, VIGNE ROUGE (Voir : Complexes, page 272) 10 gouttes 3 fois par jour
Pour fluidifier le sang et diminuer le temps de coagulation	BOTHROPS 5 CH 2 granules 3 fois par jour
Vous faites des hématomes spontanés et vous ne supportez ni bas ni ceinture	LACHESIS 9 CH 2 granules 3 fois par jour *associé à* ARNICA MONTANA 9 CH 2 granules 3 fois par jour

Adolescent(e), vous avez une mauvaise circulation, vos chevilles sont marbrées et la marche à l'air frais vous fait du bien	PULSATILLA 9 CH 2 granules 3 fois par jour
Vous souffrez de descentes d'organes associées à votre mauvaise circulation et l'exercice brusque vous fait du bien	SEPIA 9 CH 2 granules le soir au coucher 2 granules le matin vers 11 h
Varices	
Dans tous les cas	ARNICA MONTANA 9 CH 2 granules 3 fois par jour *associé à* VIPERA REDII 5 CH 2 granules 3 fois par jour
Vous avez tendance aux ulcères variqueux	FLUORICUM ACIDUM 9 CH 2 granules 3 fois par jour
Vous souffrez de congestion veineuse dans les jambes	AESCULUS HIPPOCASTANUM 5 CH 2 granules 3 fois par jour
Jambes lourdes	
Vous avez les jambes lourdes avec des impatiences dans les membres	ZINCUM METALLICUM 9 CH 2 granules 3 fois par jour
Vous avez les jambes lourdes et vous vous sentez mieux les jambes relevées	VIPERA REDII 9 CH 2 granules 3 fois par jour
Vous êtes enceinte, vous avez des hémorroïdes et les jambes lourdes	COLLINSONIA CANADENSIS 9 CH 2 granules 3 fois par jour
En cas de relâchement veineux	*Ajoutez aux remèdes précédents* CALCAREA FLUORICA 9 CH 1 dose par semaine
Hémorroïdes	
Les hémorroïdes sont grosses et rouges	AESCULUS HIPPOCASTANUM 5 CH 2 granules 3 fois par jour *associé à* HAMAMELIS 5 CH 2 granules 3 fois par jour

	et à GINKGO BILOBA teinture mère *En cas de poussée aiguë* 50 gouttes 3 fois par jour *En entretien* 10 à 15 gouttes 3 fois par jour
Les hémorroïdes saignent	MERCURIUS CORROSIVUS 5 CH 2 granules 3 fois par jour *ou* FLUORICUM ACIDUM 5 CH 2 granules 3 fois par jour
Les hémorroïdes sont ulcérées	MURIATICUM ACIDUM 5 CH 2 granules 3 fois par jour
Les hémorroïdes suintent légèrement et vous ressentez comme une douleur d'écharde avant et après les selles	PAEONIA 5 CH 2 granules 3 fois par jour
Les hémorroïdes provoquent des brûlures importantes	CAPSICUM 5 CH 2 granules 3 fois par jour
Vous souffrez de « fuites » involontaires des selles	ALOE 5 CH 2 granules 3 fois par jour
Vous mangez trop et abusez de l'alcool, vous êtes sédentaire	NUX VOMICA 5 CH 2 granules 3 fois par jour
Vous êtes alcoolique, votre sang ne coagule pas, vous tremblez et vous êtes dans un mauvais état général	SULFURICUM ACIDUM 5 CH 2 granules 3 fois par jour

Conseils :
Évitez de rester longtemps en position debout ou assise, de prendre des bains trop chauds qui dilatent les veines ou de porter des vêtements serrés. Faites un peu d'exercice, comme de la marche à pied ou de la natation.

■ CLAQUAGE

Voir : Déchirure musculaire, page 100.

■ COLIQUE

Violente douleur abdominale. Vous souffrez de spasmes qui ressemblent à des crampes et, souvent aussi, de diarrhées.

La colique peut être néphrétique (quand elle est liée à la présence de calculs dans les voies urinaires) ou hépatique (quand ce sont les voies biliaires qui sont concernées). Des événements plus psychiques sont parfois à l'origine d'une crise.

Indications	Traitement
Pour soulager les spasmes, surtout s'ils sont moins douloureux quand vous êtes plié en deux	MAGNESIA PHOSPHORICA 5 CH 2 granules 3 fois par jour
Pour soulager la douleur causée par les spasmes	CUPRUM METALLICUM 5 CH 2 granules 3 fois par jour
La colique est causée par l'appréhension d'un événement anxiogène ou par une indignation	COLOCYNTHIS 9 CH 2 granules 3 fois par jour
La colique est due à une intoxication alimentaire et une bouillotte vous soulage	ARSENICUM ALBUM 5 CH 2 granules 3 fois par jour
La colique est due à l'ingestion de fruits pas assez mûrs et acides	RHEUM 5 CH 2 granules 3 fois par jour
La colique provoque une diarrhée liquide et en jet	PODOPHYLLUM PELTATUM 9 CH 2 granules 3 fois par jour
La colique provoque une diarrhée qui vous épuise	CHINA RUBRA 5 CH 2 granules 3 fois par jour
La colique provoque une diarrhée accompagnée de transpiration et de malaise pouvant aller jusqu'à l'évanouissement	VERATRUM ALBUM 5 CH 2 granules 3 fois par jour
La colique provoque une diarrhée avec des flatulences et une crise d'acétone	SENNA 5 CH 2 granules 3 fois par jour
La colique provoque une diarrhée qui rend de mauvaise humeur	CHAMOMILLA 9 CH 2 granules 3 fois par jour

Voir aussi : Calcul, page 79 et Diarrhées, page 105.

Conseils :

Pendant une crise de colique :

- évitez tout transport en voiture, cherchez plutôt le repos ;
- évitez les poches de glace sur l'abdomen, préférez un bain chaud ;
- évitez de boire.

CONJONCTIVITE

Inflammation caractérisée par une rougeur de la conjonctive, la membrane qui entoure l'oeil. Vous avez des yeux de « lapin russe », vous supportez mal la lumière, votre œil est parfois enflé, il démange et il pleure.

Indications	Traitement
Votre œil est irrité et enflammé et il coule comme de l'eau	EUPHRASIA 5 CH 2 granules 3 fois par jour
Votre œil est rouge et il brûle, il ne supporte pas la lumière vive et votre pupille est dilatée	BELLADONA 5 CH 2 granules 3 fois par jour
Votre œil sécrète un écoulement jaunâtre	HYDRASTIS 5 CH 2 granules 3 fois par jour
L'écoulement n'est pas irritant	PULSATILLA 5 CH 2 granules 3 fois par jour
L'écoulement est visqueux et forme des croûtes	KALIUM BICHROMICUM 5 CH 2 granules 3 fois par jour
L'écoulement est verdâtre	MERCURIUS SOLUBILIS 5 CH 2 granules 3 fois par jour
Un petit œdème se forme à l'angle interne de votre œil	KALIUM CARBONICUM 5 CH 2 granules 3 fois par jour
Un petit œdème se forme sur votre paupière	APIS MELLIFICA 9 CH 2 granules 3 fois par jour
Des ulcérations se forment au bord de votre œil	MERCURIUS CORROSIVUS 5 CH 2 granules 3 fois par jour
La conjonctivite est allergique	HISTAMINUM 5 CH 2 granules 3 fois par jour *associé à* ISOTHÉRAPIQUE de l'allergène 5 CH 2 granules 3 fois par jour

Conseils :

Une conjonctivite n'est pas forcément une affection anodine. Virale, elle est très contagieuse, peut provoquer des kératites ou des ulcérations de la cornée et se révéler très dangereuse pour l'œil. L'homéopathie n'est envisageable que dans le cas de conjonctivites bénignes. Par simple souci de prudence, demandez toujours un diagnostic à un ophtalmologiste.

CONSTIPATION

Difficulté ou impossibilité d'aller à la selle. Les vôtres sont dures, sèches et faibles en quantité.

Indications	Traitement
Vous avez la peau sèche, des lèvres sèches et fissurées, des selles très dures et une tendance à la déminéralisation	NATRUM MURIATICUM 5 CH 2 granules 3 fois par jour
Vous avez la peau très sèche et très fine, vos muqueuses digestives sont sèches ainsi que votre bouche, surtout si vous êtes une personne âgée	ALUMINA 5 CH 2 granules 3 fois par jour
Vous êtes frileux, votre anus est sec, fissuré et brûlant	GRAPHITES 5 CH 2 granules 3 fois par jour
Vous avez très soif et vous êtes plus ou moins constipé	BRYONIA 5 CH 2 granules 3 fois par jour
Votre constipation est rebelle et s'accompagne d'une faiblesse des muscles de l'anus	OPIUM 5 CH 2 granules 3 fois par jour
Vous avez des douleurs et des spasmes comme dans le cas d'une colique, mais vous ne pouvez pas aller à la selle	PLUMBUM 5 CH 2 granules 3 fois par jour
Vous éprouvez de faux besoins	NUX VOMICA 5 CH 2 granules 3 fois par jour
Vous avez des hémorroïdes qui saignent facilement	COLLINSONIA CANADENSIS 5 CH 2 granules 3 fois par jour
Pour les femmes, constipées lors d'un voyage	PLATINA 5 CH 2 granules 3 fois par jour

Conseils :

Une bonne hygiène alimentaire peut résoudre de nombreuses constipations. Pensez aux fibres, légumes verts et fruits, aux céréales complètes avec du son : limitez le riz blanc et les bananes et buvez beaucoup. Marchez et musclez vos abdominaux.

Évitez les laxatifs, très irritants pour l'intestin.

CORYZA, RHINITE, RHUME

Écoulement nasal infectieux ou allergique. Votre nez démange et coule, vous éternuez et vous mouchez beaucoup. Due à un virus ou à une allergie, c'est l'affection classique et bénigne des automnes et des hivers.

Indications	Traitement
Le coryza est dû à un coup de froid sec	ACONITUM NAPELLUS 5 CH 2 granules 3 fois par jour
Il est dû à une exposition à l'humidité	DULCAMARA 5 CH 2 granules 3 fois par jour
Il est dû à une allergie	HISTAMINUM 5 CH 2 granules 3 fois par jour *ou* ISOTHÉRAPIQUE de l'allergène 5 CH 2 granules 3 fois par jour
Il est dû à une allergie à la poussière de maison et/ou aux acariens	BLATTA ORIENTALIS 5 CH 2 granules 3 fois par jour
Il est dû à une allergie aux pollens, graminées, arbres, etc.	POLLENS 5 CH 2 granules 3 fois par jour
L'écoulement ressemble à de l'eau et vos narines sont irritées	ALLIUM CEPA 5 CH 2 granules 3 fois par jour
Il ressemble à de l'eau et vos yeux sont irrités	EUPHRASIA 5 CH 2 granules 3 fois par jour
Il ressemble à de l'eau, vos yeux et votre nez sont irrités	NAPHTALINUM 5 CH 2 granules 3 fois par jour
Il ressemble à de l'eau, il est irritant et vous éternuez	ARALIA RACEMOSA 5 CH 2 granules 3 fois par jour
Il ressemble à de l'eau et s'accompagne d'une toux spasmodique et asthmatiforme	BADIAGA 5 CH 2 granules 3 fois par jour
Il est jaune et irritant	HYDRASTIS 5 CH 2 granules 3 fois par jour
Il est jaune et non irritant	PULSATILLA 5 CH 2 granules 3 fois par jour
Il est verdâtre	MERCURIUS SOLUBILIS 5 CH 2 granules 3 fois par jour

Il est épais et forme des croûtes, parfois sanguinolentes	KALIUM BICHROMICUM 5 CH 2 granules 3 fois par jour
Le nez coule dans la journée et est bouché la nuit	NUX VOMICA 5 CH 2 granules 3 fois par jour
Le nez est bouché, surtout la nuit, et vous éprouvez des difficultés à respirer	AMMONIUM CARBONICUM 5 CH 2 granules 3 fois par jour
Le nez est constamment bouché	SAMBUCUS NIGRA 5 CH 2 granules 3 fois par jour
Le nez reste bouché malgré vos éternuements, vous souffrez d'une toux sèche et sifflante	AMMONIUM CARBONICUM 5 CH 2 granules 3 fois par jour
Votre rhume provoque des éternuements en salve	SABADILLA 5 CH 2 granules 3 fois par jour
Votre rhume provoque une toux sèche, des difficultés à respirer et une légère anémie	FERRUM PHOSPHORICUM 5 CH 2 granules 3 fois par jour
Votre rhume est soulagé en bord de mer ou par temps humide	MEDORRHINUM 5 CH 2 granules 3 fois par jour
Vous avez des ganglions, vous êtes agité, vous avez souvent trop chaud	SULFUR IODATUM 5 CH 2 granules 3 fois par jour
En cas de rhinite allergique	
Dans tous les cas	*Ajoutez* HISTAMINUM 5 CH 2 granules 3 fois par jour
Vous avez des difficultés à respirer	*Ajoutez plutôt* POUMON HISTAMINE 5 CH 2 granules 3 fois par jour
Pour stimuler les défenses immunitaires	THYMULINE 5 CH 2 granules 3 fois par jour

Voir aussi : Allergies, page 51 et Éternuements, page 121.

Conseils :
Il n'est ni rare ni inquiétant d'attraper deux ou trois rhumes chaque année. Et quand c'est votre tour, évitez les courants d'air, mais aérez quotidiennement votre maison ; mouchez-vous doucement pour ne pas risquer de faire éclater les vaisseaux sanguins du nez et provoquer ainsi des saignements ; ne restez pas forcément confiné « au chaud » mais évitez les écarts trop brutaux de température.

COUP, CHOC, TRAUMATISME

Atteinte violente et brutale d'une partie du corps. Vous vous cognez, vous tombez, vous recevez de plein fouet un objet lancé sur vous… et vous voyez apparaître des bleus, des hématomes, des bosses, des douleurs et parfois des saignements.

Indications	Traitement
Dans tous les cas	ARNICA MONTANA 9 CH 1 dose juste après le choc
Puis selon les cas :	
Le choc touche le dos	*Ajoutez* DIOSCOREA VILLOSA 5 CH 2 granules 3 fois par jour
Le choc touche l'œil	*Pour éviter l'œil au beurre noir, ajoutez* LEDUM PALUSTRE 5 CH 2 granules 3 fois par jour
Le choc touche le sein	*Ajoutez* BELLIS PERENNIS 5 CH 2 granules 3 fois par jour
Le choc touche un tendon	*Ajoutez* RUTA GRAVEOLENS 5 CH 2 granules 3 fois par jour
Le choc touche le cou	*Pour les vertèbres, ajoutez* ACTAEA RACEMOSA 5 CH 2 granules 3 fois par jour *et pour les trapèzes (muscles du cou), ajoutez* LACHNANTES TINCTORIA 5 CH 2 granules 3 fois par jour
Le choc est dû à un objet piquant	*Ajoutez* HYPERICUM PERFORATUM 5 CH 2 granules 3 fois par jour
Le choc est dû à un objet tranchant	*Ajoutez* STAPHYSAGRIA 5 CH 2 granules 3 fois par jour

Voir aussi : Bleus, page 72 et Bosses, page 73.

Conseils :
Un choc ou un traumatisme peut avoir des effets à long terme, ou des conséquences invisibles dans l'immédiat. Si la douleur est très intense ou persiste, ne risquez pas de passer par exemple à côté d'une fracture ou d'une lésion d'un organe interne : consultez !

■ COUP DE SOLEIL

Brûlure due à une exposition trop prolongée au soleil. Votre peau devient rouge, elle chauffe, elle tire et brûle, puis après quelque temps, elle sèche, meurt et pèle, laissant derrière elle une marque rosée et une peau toute neuve (mais encore plus fragile et sensible aux rayons du soleil !).

Indications	Traitement
Votre peau est rouge, chaude et douloureuse, vos muqueuses sont sèches, vous avez soif et vos pupilles sont dilatées	BELLADONA 5 CH 2 granules 3 fois par jour
Le coup de soleil déclenche un œdème chaud et douloureux, soulagé par une application fraîche, vous n'avez pas soif et vous urinez peu	APIS MELLIFICA 9 CH 2 granules 3 fois par jour
De grosses cloques se forment	CANTHARIS 5 CH 2 granules 3 fois par jour
Vous êtes allergique au soleil	HISTAMINUM 5 CH 2 granules 3 fois par jour *associé à* MURIATICUM ACIDUM 5 CH 2 granules 3 fois par jour

Voir aussi : Brûlures, page 77.

Conseils :
On le sait, l'exposition excessive aux rayons du soleil est dangereuse pour la peau et peut provoquer, à terme, des cancers. Mais qui peut résister au bonheur de la sensation chaude d'un bain de soleil sur le sable de la plage ? Profitez, mais avec modération et prudence ! Tartinez-vous généreusement de crème solaire à l'indice de protection élevée, tout particulièrement au bord de la mer et à la montagne, où la réverbération des rayons du soleil est plus forte.

Choisissez de vous exposer aux heures les moins dangereuses et évitez absolument la tranche 11 h-16 h. Protégez intégralement les enfants, surtout quand ils sont très jeunes : chapeau, T-shirt, lunettes de soleil et crème solaire sur ce qui dépasse encore. La peau de nos enfants est bien plus fragile encore que la nôtre.

■ COUP DU LAPIN

Voir : Coup, page 94.

■ COUPURE

Entaille de la peau due à un objet tranchant (couteau, ciseaux, bistouri lors d'une opération chirurgicale…). La coupure fait mal et la plaie saigne.

Indications	Traitement
Pour tous les types de coupures	ARNICA MONTANA 9 CH 2 granules 3 fois par jour *associé à* STAPHYSAGRIA 5 CH 2 granules 3 fois par jour
En application locale	CALENDULA teinture mère ECHINACEA teinture mère *et* CENTELLA ASIATICA teinture mère sur des compresses stériles

Conseils :
Si la coupure est importante, faites-vous recoudre ou poser un ou plusieurs « stéristrips ».

■ COURBATURE

Douleur musculaire semblable à une contracture. La courbature apparaît le plus souvent après un effort physique inhabituel (vous avez repris la pratique d'un sport après une longue interruption) ou après une maladie (grippe).

Indications	Traitement
La courbature est due à un effort physique et vos muscles sont douloureux	ARNICA MONTANA 9 CH 2 granules 3 fois par jour
La courbature est due à un effort physique, vos muscles, vos os et vos globes oculaires sont douloureux	ARNICA MONTANA 9 CH 2 granules 3 fois par jour *associé à* EUPATORIUM PERFOLIATUM 5 CH 2 granules 3 fois par jour
La courbature est due à une maladie (comme la grippe) et vous êtes abattu	GELSEMIUM 5 CH 2 granules 3 fois par jour
La courbature provoque une douleur qui ressemble à une contracture ou à une crampe	SARCOLACTICUM ACIDUM 5 CH 2 granules 3 fois par jour
La courbature est moins douloureuse au repos ou en étant comprimée dans un bandage	BRYONIA 5 CH 2 granules 3 fois par jour
La courbature est moins douloureuse quand vous bougez	RHUS TOXICODENDRON 5 CH 2 granules 3 fois par jour

Conseils :
Pensez à toujours vous échauffer avant de commencer une séance de sport : trottinez, étirez-vous, faites bouger doucement chaque partie de votre corps pendant quelques instants.
Si les courbatures sont là, il ne faut penser qu'à récupérer : buvez du jus de fruits sucré et mangez quelques glucides « lents » (pain, pâtes…) ; relaxez-vous, si vous le pouvez faites-vous masser, payez-vous une séance de sauna… et n'hésitez pas à plonger dans une petite sieste fort bien nommée « réparatrice » !

■ CRAMPE

Contraction violente, douloureuse, involontaire et temporaire d'un ou de plusieurs muscles. Les crampes sont souvent observées chez les sportifs, elles sont dues à une accumulation d'acide lactique dans le muscle, naturellement produit lors de l'effort.

Indications	Traitement
La crampe est musculaire	CUPRUM METALLICUM 5 CH 2 granules 3 fois par jour
La crampe est abdominale et elle est moins douloureuse quand vous êtes plié en deux	MAGNESIA PHOSPHORICA 5 CH 2 granules 3 fois par jour
La crampe abdominale est provoquée par une émotion (indignation, peur…) et elle est également moins douloureuse sous l'effet d'une pression	COLOCYNTHIS 5 CH 2 granules 3 fois par jour
Vous ressentez des crampes pendant vos règles, les douleurs physiques alternent avec des troubles psychiques	ACTAEA RACEMOSA 5 CH 2 granules 3 fois par jour
Vos crampes sont dues à une compression des artères et à des problèmes de circulation	SECALE CORNUTUM 5 CH 2 granules 3 fois par jour

Conseils :
C'est douloureux, mais pour se débarrasser plus rapidement de la crampe, massez votre muscle et étirez-le : le mouvement aidera à éliminer l'acide responsable de votre souffrance.

■ CREVASSE

Fissure plus ou moins profonde la peau, généralement située aux commissures des lèvres, sur les mains, les pieds ou sur les seins, spécialement pendant un allaitement.

Indications	Traitement
La crevasse sécrète un écoulement semblable à du miel qui peut se transformer en croûtes, votre peau est sèche et vous ne transpirez pas	GRAPHITES 5 CH 2 granules 3 fois par jour
La crevasse, d'apparence noirâtre, apparaît surtout en hiver	PETROLEUM 5 CH 2 granules 3 fois par jour

La crevasse se situe sur le sein (pendant un allaitement, par exemple) et votre peau est sèche	GRAPHITES 5 CH 2 granules 3 fois par jour *associé à* CASTOR EQUI 4 CH Application locale en pommade

Conseils :
Évitez les pommades et les pansements responsables de macération de la peau et, en règle générale, tout ce qui peut maintenir la crevasse dans un milieu humide. Assurez-vous au contraire que la peau reste bien sèche et préférez les traitements internes, qui réussissent mieux sur ce genre de symptômes.

CRISE DE FOIE

Voir : Indigestion, page 151.

CYSTITE, TROUBLES URINAIRES

Inflammation de la vessie et des voies urinaires. Vous souffrez de douleurs et de brûlures quand vous urinez, vous avez sans arrêt envie d'aller aux toilettes pour, le plus souvent, pas grand-chose…

Indications	Traitement
Vous avez une lithiase rénale (vous urinez facilement quand vous êtes debout, mais cela vous est impossible quand vous êtes assis)	FORMICA RUFA 5 CH 2 granules 3 fois par jour *associé à* SARSAPARILLA 5 CH 2 granules 3 fois par jour *et à* VESSIE 4 CH 2 granules 3 fois par jour
Vous avez constamment envie d'uriner	LILIUM TIGRINUM 5 CH 2 granules 3 fois par jour
Il y a une irritation urinaire ou des brûlures en urinant, avec présence de sang	CANTHARIS 5 CH 2 granules 3 fois par jour *associé à* MERCURIUS CORROSIVUS 5 CH 2 granules 3 fois par jour
Vos urines sentent mauvais	BENZOÏCUM ACIDUM 5 CH 2 granules 3 fois par jour

Vous avez du mal à uriner, vous souffrez d'œdèmes	APIS MELLIFICA 5 CH 2 granules 3 fois par jour
Vous souffrez de spasmes au niveau du petit bassin, avec des calculs	PAREIRA BRAVA 5 CH 2 granules 3 fois par jour
La cystite provoque des brûlures et de la température	BELLADONA 5 CH 2 granules 3 fois par jour
La cystite déclenche des brûlures encore plus fortes entre 1 h et 3 h du matin, soulagées par la chaleur	ARSENICUM ALBUM 5 CH 2 granules 3 fois par jour
La cystite est consécutive aux rapports sexuels	STAPHYSAGRIA 5 CH 2 granules 3 fois par jour
Vous faites des infections urinaires à répétition	COLIBACILLINUM 4 CH 2 granules 3 fois par jour *ou* SERUM ANTICOLIBACILLAIRE 5 CH 2 granules 3 fois par jour
Vous faites des infections à répétition et vous avez tendance à la dépression	SEPIA 9 CH 2 granules 3 fois par jour
Vous souffrez d'une hypertrophie de la prostate, accompagnée de spasmes et de difficultés à uriner	SABAL SERRULATA 5 CH 2 granules 3 fois par jour

Conseils :

Les cystites sont un mal principalement féminin. Elles sont dues à des bactéries présentes soit dans les intestins, soit dans la région anale.

- Buvez beaucoup d'eau tous les jours pour « lessiver » la vessie.
- Soignez votre hygiène intime : aux toilettes, ne vous essuyez pas d'arrière en avant comme toutes les femmes ont tendance à le faire, mais d'avant en arrière, pour éloigner les bactéries de l'urètre.
- Consultez avant que l'infection ne gagne les reins.

■ DÉCHIRURE MUSCULAIRE

Affection d'un muscle accompagnée d'une douleur brutale. Immédiatement, tous les mouvements de ce muscle deviennent très douloureux. Il y a parfois un léger œdème.

Indications	Traitement
Dans tous les cas	ARNICA MONTANA 9 CH 2 granules 3 fois par jour
Pour soulager le muscle	SARCOLACTICUM ACIDUM 5 CH 2 granules 3 fois par jour
La déchirure s'accompagne de crampes musculaires	CUPRUM METALLICUM 5 CH 2 granules 3 fois par jour
La douleur est soulagée par le froid ou une application de glace	LEDUM PALUSTRE 5 CH 2 granules 3 fois par jour
La déchirure s'accompagne d'un œdème, soulagé par des compresses fraîches	APIS MELLIFICA 5 CH 2 granules 3 fois par jour

Conseils :
Pour éviter les problèmes musculaires, surtout avant de faire du sport, privilégiez les aliments riches en sucres lents, en fibres et en magnésium et pensez à boire beaucoup. Une bonne hygiène de vie est une base indispensable. Et n'oubliez pas l'échauffement !

■ DÉMANGEAISON, PRURIT

Ça vous chauffe, ça vous gratte, ça vous pique, ça vous titille, bref, ça vous démange et vous ne pouvez pas vous empêcher de frotter.

Indications	Traitement
Les démangeaisons sont aggravées par l'eau et par la chaleur (du lit, par exemple) mais soulagées par le frais	SULFUR 5 CH 2 granules 3 fois par jour
La zone qui démange est semblable à de l'urticaire, avec de petites vésicules	URTICA URENS 5 CH 2 granules 3 fois par jour *ou* DOLICHOS PRURENS 5 CH 2 granules 3 fois par jour
La zone qui démange est couverte de petites vésicules suintant un liquide blanchâtre	MEZEREUM 5 CH 2 granules 3 fois par jour

Il y a un léger œdème et des brûlures, les démangeaisons sont soulagées par des compresses froides	APIS MELLIFICA 5 CH 2 granules 3 fois par jour
La peau est chaude, brûlante et sèche	BELLADONA 5 CH 2 granules 3 fois par jour
Les démangeaisons sont dues à une allergie (par exemple à des bijoux fantaisie ou à une lessive…)	HISTAMINUM 5 CH 2 granules 3 fois par jour *ou* ISOTHÉRAPIQUE de la matière allergène 5 CH 2 granules 3 fois par jour
Les démangeaisons sont dues à une allergie alimentaire, elles suintent si vous vous grattez et vous vous sentez somnolent	PHENOBARBITALUM 5 CH 2 granules 3 fois par jour
Les démangeaisons sont dues à un eczéma sur une peau malsaine, elles sont aggravées par l'eau ou la chaleur (d'un lit, par exemple) ; vous êtes frileux	PSORINUM 9 CH 2 granules 3 fois par jour
Les démangeaisons sont dues à un eczéma sec et elles sont soulagées par une bouillotte ; vous êtes frileux mais l'air frais vous apaise	ARSENICUM ALBUM 9 CH 2 granules 3 fois par jour
Les démangeaisons sont dues à un eczéma suintant	GRAPHITES 5 CH 2 granules 3 fois par jour
Les démangeaisons sont dues à un eczéma « d'hiver » avec des fissurations	PETROLEUM 5 CH 2 granules 3 fois par jour
Les démangeaisons interviennent quand vous vous déshabillez	RUMEX CRISPUS 5 CH 2 granules 3 fois par jour
Les démangeaisons sont dues à des vers	CINA 5 CH 2 granules 3 fois par jour
Les démangeaisons se déclenchent après une radiothérapie ou une exposition à des rayons	RADIUM BROMATUM 5 CH 2 granules 3 fois par jour
Les démangeaisons touchent les parties génitales	SULFUR 5 CH 2 granules 3 fois par jour

	ou LILIUM TIGRINUM 5 CH 2 granules 3 fois par jour
Les démangeaisons provoquent une hypersensibilité sexuelle	PLATINA 9 CH 2 granules 3 fois par jour

Conseils :
Les personnes de typologie psorique sont très sujettes aux démangeaisons. Mais il faut le savoir, plus vous grattez, plus ça démange ! Tentez tout ce qui peut vous soulager : compresses froides, bain chaud, souffle d'air… et surtout évitez tout contact avec un vêtement ou un bijou, en attendant que les médicaments fassent effet.

■ DERMATOSE DES MAINS ET DES PIEDS

Maladie de la peau, qui prend souvent la forme, sur les extrémités, de petits eczémas accompagnés de démangeaisons.

Indications	Traitement
L'eczéma est réduit, il siège sur les mains et sur la plante des pieds, avec de petites vésicules	ANAGALLIS ARVENSIS 5 CH 2 granules 3 fois par jour
L'eczéma s'accompagne d'un œdème	BOVISTA 5 CH 2 granules 3 fois par jour
Il s'agit d'une mycose	CANDIDA ALBICANS 5 CH *associé à* COMPLEXE avec LAPPA MAJOR 4 CH et VIOLA TRICOLOR 4 CH (Voir : Complexes, page 272) 2 granules 3 fois par jour
En application locale	BELLIS PERENNIS teinture mère CALENDULA teinture mère CENTELLA ASIATICA teinture mère MIMOSA TENUFLORA teinture mère

Voir aussi : Démangeaison, page 101 et Eczéma, page 113.

Conseils :
Sur les mains en particulier, les maladies de peau peuvent être dues à des allergies. Évitez les bijoux fantaisie en nickel et choisissez les

métaux qui ne provoquent pas de réactions chez vous (or, argent). D'autres produits, comme les cosmétiques ou les nettoyants ménagers, peuvent aussi être à l'origine de ces eczémas de contact. Si vous êtes sujet à ces réactions, portez des gants le plus souvent possible pour vous protéger. Et s'il s'agit d'une allergie, pensez que vous pouvez faire fabriquer l'isothérapique de la substance responsable. Voir : Isothérapique, page 54.

■ DIABÈTE

Dérèglement du métabolisme, conduisant à une présence anormale de sucre dans le sang. Il existe deux sortes de diabètes : le diabète insulinodépendant, lorsque le pancréas ne peut plus produire d'insuline, et le diabète non insulinodépendant, quand les fonctions pancréatiques demeurent mais ne sont pas assez efficaces. Dans ce deuxième cas, on peut stimuler le pancréas pour l'aider à créer sa propre insuline, par différents moyens.

Indications	Traitement
La phytothérapie	ALLIUM CEPA teinture mère 30 gouttes 3 fois par jour *associé à* EUCALYPTUS teinture mère 30 gouttes 3 fois par jour *et aussi* JUGLANS REGIA teinture mère 30 gouttes 3 fois par jour
L'organothérapie	*Pour stimuler le pancréas* PANCREAS 4 CH 2 granules 3 fois par jour *ou pour stimuler la production d'insuline* INSULINUM 4 CH 2 granules 3 fois par jour
Vous avez un diabète gras, vous aimez les sucres	SULFUR 5 CH 2 granules 3 fois par jour
Vous avez un diabète maigre, vous aimez les sucreries et le chocolat, vous êtes hyperactif	ARGENTUM NITRICUM 5 CH 2 granules 3 fois par jour
Vous êtes hyperthyroïdien, anxieux et agité	ARSENICUM IODATUM 5 CH 2 granules 3 fois par jour

Vous êtes hyperthyroïdien, très maigre, agité et vous avez toujours chaud	IODUM 5 CH 2 granules 3 fois par jour *associé à* THYROÏDEA 15 CH 2 granules 3 fois par jour

Conseils :
Pour traiter correctement le diabète en homéopathie, il faut plus que jamais chercher à cerner le patient dans sa totalité. Le remède de la personne diabétique est plus important que le traitement du diabète lui-même. NUX VOMICA conviendra à un PDG stressé, LACHESIS à une femme volubile aux tendances alcooliques, etc. Il peut y avoir autant de médicaments que de malades. Il est fondamental de demander les conseils d'un médecin homéopathe.

DIARRHÉE, TURISTA

Selles liquides, abondantes et très fréquentes. Vous avez mal au ventre, vous courez aux toilettes plusieurs fois dans la journée. Les diarrhées peuvent avoir de nombreuses causes : gastro-entérite, indigestion, excès de fruits pas assez mûrs, infection, turista, prise de médicaments et même parfois émotion ou stress…

Indications	Traitement
Dans tous les cas et surtout si vous ne vous sentez pas mieux après être allé à la selle, si vous avez aussi des nausées, votre langue restant rose	IPECA 5 CH 2 granules 3 fois par jour
La diarrhée vous fatigue de façon intense et prolongée	CHINA RUBRA 7 CH 2 granules 3 fois par jour
Vous avez des problèmes de foie, vous êtes fatigué, vous vous sentez plus mal le soir et vos selles s'expulsent en jet	PHOSPHORUS 5 CH 2 granules 3 fois par jour
Vos diarrhées sont abondantes, liquides et s'expulsent en jet	PODOPHYLLUM PELTATUM 5 CH 2 granules 3 fois par jour
Vos diarrhées sont indolores, mais abondantes et déshydratantes	RICINUS COMMUNIS 5 CH 2 granules 3 fois par jour

La diarrhée s'accompagne de saignements ou vous avez des amibes (parasites)	MERCURIUS CORROSIVUS 5 CH 2 granules 3 fois par jour *associé à* IPECA 5 CH 2 granules 3 fois par jour
La diarrhée s'accompagne de glaires verdâtres	MERCURIUS SOLUBILIS 5 CH 2 granules 3 fois par jour *associé à* IPECA 5 CH 2 granules 3 fois par jour
La diarrhée s'accompagne d'une irritation de l'intestin	SENNA 5 CH 2 granules 3 fois par jour
La diarrhée est due à une indigestion et elle est accompagnée de nausées	ANTIMONIUM CRUDUM 5 CH 2 granules 3 fois par jour
La diarrhée est due à une intoxication alimentaire, elle s'accompagne de vomissements et de douleurs abdominales soulagées par une bouillotte	ARSENICUM ALBUM 5 CH 2 granules 3 fois par jour
Vous êtes agité et anxieux, votre état empire entre 1 h et 3 h du matin et vous avez froid, mais vous êtes soulagé par l'air frais	ARSENICUM ALBUM 15 CH 2 granules 3 fois par jour
La diarrhée est rebelle à tout traitement	PARATYPHOÏDINUM B 9 CH 2 granules 3 fois par jour
La diarrhée s'accompagne de délire	BAPTISIA TINCTORIA 5 CH 2 granules 3 fois par jour
La diarrhée s'accompagne de sueurs froides et de malaises, pouvant aller jusqu'à l'évanouissement	VERATRUM ALBUM 5 CH 2 granules 3 fois par jour
Vous avez aussi des hémorroïdes et vos sphincters sont un peu relâchés, laissant échapper de petites quantités de selles	ALOE 5 CH 2 granules 3 fois par jour
Vous avez mangé des fruits pas assez mûrs	RHEUM 5 CH 2 granules 3 fois par jour
Votre bébé a une diarrhée verdâtre due à une poussée dentaire et il est très agité	CHAMOMILLA 15 CH 2 granules 3 fois par jour

La diarrhée est due au trac, vous êtes nerveux et agité	ARGENTUM NITRICUM 5 CH 2 granules 3 fois par jour
La diarrhée est due au trac, vous perdez tous vos moyens	GELSEMIUM 9 CH 2 granules 3 fois par jour
La diarrhée est due à une intolérance au lait	AETHUSA CYNAPIUM 5 CH 2 granules 3 fois par jour
La diarrhée est accompagnée de spasmes	MAGNESIA CARBONICA 5 CH 2 granules 3 fois par jour *ou* MAGNESIA PHOSPHORICA 5 CH 2 granules 3 fois par jour

Conseils :
Attention, des diarrhées abondantes entraînent une perte de liquide et peuvent être à l'origine d'une déshydratation. Ce symptôme peut être grave chez le bébé ou la personne âgée dont il faudra surveiller attentivement le poids et à qui il est indispensable de donner à boire régulièrement, même et surtout s'il n'a pas soif.

■ DOULEURS

Sensation pénible ressentie sur une partie du corps, avec plus ou moins d'intensité, plus ou moins régulièrement et qui correspond à l'expression d'une affection, d'une maladie ou d'un traumatisme.
Pour chaque douleur, quelle qu'en soit la localisation, l'homéopathe s'attachera toujours à soulager d'abord la personne qui souffre, avant de s'intéresser à la douleur elle-même.

Indications	Traitement
La douleur est soulagée par le froid ou la glace	LEDUM PALUSTRE 5 CH 2 granules 3 fois par jour
La douleur est soulagée par le froid et s'accompagne d'un œdème	APIS MELLIFICA 5 CH 2 granules 3 fois par jour
La douleur est soulagée par le chaud	ARSENICUM ALBUM 5 CH 2 granules 3 fois par jour
La douleur, souvent nocturne, est aggravée par le froid comme par le chaud	MERCURIUS SOLUBILIS 5 CH 2 granules 3 fois par jour
La douleur, aggravée par la chaleur humide, est encore plus intense la nuit	RHODODENDRON 5 CH 2 granules 3 fois par jour

La douleur est déclenchée par un coup de froid sec	ACONITUM NAPELLUS 5 CH 2 granules 3 fois par jour
La douleur est déclenchée par l'humidité (pluie) ou près d'une source d'humidité (lac, mer…)	DULCAMARA 5 CH 2 granules 3 fois par jour
La douleur est soulagée par le mouvement et aggravée par l'humidité froide	RHUS TOXICODENDRON 5 CH 2 granules 3 fois par jour
La douleur est soulagée par le mouvement lent	PULSATILLA 5 CH 2 granules 3 fois par jour
La douleur est soulagée par le mouvement rapide, voire brusque	SEPIA 5 CH 2 granules 3 fois par jour
La douleur est plus forte quand vous restez immobile	VALERIANA 5 CH 2 granules 3 fois par jour
La douleur ressemble à une contusion, à une contracture ou à des courbatures, elle est soulagée par le repos mais même le lit paraît trop dur	ARNICA MONTANA 9 CH 2 granules 3 fois par jour
La douleur est soulagée par le repos et la pression	BRYONIA 5 CH 2 granules 3 fois par jour
La douleur est soulagée par le repos et vous êtes abattu physiquement et psychiquement	GELSEMIUM 9 CH 2 granules 3 fois par jour
La douleur est soulagée par la distraction, aggravée en présence d'une personne que vous n'aimez pas et elle change en fonction de votre humeur	IGNATIA AMARA 9 CH 2 granules 3 fois par jour
La douleur s'accompagne de fièvre et de rougeurs	BELLADONA 5 CH 2 granules 3 fois par jour
La douleur s'accompagne d'un œdème	APIS MELLIFICA 5 CH 2 granules 3 fois par jour
Vous souffrez en silence, vous êtes stoïque	NATRUM MURIATICUM 9 CH 2 granules 3 fois par jour *ou* SEPIA 9 CH 2 granules 3 fois par jour

Vous « criez » votre douleur, vous êtes sensible au bruit et à la lumière	NUX VOMICA 9 CH 2 granules 3 fois par jour
Vous êtes hypersensible à la douleur elle-même, elle vous rend agressif	CHAMOMILLA 9 CH 2 granules 3 fois par jour
Vous êtes excité la nuit, vous ne souffrez pas pendant la journée mais vous êtes abattu	OPIUM 9 CH 2 granules 3 fois par jour

Conseils :
Après avoir analysé votre comportement et choisi votre médicament en fonction du déclenchement de votre douleur, vous pouvez associer, dans certains cas, un médicament pour agir plus spécifiquement sur le type même de douleur (voir ci-après). Sachez aussi que sa localisation (à gauche ou à droite) et même son heure d'aggravation, sont également des indices utiles pour choisir le traitement le plus efficace.

■ DOULEURS – ARTICULATIONS

Indications	Traitement
Pour les douleurs des petites articulations et éventuellement les crises de goutte	COLCHICUM 5 CH 2 granules 3 fois par jour *associé à* CAULOPHYLUM 5 CH 2 granules 3 fois par jour
Pour des douleurs au niveau des doigts et des rhumatismes des phalanges, aggravées par l'humidité	ACTAEA SPICATA 5 CH 2 granules 3 fois par jour
S'il y a inflammation	GAÏACUM 5 CH 2 granules 3 fois par jour
La douleur est due à la présence d'acide urique	URICUM ACIDUM 5 CH 2 granules 3 fois par jour *associé à* COLCHICUM 5 CH 2 granules 3 fois par jour

Voir aussi : Arthrose, page 67 et Entorse, page 118.

DOULEURS – COU

Voir : Raideur du cou, page 186.

DOULEURS – DENTS

Indications	Traitement
Dans tous les cas	CALCAREA FLUORICA 5 CH 2 granules 3 fois par jour
Il s'agit d'une poussée dentaire chez le bébé, soulagée par le bercement ou le mouvement passif (d'une voiture), accompagnée souvent de diarrhée verdâtre	CHAMOMILLA 9 CH 2 granules 3 fois par jour
La dent est hypersensible au froid et au chaud	HYPERICUM PERFORATUM 5 CH 2 granules 3 fois par jour
Vos dents sont fragiles, noirâtres	KREOSOTUM 5 CH 2 granules 3 fois par jour

Voir aussi : Abcès dentaire, page 45 et Carie, page 80.

DOULEURS – DOS

Indications	Traitement
Votre profession provoque le mal de dos (si vous êtes dentiste et penché toute la journée, ou secrétaire, assise du matin au soir)	ARNICA MONTANA 9 CH 2 granules 3 fois par jour *associé à* KALIUM PHOSPHORICUM 5 CH 2 granules 3 fois par jour
Votre mal de dos alterne avec des symptômes psychiques	ACTAEA RACEMOSA 5 CH 2 granules 3 fois par jour
La douleur est plus vive au crépuscule	PHOSPHORUS 5 CH 2 granules 3 fois par jour
Votre mal est dû à une déminéralisation et vos extrémités sont froides	SILICEA 5 CH 2 granules 3 fois par jour
Douleurs lombaires	
La douleur est soulagée lorsque vous êtes en extension	DIOSCOREA VILLOSA 5 CH 2 granules 3 fois par jour
La douleur est soulagée lorsque vous êtes plié en deux	MAGNESIA PHOSPHORICA 5 CH 2 granules 3 fois par jour

Voir aussi : Lumbago, page 159.

DOULEURS – ESTOMAC

Voir : Ulcère de l'estomac, page 208.

DOULEURS – INTERCOSTALES

Voir : Zona intercostal, page 217.

DOULEURS – LOMBAIRES

Voir aussi : Douleurs - Dos, page 110.

DOULEURS – MEMBRES

Indications	Traitement
La douleur s'accompagne d'agitation incessante	ZINCUM METALLICUM 5 CH 2 granules 3 fois par jour
La douleur s'accompagne de raidissement des membres	PLUMBUM 5 CH 2 granules 3 fois par jour
La douleur s'accompagne de tremblements	GELSEMIUM 5 CH 2 granules 3 fois par jour

DOULEURS – MUSCLES

Voir aussi : Courbatures, page 96, Déchirure musculaire, page 100 et Élongation, page 115.

DOULEURS – OS

Indications	Traitement
La douleur se situe sur la partie externe de l'os	AURUM METALLICUM 5 CH 2 granules 3 fois par jour
Les douleurs osseuses sont généralisées, vous avez des courbatures	EUPATORIUM PERFOLIATUM 5 CH 2 granules 3 fois par jour
Les douleurs sont plus intenses la nuit	LUESINUM 5 CH 2 granules 3 fois par jour
Les douleurs interviennent pendant la croissance	PHOSPHORICUM ACIDUM 5 CH 2 granules 3 fois par jour
Pour accélérer la cicatrisation des os après un traumatisme ou au moment de l'ostéoporose	SYMPHYTUM 5 CH 2 granules 3 fois par jour

Voir aussi : Fractures, page 130.

DOULEURS – SEIN

Indications	Traitement
Il y a un hématome	ARNICA MONTANA 9 CH 2 granules 3 fois par jour
La douleur est localisée dans les parties molles	BELLIS PERENNIS 5 CH 2 granules 3 fois par jour

Voir aussi : Crevasses, page 98 et Allaitement, page 50.

DOULEURS – TENDONS

Indications	Traitement
Dans tous les cas	RUTA GRAVEOLENS 5 CH 2 granules 3 fois par jour *associé à* ARNICA MONTANA 9 CH 2 granules 3 fois par jour
La douleur est soulagée quand vous bougez	*Ajoutez* RHUS TOXICIDENDRON 5 CH 2 granules 3 fois par jour

ÉCORCHURE

Plaie superficielle de la peau, comme une éraflure.

Indications	Traitement
Dans tous les cas	PYROGENIUM 9 CH 2 granules 3 fois par jour
Vous vous êtes écorché avec un objet tranchant (couteau, lame de rasoir, feuille de papier…)	*Ajoutez* STAPHYSAGRIA 5 CH 2 granules 3 fois par jour
Vous vous êtes écorché avec une aiguille ou l'épine d'une rose	*Ajoutez* SILICEA 5 CH 2 granules 3 fois par jour *associé à* HYPERICUM PERFORATUM 5 CH 2 granules 3 fois par jour
L'écorchure prend l'apparence de petites fissures jaunâtres	*Ajoutez* NITRICUM ACIDUM 5 CH 2 granules 3 fois par jour

L'écorchure commence à s'ulcérer	*Ajoutez* ARGENTUM NITRICUM 5 CH 2 granules 3 fois par jour *ou* KALIUM BICHROMICUM 5 CH 2 granules 3 fois par jour

Conseils :
Commencez toujours par nettoyer la plaie à l'aide d'une compresse imbibée de CALENDULA en teinture mère. Si vous travaillez régulièrement au jardin, pensez à la mise à jour de votre vaccin antitétanique.

■ ÉCOULEMENT NASAL

Voir : Coryza – Rhume, page 92.

■ ECZÉMA

Affection cutanée reconnaissable à l'apparition de petites vésicules réparties en plaques rouges. L'eczéma évolue par poussées. Il peut être atopique (manifestation d'un phénomène allergique général), de contact (réaction à un produit allergisant : nickel, chrome, fleur, cosmétique....) ou variqueux (complication d'une insuffisance veineuse) Il revêt différents aspects : vésiculeux, suintant ou sec avec des plaques de peau qui se détachent, les squames.

Indications	Traitement
L'eczéma est sec, avec sensation de brûlures soulagées par la chaleur locale (compresse chaude ou bouillotte)	ARSENICUM ALBUM 5 CH 2 granules 3 fois par jour
L'eczéma est sec avec des démangeaisons, votre peau desquame	BERBERIS VULGARIS 5 CH 2 granules 3 fois par jour
L'eczéma est sec et aggravé en bord de mer	NATRUM MURIATICUM 5 CH 2 granules 3 fois par jour
L'eczéma est sec, votre peau est jaune et ridée	SEPIA 5 CH 2 granules 3 fois par jour
L'eczéma est légèrement suintant, forme des croûtes en séchant. Vous êtes frileux et vous cicatrisez mal	GRAPHITES 5 CH 2 granules 3 fois par jour

L'eczéma est suintant et infecté	STAPHYLOCOCCINUM 5 CH 2 granules 3 fois par jour
L'eczéma « d'hiver » est douloureux et fissuré de noir	PETROLEUM 5 CH 2 granules 3 fois par jour
L'eczéma siège au niveau des parties génitales	LILIUM TIGRINUM 5 CH 2 granules 3 fois par jour
L'eczéma siège au niveau des parties génitales et s'accompagne de démangeaisons intenses et de brûlures, avec des vésicules. Il alterne avec des diarrhées	CROTON TIGLIUM 5 CH 2 granules 3 fois par jour
L'eczéma se situe dans le conduit auditif	CALCAREA PICRATA 5 CH 2 granules 3 fois par jour
L'eczéma se situe sur les mains	ACTAEA SPICATA 5 CH 2 granules 3 fois par jour
L'eczéma est localisé sur le cuir chevelu et la figure, et s'accompagne de démangeaisons	STAPHYSAGRIA 5 CH 2 granules 3 fois par jour
Vous êtes une personne congestive, vous avez les extrémités rouges (oreilles, lèvres, etc.)	DRAINEUR (du foie, du rein et de la peau) (Voir : Complexes, page 272) 20 gouttes 3 fois par jour *puis* SULFUR 5 CH 2 granules 3 fois par jour
Vous êtes plutôt de constitution ronde	CALCAREA CARBONICA 9 CH 1 dose par semaine
Vous êtes frileux, votre eczéma est aggravé par l'eau et la chaleur et il apparaît après une maladie parasitaire ou une MST (maladie sexuellement transmissible)	PSORINUM 5 CH 2 granules 3 fois par jour
Votre eczéma est amélioré quand vous mangez	ANACARDIUM ORIENTALIS 5 CH 2 granules 3 fois par jour
Eczéma variqueux	
L'eczéma est variqueux et aggravé par la chaleur	SULFUR 5 CH 2 granules 3 fois par jour
L'eczéma est variqueux et amélioré par la chaleur	ARSENICUM ALBUM 5 CH 2 granules 3 fois par jour

Conseils :
En cas d'eczéma, le médecin homéopathe s'intéressera là encore à l'ensemble du malade : sa morphologie, son comportement, l'état de sa peau. Il est parfois difficile de bien identifier un eczéma et sa cause, terrain allergique ou réaction ponctuelle, phénomène purement physique ou manifestation causée par un stress... Il est préférable de consulter un spécialiste avant de choisir le bon médicament.

ÉJACULATION PRÉCOCE

Émission prématurée de sperme, avant la consommation de l'acte sexuel, ou trop rapidement après la pénétration.

Indications	Traitement
Vous êtes agité, nerveux, vous voulez tout terminer avant d'avoir commencé	ARGENTUM NITRICUM 9 CH 2 granules 3 fois par jour

Conseils :
Une approche psychologique de ce problème peut être indispensable pour aider l'homme à se concentrer sur tous les aspects du rapport sexuel autres que le coït : préliminaires, caresses, massages... Une technique ponctuelle, dite « de la pression », donne parfois de bons résultats : elle consiste, au moment où l'homme sent qu'il va éjaculer, à presser la base du pénis entre deux doigts pendant quelques secondes. Ce simple geste peut retarder l'orgasme, sans affecter l'érection.

ÉLONGATION

Traction accidentelle et douloureuse exercée sur un muscle.

Indications	Traitement
Dans tous les cas	ARNICA MONTANA 9 CH 2 granules 3 fois par jour *associé à* CUPRUM METALLICUM 5 CH 2 granules 3 fois par jour *et* LACTICUM ACIDUM 5 CH 2 granules 3 fois par jour *et*

	MAGNESIA PHOSPHORICA 5 CH 2 granules 3 fois par jour
Les tendons sont douloureux	RUTA GRAVEOLENS 5 CH 2 granules 3 fois par jour
La douleur est soulagée par une application de glace	LEDUM PALUSTRE 5 CH 2 granules 3 fois par jour

Conseils :
Après le traumatisme responsable de l'élongation, appliquez immédiatement une poche de glace sur la partie douloureuse pendant au moins 1/4 d'heure. Cela soulagera la douleur et améliorera l'action des médicaments.

■ ÉMOTIVITÉ, HYPERSENSIBILITÉ

Tendance à ressentir des émotions intenses, à l'ampleur irraisonnée et pouvant parfois faire perdre le contrôle de soi. L'émotivité s'exprime de différentes façons : psychique (peur, joie, pleurs, colère, chagrin) ou physique (tremblements, palpitations, sueurs, envie d'aller aux toilettes, mains moites, rougeurs). Les origines sont diverses : amour, stress, trac, surprise, échec, joie, etc.

Indications	Traitement
Pour les chagrins d'amour	IGNATIA AMARA 7 CH 2 granules 3 fois par jour
Pour les manifestations paradoxales de l'émotion (vous riez à un enterrement, vous pleurez à un baptême…)	IGNATIA AMARA 7 CH 2 granules 3 fois par jour
Pour les grandes joies (gains au jeu, réussite à un examen)	COFFEA CRUDA 7 CH 2 granules 3 fois par jour
Pour les grandes peines (deuils, échecs)	ARNICA MONTANA 9 CH 2 granules 3 fois par jour *associé à* GELSEMIUM 9 CH 2 granules 3 fois par jour
Pour les chocs psychologiques	ARNICA MONTANA 15 CH 2 granules 3 fois par jour
Pour les émotions qui paralysent, quand vous ne pouvez plus réagir	GELSEMIUM 15 CH 2 granules 3 fois par jour

Pour les émotions qui excitent, quand vous ne savez plus rester en place	ARGENTUM NITRICUM 7 CH 2 granules 3 fois par jour
Pour les émotions qui engendrent des mouvements incessants des jambes	ZINCUM METALLICUM 7 CH 2 granules 3 fois par jour
Pour les émotions qui engendrent des mouvements incessants des mains	KALIUM BROMATUM 7 CH 2 granules 3 fois par jour
Pour les timides qui pleurent souvent et se sentent fatigués voire déprimés	AMBRA GRISEA 7 CH 2 granules 3 fois par jour
Pour les émotions en public, provoquant des malaises et des réactions théâtrales	MOSCHUS 5 CH 2 granules 3 fois par jour
Vous êtes hypersensible aux émotions, et vous alternez des moments d'agitation et de somnolence	VALERIANA 5 CH 2 granules 3 fois par jour

Conseils :
Pour tenter de maîtriser votre émotivité, vous pouvez essayer de vous préparer aux événements qui vont arriver. Anticiper les situations stressantes aide parfois à les contrôler. Des techniques comme le yoga ou la relaxation sont aussi d'un grand secours

■ ENFLEMENT DES AMYGDALES

Voir : Angine, page 56.

■ ENGORGEMENT DES SEINS

Voir : Allaitement, page 50.

■ ENROUEMENT, APHONIE

Altération du timbre de la voix pouvant mener à son extinction totale et momentanée, l'aphonie.

Indications	Traitement
Vous êtes enroué parce que vous avez parlé trop longtemps	ARNICA MONTANA 9 CH 2 granules 3 fois par jour

Vous êtes enroué le matin et boire froid améliore votre voix	CAUSTICUM 7 CH 2 granules 3 fois par jour
Vous êtes enroué au réveil mais retrouvez la voix en parlant	RHUS TOXICODENDRON 5 CH 2 granules 3 fois par jour
Vous êtes enroué le soir	PHOSPHORUS 7 CH 2 granules 3 fois par jour
Vous passez du grave à l'aigu, sans pouvoir maîtriser votre voix	ARUM TRIPHYLLUM 5 CH 2 granules 3 fois par jour
Vous êtes enroué brutalement après une exposition à un courant d'air, vous avez pris un coup de froid sec	ACONITUM NAPELLUS 5 CH 2 granules 3 fois par jour
Vous êtes enroué brutalement après une exposition à un courant d'air, vous avez pris un coup de froid humide	DULCAMARA 5 CH 2 granules 3 fois par jour
Vous avez la voix très rauque, à cause d'un froid humide le matin	MANGANUM METALLICUM 5 CH 2 granules 3 fois par jour

Conseils :
Comme tous les muscles, les cordes vocales peuvent avoir besoin d'échauffement et se fatiguent si elles travaillent trop. Avant un concert ou une fête (où vous allez chanter), avant d'assister à un match (où vous allez soutenir votre équipe favorite), appliquez-vous à quelques exercices vocaux ou vocalises ; sur le moment, ménagez-vous de petites pauses pour récupérer ; et pensez à emporter avec vous une bouteille d'eau fraîche. Une gorgée d'eau de temps à autre fait toujours du bien !

■ ENTORSE

Lésion douloureuse et brutale au niveau d'un ligament ou d'une articulation, due à un traumatisme (souvent une torsion) et accompagnée d'un œdème. Classiquement, vous vous tordez la cheville en ratant une marche, ou le genou en tombant à ski, vous entendez un craquement, votre articulation enfle et vous avez mal.

Indications	Traitement
Pour traiter le traumatisme	*Prendre le plus rapidement possible* ARNICA MONTANA 9 CH 2 granules 3 fois par jour
Les tendons sont atteints	ARNICA MONTANA 9 CH 2 granules 3 fois par jour *associé à* RUTA GRAVEOLENS 5 CH 2 granules 3 fois par jour
Vous souffrez d'un relâchement ligamentaire ou articulaire	NATRUM CARBONICUM 5 CH 2 granules 3 fois par jour
La douleur est soulagée par la pression d'un bandage et par le repos	ARNICA MONTANA 9 CH 2 granules 3 fois par jour *associé à* BRYONIA 5 CH 2 granules 3 fois par jour
La douleur est soulagée par le mouvement	ARNICA MONTANA 9 CH 2 granules 3 fois par jour *associé à* RHUS TOXICODENDRON 5 CH 2 granules 3 fois par jour
La douleur est soulagée par le froid ou une application de glace	ARNICA MONTANA 9 CH 2 granules 3 fois par jour *associé à* LEDUM PALUSTRE 5 CH 2 granules 3 fois par jour
L'inflammation et l'œdème sont améliorés par des compresses fraîches	ARNICA MONTANA 9 CH 2 granules 3 fois par jour *associé à* APIS MELLIFICA 5 CH 2 granules 3 fois par jour
En cas d'entorses à répétition	CALCAREA FLUORICA 9 CH 2 granules 3 fois par jour

Conseils :

Ne prenez pas une entorse à la légère : mal soignée, elle peut provoquer une gêne ou même une invalidité à long terme. Un bon traitement et du repos, voire une immobilisation, sont indispensables.

ÉNURÉSIE, PIPI AU LIT, INCONTINENCE

Incontinence urinaire, survenant principalement la nuit chez les enfants (sans forcément les réveiller) ou chez les personnes âgées qui commencent à perdre conscience de leur corps.

Indications	Traitement
Chez l'enfant	
L'enfant commence à faire pipi au lit après un traumatisme physique	ARNICA MONTANA 9 CH 2 granules 3 fois par jour
L'enfant commence à faire pipi au lit après avoir reçu un coup sur la tête ou après une chute	ARNICA MONTANA 9 CH 2 granules 3 fois par jour *associé à* NATRUM SULFURICUM 9 CH 2 granules 3 fois par jour
L'enfant commence à faire pipi au lit après un choc, il est angoissé et il tremble	ARNICA MONTANA 9 CH 2 granules 3 fois par jour *associé à* GELSEMIUM 9 CH 2 granules 3 fois par jour
L'enfant fait pipi au lit après une anesthésie	ARNICA MONTANA 9 CH 2 granules 3 fois par jour *associé à* OPIUM 5 CH 2 granules 3 fois par jour
L'enfant fait pipi au lit par distraction	IGNATIA AMARA 9 CH 2 granules 3 fois par jour
L'enfant fait pipi au lit pour qu'on s'occupe de lui	PULSATILLA 9 CH 2 granules 3 fois par jour
L'enfant fait pipi au lit à cause de quelque chose qu'il n'arrive pas à exprimer (jalousie après la naissance d'un petit frère, manque d'amour…)	STAPHYSAGRIA 9 CH 2 granules 3 fois par jour
L'enfant ne se réveille pas quand il fait pipi au lit	OPIUM 5 CH 2 granules 3 fois par jour *associé à* CAUSTICUM 9 CH 2 granules 3 fois par jour

Chez la personne âgée	
En cas de relâchement de la vessie ou de l'urètre	SEPIA 9 CH 2 granules 3 fois par jour
En cas de descente d'organes	CALCAREA FLUOR CA 9 CH 2 granules 3 fois par jour
En cas de « fuites » quand vous toussez, quand vous riez ou quand vous faites un effort	CAUSTICUM 5 CH 2 granules 3 fois par jour

Conseils :
Ne culpabilisez pas l'enfant : l'énurésie n'est souvent qu'une façon de s'exprimer. Il n'y a pas d'âge « légal » pour arrêter de faire pipi au lit et pas forcément de « volonté » consciente de l'enfant. Essayez de discuter avec lui, de trouver l'origine de son malaise et si ce trouble dure, n'hésitez pas à consulter un psychologue.

■ ÉRYTHÈME FESSIER DU BÉBÉ

Voir : Fesses rouges du bébé, page 126.

■ ÉRUCTATIONS

Voir : Aérophagie, page 48.

■ ÉTERNUEMENTS

Expiration brusque et bruyante par le nez et par la bouche, due à une irritation des muqueuses nasales. À vos souhaits

Indications	Traitement
Vous éternuez par salves	SABADILLA 5 CH 2 granules 3 fois par jour
Les ailes du nez sont irritées et les éternuements s'accompagnent d'un écoulement liquide comme de l'eau	ALLIUM CEPA 5 CH 2 granules 3 fois par jour
Les yeux brûlent et les éternuements s'accompagnent d'un écoulement liquide comme de l'eau	EUPHRASIA 5 CH 2 granules 3 fois par jour
Les yeux et le nez sont irrités	NAPHTALINUM 5 CH 2 granules 3 fois par jour

Voir aussi : Coryza, page 92 et Allergies, page 51.

Conseils :
Évitez les médicaments allopathiques anti-éternuements. Les produits décongestionnants ont souvent des effets secondaires (somnolence, etc.). Pour nettoyer le nez, préférez le sérum physiologique.

EXCITATION, HYPERACTIVITÉ

État d'agitation et d'énervement. Vous ne tenez pas en place, vous vous sentez impatient, pressé et parfois irritable.

Indications	Traitement
Dans tous les cas	
L'excitation s'accompagne de vertiges	ARGENTUM NITRICUM 9 CH 2 granules 3 fois par jour
L'excitation intervient surtout la nuit, alors que dans la journée vous êtes calme, voire amorphe	OPIUM 9 CH 2 granules 3 fois par jour
Vous êtes excité par un afflux de pensées ou après une bonne nouvelle	COFFEA CRUDA 9 CH 2 granules 3 fois par jour
L'excitation se traduit par une impatience des jambes	ZINCUM METALLICUM 9 CH 2 granules 3 fois par jour
L'excitation se traduit par une impatience des mains	KALIUM BROMATUM 9 CH 2 granules 3 fois par jour
Vous avez besoin de marcher lentement à l'air frais	PULSATILLA 9 CH 2 granules 3 fois par jour
Vous avez besoin de marcher vivement	SEPIA 9 CH 2 granules 3 fois par jour
Vous vous sentez plus calme en étant en mouvement	RHUS TOXICODENDRON 9 CH 2 granules 3 fois par jour
Vous parlez beaucoup et sans arrêt, puis vous rentrez dans une phase de déprime, aggravée par l'alcool	LACHESIS 9 CH 2 granules 3 fois par jour
S'il s'agit d'un enfant	
L'enfant est agité, agressif, ne peut pas dormir sans lumière	STRAMONIUM 9 CH 2 granules 3 fois par jour
L'enfant est touche-à-tout et ne peut rester en place	TARENTULA HISPANA 9 CH 2 granules 3 fois par jour

L'excitation est calmée par un mouvement passif (comme le bercement pour un bébé) et intensifiée en cas de douleur	CHAMOMILLA 9 CH 2 granules 3 fois par jour
S'il s'agit d'une personne âgée	
La personne âgée est agitée et exhibitionniste	HYOSCYAMUS NIGER 9 CH 2 granules 3 fois par jour

Conseils :
Vous pouvez chercher à canaliser l'excitation quand elle crée des comportements inadaptés à la vie sociale. Incitez par exemple votre enfant à pratiquer un sport comme le judo ou le karaté, basés à la fois sur le combat (pour le côté défouloir) et sur l'exécution de mouvements codés (favorisant la maîtrise de soi).

■ FAIBLESSE, FATIGUE, SURMENAGE

Manque de force, de vigueur physique ou d'énergie psychique. Vous vous sentez fatigué après avoir été malade, à la suite d'un gros ou long effort physique, ou êtes débordé par l'accumulation des tâches à accomplir, les responsabilités auxquelles vous devez faire face.

Indications	Traitement
Vous vous sentez fatigué physiquement (après un déménagement ou après le sport)	ARNICA MONTANA 9 CH 2 granules 3 fois par jour
Votre fatigue est musculaire (après un effort important)	LACTICUM ACIDUM 5 CH 2 granules 3 fois par jour
Vous restez faible après une maladie infectieuse	NATRUM MURIATICUM 9 CH 2 granules 3 fois par jour
Vous êtes abattu par une température importante, vous restez prostré, vous n'avez pas soif	GELSEMIUM 9 CH 2 granules 3 fois par jour
Vous vous sentez inhibé physiquement et psychiquement, vos fonctions marchent au ralenti	BARYTA CARBONICA 9 CH 2 granules 3 fois par jour
Vous êtes surmené et vous vous effondrez d'un coup, physiquement et psychiquement	GELSEMIUM 9 CH 2 granules 3 fois par jour *associé à* BARYTA CARBONICA 9 CH 2 granules 3 fois par jour

Vous vous sentez affaibli par un travail intellectuel trop astreignant (comme peuvent l'être les étudiants)	KALIUM PHOSPHORICUM 9 CH 2 granules 3 fois par jour
Vous vous sentez surmené et vous grignotez pour compenser	ANACARDIUM ORIENTALIS 9 CH 2 granules 3 fois par jour
Vous vous sentez fatigué après une perte de liquide biologique (hémorragie, diarrhée, vomissement, transpiration, éjaculations répétées…)	CHINA RUBRA 5 CH 2 granules 3 fois par jour
Vous n'êtes pas sûr de vous, mou, impuissant, vous vous sentez vieux avant l'heure	LYCOPODIUM 9 CH 2 granules 3 fois par jour
Vous avez des problèmes veineux et des impatiences dans les jambes	ZINCUM METALLICUM 5 CH 2 granules 3 fois par jour
Vous perdez vos cheveux	SELENIUM 5 CH 2 granules 3 fois par jour *associé à* THALIUM ACETICUM 5 CH 2 granules 3 fois par jour
Vous êtes déminéralisé	SILICEA 9 CH 2 granules 3 fois par jour
Vous avez des trous de mémoire	PHOSPHORICUM ACIDUM 9 CH 2 granules 3 fois par jour *ou* PHOSPHORICUM ACIDUM composé 10 gouttes 3 fois par jour
Votre fatigue est intense et vous devenez irritable, émotif, maniaque et angoissé	KALIUM CARBONICUM 5 CH 2 granules 3 fois par jour

Voir aussi : Apathie, page 60.

Conseils :
La sensation de fatigue ou de faiblesse est un signal d'alerte de votre corps. Ne le sous-estimez pas… et ne vous surestimez pas ! Reposez-vous, dormez à heures régulières et suffisamment, octroyez-vous des pauses : une heure de sport au milieu d'un travail

intellectuel prolongé (comme les révisions pour un examen), 10 minutes d'arrêt toutes les heures lors d'une longue randonnée…
Le meilleur moyen d'éviter une fatigue excessive et handicapante, qu'elle soit physique ou intellectuelle, est d'adopter une bonne hygiène de vie, de rester mesuré dans les efforts fournis se tenant à l'écoute de son corps. La base est de lui apporter une alimentation saine et équilibrée, ainsi que beaucoup d'eau !

FATIGUE OCULAIRE

Fatigue des yeux avec picotements, larmoiement, lourdeur des paupières et parfois troubles de la vision, survenant après un travail oculaire intense.

Indications	Traitement
En cas de surmenage des yeux	PHYSOSTIGMA 5 CH 2 granules 3 fois par jour
Vous avez lu ou travaillé sur ordinateur trop longtemps	ARNICA MONTANA 9 CH 2 granules 3 fois par jour
Vous avez des difficultés d'accommodation	RUTA GRAVEOLENS 5 CH 2 granules 3 fois par jour
Vos yeux sont rouges et larmoyants	EUPHRASIA 5 CH 2 granules 3 fois par jour
De petits vaisseaux ont éclaté	PHOSPHORUS TRI-IODATUS 5 CH 2 granules 3 fois par jour
Vous ne supportez pas la lumière et vos pupilles sont dilatées	BELLADONA 5 CH 2 granules 3 fois par jour
Vous ne supportez pas la lumière et elle vous rend agressif	STRAMONIUM 5 CH 2 granules 3 fois par jour
Vous ne supportez pas la lumière et vos yeux sont secs	MANGANUM METALLICUM 5 CH 2 granules 3 fois par jour

Conseils :
Si vous remarquez que de petits vaisseaux de l'œil éclatent, consultez un ophtalmologiste : il peut s'agir d'une hypertension au niveau oculaire.
Pour préserver vos yeux quand vous travaillez sur ordinateur, pensez à respecter quelques règles simples : tenez-vous à bonne distance de l'écran (l'équivalent d'une longueur de bras) ; faites une

pause toutes les deux heures au minimum et profitez-en pour effectuer quelques mouvements pour vous détendre, relâchez votre tête et votre cou, clignez des yeux plusieurs fois de suite, bâillez ; lorsque la fatigue pointe, évitez de frotter vos yeux. Même si vous avez l'impression que cela vous fait du bien, n'appuyez pas dessus : ils n'apprécient pas du tout !

FESSES ROUGES DU BÉBÉ, ÉRYTHÈME FESSIER

Votre bébé a les fesses « en feu » : elles sont rouges, irritées et chaudes.

Indications	Traitement
L'érythème est dû à une macération de l'urine ou des selles, le bébé dort sur le ventre	MEDORRHINUM 9 CH 2 granules 3 fois par jour *(dissous au besoin dans le biberon)*
L'érythème est dû à une diarrhée (notamment en cas de poussée dentaire)	CHAMOMILLA 5 CH 2 granules 3 fois par jour *(dissous au besoin dans le biberon)*
L'érythème est dû à des irritations acides (notamment en cas d'intolérance au lait)	AETHUSA CYNAPIUM 5 CH 2 granules 3 fois par jour *(dissous au besoin dans le biberon)* *associé à* IRIS VERSICOLOR 5 CH 2 granules 3 fois par jour *(dissous au besoin dans le biberon)*
Les fesses du bébé sont rouges, chaudes et douloureuses	BELLADONA 5 CH 2 granules 3 fois par jour *(dissous au besoin dans le biberon)*

Conseils :
L'érythème fessier du nourrisson peut provenir d'une allergie aux couches : dans ce cas, essayez celles en coton qu'employaient nos grands-mères. Il est primordial de traiter une diarrhée le cas échéant (voir Diarrhée, page 105) et de veiller à ce que le bébé ne se déshydrate pas.

FIBROME

Tumeur bénigne formée de tissu fibreux, souvent localisée dans l'utérus.

Indications	Traitement
Dans tous les cas	THUYA OCCIDENTALIS 5 CH 2 granules 3 fois par jour
Votre sang est rouge	THUYA OCCIDENTALIS 5 CH 2 granules 3 fois par jour *associé à* SABINA 5 CH 2 granules 3 fois par jour
Votre sang est noirâtre	THUYA OCCIDENTALIS 5 CH 2 granules 3 fois par jour *associé à* SECALE CORNUTUM 5 CH 2 granules 3 fois par jour *et à* USTILAGO 5 CH 2 granules 3 fois par jour
Le fibrome s'accompagne d'écoulements par les voies génitales	FRAXINUS EXCELSIOR 5 CH 2 granules 3 fois par jour
Vous avez également des varices	HAMAMELIS 5 CH 2 granules 3 fois par jour
Vous souffrez de congestion utérine et pelvienne	AURUM MURIATICUM NATROSUM 5 CH 2 granules 3 fois par jour
Vous êtes triste ou seule	CONIUM 5 CH 2 granules 3 fois par jour
Vous êtes anémiée et asthénique	CHINA RUBRA 5 CH 2 granules 3 fois par jour

Conseils :
Toute tumeur, même bénigne, nécessite un diagnostic du médecin. Mais sachez que l'homéopathie peut parfois éviter l'operation.

■ FIÈVRE

Élévation de la température du corps. Votre pouls s'accélère, vous avez des frissons et des courbatures, vous transpirez beaucoup, vous vous sentez brûlant, courbatu, fatigué et votre bouche est sèche.

Indications	Traitement
La fièvre est rayonnante, la température importante, vous êtes « brûlant », vous transpirez et vous ne supportez pas la lumière	BELLADONA 5 CH 2 granules 3 fois par jour
La fièvre vous fait délirer	BELLADONA 15 CH 2 granules 3 fois par jour *ou* STRAMONIUM 15 CH 2 granules 3 fois par jour
La fièvre provoque des cauchemars accompagnés d'agressivité, surtout chez l'enfant	STRAMONIUM 15 CH 2 granules 3 fois par jour
Vous êtes fiévreux, tremblant, abattu, mais vous n'avez pas soif	GELSEMIUM 9 CH 2 granules 3 fois par jour
La fièvre accompagne une poussée dentaire (surtout chez les bébés) avec une joue rouge et chaude et l'autre blanche et froide, associée parfois à une diarrhée verdâtre	CHAMOMILLA 9 CH 2 granules 3 fois par jour
La fièvre se manifeste par à-coups (beaucoup le soir et pas du tout le matin, ou beaucoup pendant deux jours et pas du tout pendant un jour, puis à nouveau beaucoup de fièvre), vous transpirez et vous êtes fatigué	CHINA RUBRA 5 CH 2 granules 3 fois par jour
Vous vous sentez moins fiévreux quand vous êtes immobile, au lit, et vous avez très soif	BRYONIA 5 CH 2 granules 3 fois par jour
La fièvre est très importante, vous urinez très peu et les compresses froides sur le front vous soulagent, vous vous sentez « gonflé »	APIS MELLIFICA 5 CH 2 granules 3 fois par jour
La fièvre est brutale et importante, vous êtes anxieux bien que toujours dynamique et vous ne transpirez pas	ACONITUM NAPELLUS 5 CH 2 granules 3 fois par jour *à arrêter dès que la fièvre baisse*

La fièvre est forte mais votre pouls reste lent	PYROGENIUM 5 CH 2 granules 3 fois par jour

Conseils :
La fièvre est une réaction de défense de l'organisme lorsqu'il lutte contre une agression extérieure, le plus souvent virale ou microbienne. Attention, ce n'est qu'un symptôme : faire baisser la température peut soulager, mais ne suffit jamais à soigner le mal. Si la fièvre persiste, une consultation médicale est nécessaire afin d'en déterminer la cause.
En attendant, buvez beaucoup, prenez des bains frais qui aideront à faire baisser votre température, ne vous couvrez pas trop.

FISTULE, FISSURE ANALE

Ulcération allongée et superficielle mais très douloureuse, localisée dans les plis de l'anus.

Indications	Traitement
Les selles sont acides et les fissurations jaunâtres	NITRICUM ACIDUM 5 CH 2 granules 3 fois par jour
Tout le système digestif souffre d'acidité et de brûlures	IRIS VERSICOLOR 5 CH 2 granules 3 fois par jour
Il y a de petites fistules anales	ARGENTUM NITRICUM 5 CH 2 granules 3 fois par jour
Il y a des hémorroïdes suintantes	PAEONIA 5 CH 2 granules 3 fois par jour
Les selles sont glaireuses et parfois sanguinolentes	MERCURIUS CORROSIVUS 5 CH 2 granules 3 fois par jour
L'anus est excessivement rouge, brûlant et douloureux	BELLADONA 5 CH 2 granules 3 fois par jour
La douleur est soulagée par la chaleur (dans un bain chaud par exemple)	ARSENICUM ALBUM 5 CH 2 granules 3 fois par jour

Conseils :
Évitez de faire opérer une fistule anale. Vous risquez la récidive ou l'apparition d'autres maladies.

FLATULENCES

Voir Aérophagie, page 48.

FRACTURE

Rupture brutale d'un os. Vous tombez, vous vous heurtez violemment et vous vous cassez un os. C'est très douloureux et tout mouvement devient impossible.

Indications	Traitement
Pour traiter les conséquences du choc qui a causé la fracture	ARNICA MONTANA 9 CH 2 granules 3 fois par jour
Pour renforcer les os	CALCAREA CARBONICA 9 CH, CALCAREA PHOSPHORICA 9 CH, CALCAREA FLUORICA 9 CH 2 granules 3 fois par jour *associé à* SILICEA 9 CH 2 granules 3 fois par jour
Pour accélérer la soudure de l'os	SYMPHYTUM 9 CH 2 granules 3 fois par jour
Pour un traitement organothérapique	OS TOTAL 4 CH 2 granules 3 fois par jour

Conseils :
En cas de fracture, une radio est indispensable et l'immobilisation souvent nécessaire. Un acte de chirurgie peut être utile en cas de déplacement important.

FURONCLE, KYSTE, PANARIS

Voir : Abcès, page 45.

GASTRITE

Voir : Ulcère de l'estomac, page 208.

GASTRO-ENTÉRITE

Inflammation infectieuse aiguë de l'estomac et des intestins. Vous avez mal au ventre, vous vomissez, vous souffrez de diarrhées.

Indications	Traitement
La gastro-entérite est d'origine virale, avec des nausées, des vomissements, des diarrhées et des douleurs abdominales soulagées par une bouillotte posée sur le ventre	ARSENICUM ALBUM 5 CH 2 granules 3 fois par jour
La gastro-entérite est due à une intoxication alimentaire ou parasitaire, le malade perd la conscience de son corps et ne peut plus indiquer avec précision où il a mal	BAPTISIA TINCTORIA 5 CH 2 granules 3 fois par jour
Tous les symptômes précédents sont accompagnés d'anxiété et d'agitation	ARSENICUM ALBUM 15 CH 2 granules 3 fois par jour
Les vomissements sont intenses, irrépressibles clairs comme de l'eau et aggravés le soir	PHOSPHORUS 9 CH 1 dose chaque jour pendant 3 jours
La gastro-entérite apparaît après un coup de froid sec	*Ajoutez aux remèdes précédents* ACONITUM NAPELLUS 9 CH 2 granules au coucher
Vous transpirez beaucoup, vous avez une forte température, vous êtes fatigué	CHINA RUBRA 5 CH 2 granules 3 fois par jour
La gastro-entérite est due à une intolérance au lait de votre bébé, elle ne s'accompagne pas forcément de diarrhées	AETHUSA CYNAPIUM 5 CH 2 granules 3 fois par jour *(à dissoudre dans un biberon d'eau)*

Voir aussi : Diarrhées, page 105.

Conseils :
Le principal danger lors d'une gastro-entérite, surtout chez l'enfant ou la personne âgée, est la déshydratation. Veillez à faire boire abondamment le malade et adaptez son régime alimentaire, dès qu'il peut avaler quelque chose : privilégiez les carottes, le riz blanc, les bananes. Vous pouvez aussi confectionner pour les enfants le « milk-shake gastro » en mixant une banane dans de l'eau de cuisson de riz avec un peu de sucre…

GAZ

Voir : Aérophagie, page 48.

GERÇURE

Crevasse douloureuse située sur la peau, souvent localisée au niveau des lèvres ou des mains.

Indications	Traitement
Au niveau des lèvres	
La gerçure est située sur la lèvre, vous avez envie de sel et vous avez très soif	NATRUM MURIATICUM 9 CH 1 dose par jour pendant 3 jours
La gerçure est située sur la commissure des lèvres, elle est brûlante et jaunâtre	NATRUM MURIATICUM 9 CH 1 dose par jour pendant 3 jours *associé à* NITRICUM ACIDUM 5 CH 2 granules 3 fois par jour
Vous avez très soif (de grandes quantités d'eau) et vous êtes constipé, votre peau est sèche	BRYONIA 5 CH 2 granules 3 fois par jour
Au niveau des mains	
Votre peau est sèche et fine	ALUMINA 5 CH 2 granules 3 fois par jour
Les gerçures apparaissent en hiver	PETROLEUM 5 CH 2 granules 3 fois par jour
Votre peau desquame et vous êtes soulagé par des compresses chaudes	ARSENICUM ALBUM 5 CH 2 granules 3 fois par jour
La gerçure se transforme en crevasse, avec une sécrétion semblable à du miel suivie de croûtes	GRAPHITES 5 CH 2 granules 3 fois par jour
Vous avez une tendance alcoolique	SULFURICUM ACIDUM 5 CH 2 granules 3 fois par jour

Voir aussi : Crevasse, page 98.

Conseils :
Pour prévenir les gerçures des lèvres, veillez à ce qu'elles ne soient pas constamment humides : évitez les tétines chez les enfants, essuyez-vous les lèvres régulièrement si vous avez tendance à saliver beaucoup…

GINGIVITE

Inflammation des gencives. Elles sont rouges et saignent facilement. Vous salivez beaucoup, vous pouvez avoir mauvaise haleine et vous souffrez au moindre contact de vos gencives avec des aliments.

Indications	Traitement
Les gencives sont très rouges, enflammées et douloureuses	BELLADONA 5 CH 2 granules 3 fois par jour
Votre langue est blanche et garde l'empreinte des dents, vous salivez beaucoup et vous avez mauvaise haleine	MERCURIUS SOLUBILIS 5 CH 2 granules 3 fois par jour
Il y a de petites ulcérations au niveau des gencives	MERCURIUS CORROSIVUS 5 CH 2 granules 3 fois par jour
Les ulcérations sont profondes et elles sont aggravées par les mets sucrés	ARGENTUM NITRICUM 5 CH 2 granules 3 fois par jour *associé à* KALIUM BICHROMICUM 5 CH 2 granules 3 fois par jour
Vous saignez beaucoup	PHOSPHORUS 9 CH 2 granules 3 fois par jour

Voir aussi : Saignement des gencives, page 193.

Conseils :
Dans tous les cas, pour améliorer l'hygiène buccale, vous pouvez faire des bains de bouche avec CALENDULA et PHYTOLACCA en teintures mères à raison de 20 gouttes de chaque dans un peu d'eau.

GONFLEMENT DES DOIGTS

C'est le « signe de la bague », quand les doigts gonflent suffisamment pour empêcher d'ôter une bague qu'on a passée sans problème le matin même ou la veille.

Indications	Traitement
Vous avez des douleurs rhumatismales, vous supportez mal l'humidité	NATRUM SULFURICUM 5 CH 2 granules 3 fois par jour
Vos doigts sont très enflés et douloureux	BOVISTA 5 CH 2 granules 3 fois par jour

Vos doigts enflent à cause d'une allergie ou d'une piqûre d'insecte	APIS MELLIFICA 9 CH 2 granules 3 fois par jour

Conseils :
Pour ôter les bagues qui enserrent vos doigts devenus trop gros, rien de tel que ce remède de grand-mère : savonnez largement vos mains sous de l'eau très froide jusqu'à réussir à faire glisser doucement le bijou.

■ GOUTTE

Inflammation aiguë des articulations, de la peau ou des reins, due à un excès d'acide urique dans l'organisme. Cette maladie est souvent héréditaire, ou au moins familiale.

Indications	Traitement
Dans tous les cas	DRAINEUR du foie et du rein (Voir : Complexes, page 272) 10 gouttes 3 fois par jour *associé à* ERIGERON CANADENSIS teinture mère 10 gouttes 3 fois par jour *à* LYCOPODIUM 5 CH 2 granules 3 fois par jour *à* URICUM ACIDUM 5 CH 2 granules 3 fois par jour *et à* COLCHICUM 5 CH 2 granules 3 fois par jour
Vos petites articulations sont enflammées, vos urines se raréfient	BENZOÏCUM ACIDUM 5 CH 2 granules 3 fois par jour
Vos petites articulations sont enflammées par l'accumulation de calcifications	CALCAREA CARBONICA 5 CH 2 granules 3 fois par jour
Vos douleurs sont soulagées par le froid ou des applications de glace	LEDUM PALUSTRE 5 CH 2 granules 3 fois par jour

Conseils :
La goutte est principalement la maladie de l'homme bien portant, amateur de bonne chère et porté sur les excès de table. On conseillera évidemment de revoir le régime alimentaire, en limitant les gras, les abats et les alcools (particulièrement le vin blanc) et en préférant des aliments plus légers et plus sains. Buvez beaucoup d'eau de type Badoit ou Vichy.

GRIPPE

Maladie virale, infectieuse et contagieuse, se propageant en épidémie. Vous cumulez fièvre, courbatures, maux de tête et fatigue. Le tout peut s'accompagner d'une rhinite ou d'une bronchite.

Indications	Traitement
Pour prévenir la grippe	
Dans tous les cas	INFLUENZINUM 9 CH 1 dose par semaine en octobre *puis* 1 dose par mois jusqu'en février
Pour augmenter les défenses immunitaires	*Ajoutez* SERUM DE YERSIN 9 CH 1 dose par semaine en octobre *puis* 1 dose par mois jusqu'en février *associé à* THYMULINE 9 CH 1 dose par semaine en octobre *puis* 1 dose par mois jusqu'en février
Pour soigner la grippe	
Dans tous les cas	INFLUENZINUM 9 CH 1 dose tous les jours pendant 3 jours *puis* INFLUENZINUM 15 CH 1 dose le 4ème jour
La grippe est apparue après un coup de froid sec et vous ne transpirez pas	*Ajoutez* ACONITUM NAPELLUS 9 CH 2 granules 3 fois par jour

Vous transpirez et votre température reste limitée à 38 ou 39°	*Ajoutez* BELLADONA 9 CH 2 granules 3 fois par jour
Vous commencez à délirer, surtout la nuit	*Ajoutez* BELLADONA 15 CH 2 granules 3 fois par jour
Vous avez simplement des courbatures grippales, votre lit vous paraît dur	*Ajoutez* ARNICA MONTANA 9 CH 2 granules 3 fois par jour
Les douleurs sont plus profondes, vos os sont douloureux, vos globes oculaires sont sensibles au toucher	*Ajoutez* EUPATORIUM PERFOLIATUM 5 CH 2 granules 3 fois par jour
Vous êtes abattu par une forte température et vous tremblez, vous n'avez pas soif	*Ajoutez* GELSEMIUM 5 CH 2 granules 3 fois par jour
Vous vous sentez bien au lit ; vous avez beau être réveillé vous appréciez le repos. Vous avez moins mal couché sur le côté douloureux et vous avez soif de grandes quantités d'eau	*Ajoutez* BRYONIA 5 CH 2 granules 3 fois par jour
Votre température est fluctuante, vous transpirez beaucoup et vous êtes très fatigué, avec, éventuellement, des diarrhées et des vomissements	*Ajoutez* CHINA RUBRA 5 CH 2 granules 3 fois par jour
Vous vous sentez mieux quand vous vous agitez	*Ajoutez* RHUS TOXICODENDRON 5 CH 2 granules 3 fois par jour
Pour se remettre d'une grippe	
Pour retrouver l'appétit en cas de fatigue intense	CHINA RUBRA 5 CH 2 granules 3 fois par jour
Pour accélérer la convalescence	ROSA CANINA bourgeon macérât glycériné 20 gouttes 3 fois par jour *associé à* RIBES NIGRUM bourgeon macérât glycériné 30 gouttes 3 fois par jour

	et GINSENG teinture mère 20 gouttes 3 fois par jour
Vous avez maigri malgré un bon appétit	NATRUM MURIATICUM 5 CH 2 granules 3 fois par jour
Vous restez frileux, vos mains et vos pieds sont toujours froids	SILICEA 5 CH 2 granules 3 fois par jour
Il s'agit d'un enfant ou d'un adolescent ayant beaucoup grandi pendant la grippe et en sortant très fatigué	KALIUM PHOSPHORICUM 5 CH 2 granules 3 fois par jour

Conseils :
Le vaccin contre la grippe, largement médiatisé chaque automne, est très fortement dosé et comporte tous les inconvénients d'un vaccin classique. Mieux vaut ne le réserver qu'aux individus fragiles (personnes âgées, diabétiques, cardiaques). Pour les autres, un renforcement des défenses immunitaires en début d hiver est souvent largement suffisant pour passer au travers.

■ GROSSESSE

Ensemble des phénomènes se produisant chez la femme entre la fécondation et l'accouchement. Vous allez avoir un bébé, votre corps se transforme et subit des variations physiques et hormonales considérables, qui ne vont pas toujours sans quelques petits inconvénients.

Indications	Traitement
Dans tous les cas	
Pour vous aider à rester en forme pendant la grossesse	SELS DE SCHUESSLER 6 DH 3 comprimés 3 fois par jour
Constipation	
Vous êtes constipée	BRYONIA 5 CH 2 granules 3 fois par jour *associé à* ALUMINA 5 CH 2 granules 3 fois par jour

Circulation	
Vous avez des hémorroïdes	AESCULUS HIPPOCASTANUM 5 CH 2 granules 3 fois par jour *associé à* HAMAMELIS 5 CH 2 granules 3 fois par jour
Vous avez des hémorroïdes et un relâchement du sphincter	ALOE 5 CH 2 granules 3 fois par jour
Vous avez des hémorroïdes et les jambes lourdes	COLLINSONIA CANADENSIS 9 CH 2 granules 3 fois par jour
Vous avez des varices	CALCAREA FLUORICA 5 CH 2 granules 3 fois par jour
Nausées	
Vous avez des nausées et vous ne vous sentez pas mieux après avoir vomi	IPECA 5 CH 2 granules 3 fois par jour
Vous avez des nausées et vos goûts changent (vous ne supportez plus le café que vous adoriez, vous avez envie d'huîtres que vous détestiez…)	IPECA 5 CH 2 granules 3 fois par jour *associé à* IGNATIA AMARA 5 CH 2 granules 3 fois par jour
Le tabac, l'odeur du tabac vous soulèvent le cœur et vous donnent des vertiges	TABACUM 5 CH 2 granules 3 fois par jour
Les nausées s'accompagnent de toux	LOBELIA INFLATA 5 CH 2 granules 3 fois par jour
Vous êtes anxieuse et agitée, vous souffrez de diarrhées et de vomissements	ARSENICUM ALBUM 9 CH 2 granules 3 fois par jour
Acidités	
Vous avez des remontées acides	ROBINIA 5 CH 2 granules 3 fois par jour
Vous ressentez des acidités dans tout le système digestif, de l'œsophage à l'anus	IRIS VERSICOLOR 5 CH 2 granules 3 fois par jour
Vous avez des remontées acides surtout entre 16 h et 20 h, et des problèmes de foie	LYCOPODIUM 5 CH 2 granules 3 fois par jour

Rétention d'eau	
Vous faites de la rétention d'eau dans tout le corps, vous êtes « enflée de partout »	NATRUM SULFURICUM 5 CH 2 granules 3 fois par jour *associé à* ORTHOSIPHON teinture mère 20 gouttes 3 fois par jour
Vous faites de la rétention d'eau uniquement dans le bas du corps et vous avez de la cellulite	THUYA OCCIDENTALIS 5 CH 2 granules 3 fois par jour *associé à* ORTHOSIPHON teinture mère 20 gouttes 3 fois par jour
Vous faites de la rétention d'eau seulement au niveau des doigts, des lèvres ou du visage	BOVISTA 5 CH 2 granules 3 fois par jour *associé à* ORTHOSIPHON teinture mère 20 gouttes 3 fois par jour
Nervosité	
Vous êtes anxieuse et très agitée entre 1 h et 3 h du matin	ARSENICUM ALBUM 9 CH 2 granules 3 fois par jour
Vous déprimez, vous êtes tendue et vous avez un masque de grossesse	SEPIA 9 CH 2 granules 3 fois par jour *ou* NATRUM MURIATICUM 9 CH 2 granules 3 fois par jour
Vous êtes tendue, d'humeur sombre et vous souffrez d'une infection urinaire	SEPIA 9 CH 2 granules 3 fois par jour *associé à* COLIBACILLINUM 5 CH 2 granules 3 fois par jour *en alternance avec* SERUM ANTICOLIBACILLAIRE 5 CH 2 granules 3 fois par jour *et à* FORMICA RUFA 5 CH 2 granules 3 fois par jour
Vous êtes tendue, d'humeur sombre, et vous avez une cystite importante	*Ajoutez* CANTHARIS 5 CH 2 granules 3 fois par jour

Avant l'accouchement	
Pour éviter l'anxiété avant et pendant l'accouchement	GELSEMIUM 9 CH 1 dose au début du travail 1 dose pendant l'accouchement
Vous êtes forte et de constitution carbonique	*Quelques jours avant l'accouchement* CALCAREA CARBONICA 5 CH 2 granules 3 fois par jour
Pour accélérer la dilatation du col	*Dès le début du travail* CAULOPHYLUM 5 CH 2 granules toutes les 10 minutes *associé à* ACTAEA RACEMOSA 5 CH 2 granules toutes les heures
En cas de péridurale	HYPERICUM PERFORATUM 5 CH 1 dose avant l'accouchement
En cas de césarienne ou d'épisiotomie	STAPHYSAGRIA 5 CH 1 dose dès que la césarienne est décidée
Si on vous administre un anesthésique	NUX VOMICA 5 CH 1 dose dès que possible
Après l'accouchement	
Dans tous les cas	ARNICA MONTANA 9 CH 2 granules 3 fois par jour
Vous avez été anesthésiée, vous êtes abattue dans la journée, très agitée la nuit et vous êtes constipée	OPIUM 9 CH 2 granules 3 fois par jour
Vous avez subi une césarienne ou une épisiotomie	STAPHYSAGRIA 5 CH 2 granules 3 fois par jour
Baby-blues	
Vous vous sentez déprimée après l'accouchement	ARNICA MONTANA 9 CH 2 granules 3 fois par jour *associé à* SEPIA 9 CH 2 granules 3 fois par jour
Vous vous enfermez sur vous-même, vous n'arrivez pas à exprimer votre mal-être et avez l'impression d'être délaissée	STAPHYSAGRIA 9 CH 2 granules 3 fois par jour

Vous tremblez, vous êtes anxieuse	GELSEMIUM 9 CH 2 granules 3 fois par jour
Vous avez des crises de larmes	AMBRA GRISEA 9 CH 2 granules 3 fois par jour

Voir aussi : Aérophagie, page 48, Crampe, page 97 et Douleurs – Dos, page 110.

Conseils :
Je ne connais aucun médicament allopathique qui ne soit pas toxique pour la femme enceinte ou pour son bébé. Même les anti-vomitifs habituellement donnés peuvent être sources de problèmes, y compris s'ils paraissent anodins pour le fœtus. Sans parler des somnolences et des tremblements qu'ils sont susceptibles d'induire chez la maman. Il est de plus aberrant de prescrire des neuroleptiques ou des anti-dépresseurs à la mère sujette à l'excitation ou la dépression. La grossesse est le cas typique où il ne faut avoir recours qu'aux remèdes homéopathiques, dans la mesure du possible, évidemment !

■ GUEULE DE BOIS

Conséquences d'un excès d'alcool. Vous avez bu un, deux… ou trois verres de trop : vous avez mal à la tête, la langue chargée, l'haleine lourde, vous somnolez ou vous avez la tête qui tourne.

Indications	Traitement
Pour prévenir ou traiter la gueule de bois	NUX VOMICA 5 CH 2 granules avant la fête 2 granules après la fête
Vous associez un bon repas à la prise d'alcool : pour éviter l'indigestion	ANTIMONIUM CRUDUM 5 CH 2 granules avant le repas 2 granules après le repas

Conseils :
Pour aider à vous rétablir, buvez beaucoup (mais de l eau cette fois), mangez du pain et des fruits : leurs sucres lents feront du bien à votre organisme.
Pensez aussi aux conséquences très dangereuses de la consommation excessive d'alcool. Évitez absolument de prendre le volant si vous avez trop bu et ne faites pas de cet état une habitude : on devient souvent alcoolique sans même s'en rendre compte.

HÉMATOME

Voir : Bleu, page 72.

HÉMORROÏDES

Voir : Circulation (troubles de la), page 86.

HÉPATITE (TOXIQUE OU VIRALE)

Affection inflammatoire du foie, d'origine virale et infectieuse ou toxique, après l'absorption de médicaments par exemple. Votre peau vire au jaune.

Indications	Traitement
Dans tous les cas	PHOSPHORUS 9 CH 1 dose par semaine pendant 1 mois *ou* 2 granules 3 fois par jour pendant 1 mois *puis* PHOSPHORUS 12 CH 1 dose par semaine pendant 1 mois *ou* 2 granules 3 fois par jour pendant 1 mois *puis* PHOSPHORUS 15 CH 1 dose par semaine pendant 1 mois *ou* 2 granules 3 fois par jour pendant 1 mois
Pour détoxiquer le foie	NUX VOMICA 5 CH 2 granules 3 fois par jour *associé à* DRAINEUR général du foie (Voir : Complexes, page 272) 20 gouttes 3 fois par jour
L'hépatite est chronique, il y a une aggravation des troubles entre 16 h et 20 h	LYCOPODIUM 9 CH 2 granules 3 fois par jour

L'hépatite est due à la prise de médicament	*Ajoutez au remède précédent* ISOTHÉRAPIQUE du médicament en cause 5 CH *si l'hépatite et récente ; en plus haute dilution si elle est ancienne.* 2 granules 3 fois par jour

Conseils :
Avant de traiter une hépatite, il est indispensable de faire pratiquer un examen complet (échographie du foie, scanner, dosages biologiques, etc.) pour connaître son origine.
Il faut savoir qu'un simple paracétamol peut être la cause d'hépatite. J'ai obtenu des guérisons avec l'ISOTHÉRAPIQUE du paracétamol associé à PHOSPHORUS, NUX VOMICA et OPIUM, alors que les patients étaient déjà dans un état de pré-coma.

HERPÈS

Atteinte virale provoquant des troubles cutanés caractérisés par l'apparition d'une ou de plusieurs vésicules (en bouquet). Ça brûle, ça pique, ça démange, c'est rarement gracieux et toujours contagieux.

Indications	Traitement
En cas de crise	
Dans tous les cas, qu'il s'agisse d'un herpès cutané ou d'un herpès vaginal	VACCINOTOXINUM 9 CH 1 dose par jour pendant 3 jours *associé à* RHUS TOXICODENDRON 5 CH 2 granules 3 fois par jour
Il s'agit d'un herpès génital accompagné de démangeaisons	CROTON TIGLIUM 5 CH 2 granules 3 fois par jour
Les vésicules suintent d'un liquide sirupeux	VACCINOTOXINUM 9 CH 1 dose par jour pendant 3 jours *associé à* MEZEREUM 5 CH 2 granules 3 fois par jour
Il y a inflammation avec œdème	APIS MELLIFICA 5 CH 2 granules 3 fois par jour

Vous ressentez des brûlures intenses, aggravées pendant la nuit, soulagées par la chaleur d'une bouillotte ou d'une compresse	ARSENICUM ALBUM 5 CH 2 granules 3 fois par jour
L'herpès est douloureux et brûlant, avec de petites cloques	CANTHARIS 5 CH 2 granules 3 fois par jour
L'herpès est sec et aggravé en bord de mer	NATRUM MURIATICUM 5 CH 2 granules 3 fois par jour
Votre peau n'est pas saine, vous avez souvent trop chaud, l'eau et la chaleur augmentent vos démangeaisons	SULFUR 5 CH 2 granules 3 fois par jour
En cas d'herpès labial (bouton de fièvre)	
Le bouton suppure un peu, d'une substance sirupeuse et jaunâtre	STAPHYLOCOCCINUM 9 CH 2 granules 3 fois par jour *ou* PYROGENIUM 5 CH 2 granules 3 fois par jour
Le bouton suinte	*Pour accélérer la sécrétion* HEPAR SULFUR 5 CH 2 granules 3 fois par jour *ou pour réguler la sécrétion* HEPAR SULFUR 9 CH 2 granules 3 fois par jour *en association avec* PYROGENIUM 9 CH 2 granules 3 fois par jour
Le bouton de fièvre s'accompagne de petites fissures au niveau des lèvres	NITRICUM ACIDUM 5 CH 2 granules 3 fois par jour
En traitement de fond	
L'herpès apparaît systématiquement en présence d'un élément « déclencheur » : mer, montagne, soleil…	VACCINOTOXINUM 9 CH 1 dose tous les mois *et* 1 dose quotidienne pendant 2 jours avant le départ
L'herpès apparaît systématiquement au soleil	*Ajoutez* APIS MELLIFICA 5 CH 2 granules 3 fois par jour

L'herpès apparaît systématiquement à la mer	*Ajoutez* NATRUM MURIATICUM 5 CH 2 granules 3 fois par jour
L'herpès apparaît systématiquement avant les règles	*Ajoutez* FOLLICULINUM 9 CH 1 dose les 14e et 21e jours du cycle

Conseils :
Le traitement de fond est indispensable car c'est une maladie dont on ne guérit pas. Le virus responsable, niché dans les ganglions, se manifeste par poussées plus ou moins espacées, provoquées ou non par différentes situations (le stress, la fatigue, les règles…). Protégez-vous et protégez vos proches en cas de crise : l'herpès est très contagieux (évitez d'embrasser ou de toucher votre entourage). L'herpès génital est même classé parmi les MST (portez obligatoirement un préservatif pour tout rapport sexuel pendant les crises).

■ HOQUET

Contraction spasmodique du diaphragme, provoquant une brusque inspiration accompagnée d'un bruit caractéristique lors de la fermeture de la glotte. Hic !

Indications	Traitement
Pour traiter le spasme pendant la crise	CUPRUM METALLICUM 5 CH 2 granules toutes les 10 minutes
Pour traiter le spasme, en traitement de fond	CUPRUM METALLICUM 5 CH 2 granules 3 fois par jour *à alterner avec* MAGNESIA PHOSPHORICA 5 CH 2 granules 3 fois par jour *ou* NUX VOMICA 5 CH 2 granules 3 fois par jour

Conseils :
Pour mettre fin à la crise, vous pouvez aussi tenter un ou deux remèdes de grand-mère : bloquez votre respiration le plus longtemps possible (pour « remettre » le diaphragme en phase), buvez très lentement et sans respirer un grand verre d'eau fraîche (ça marche assez bien), ou plus sportif, imposez-vous un choc, soit

thermique (un glaçon dans le dos), soit psychique (en demandant à un proche de vous faire peur). Mais il faut le dire, les résultats de cette dernière méthode sont assez aléatoires !

HYPERACTIVITÉ

Voir : Excitation, page 122.

HYPERSENSIBILITÉ

Exagération des réactions face à certaines situations.

Indications	Traitement
Tous vos sens sont hypersensibles : vous ne supportez ni un drap posé sur vous, ni la lumière, ni les odeurs, ni les bruits	NUX VOMICA 9 CH 2 granules 3 fois par jour
Vous ne supportez aucune lumière, mais paradoxalement, vous vous sentez plus mal la nuit, dès le coucher	HYOSCYAMUS NIGER 9 CH 2 granules 3 fois par jour
Vous êtes hypersensible à la lumière vive, vos pupilles sont dilatées	BELLADONA 9 CH 2 granules 3 fois par jour
Vous ne supportez pas la lumière vive au point d'en devenir furieux, mais vous êtes apaisé par une lumière douce	STRAMONIUM 9 CH 2 granules 3 fois par jour
Vous êtes hypersensible aux sons, vous ne supportez aucun bruit, particulièrement le tic tac d'un réveil ou le goutte-à-goutte d'un robinet qui fuit	THERIDION 9 CH 2 granules 3 fois par jour
Vous êtes hypersensible aux mouvements, aux bruits, aux odeurs, à la lumière et également aux contrariétés	IGNATIA AMARA 9 CH 2 granules 3 fois par jour
Votre hypersensibilité provoque des colères rentrées, vous n'arrivez pas à exprimer ce que vous ressentez	STAPHYSAGRIA 9 CH 2 granules 3 fois par jour

Votre hypersensibilité induit des spasmes dans l'abdomen, avec des colites et des inflammations	COLOCYNTHIS 9 CH 2 granules 3 fois par jour
Vous êtes hypersensible à la folliculine (vous devenez très irritable avant vos règles et tout va mieux dès qu'elles arrivent)	FOLLICULINUM 9 CH 2 granules 3 fois par jour

Pour l'hypersensibilité psychique, voir : Émotivité, page 116.

Conseils :
Repérez les situations qui vous mettent en difficulté et tentez de vous entraîner à maîtriser vos émotions dans ces cas précis. Certaines techniques de psychologie comportementale pourront vous aider.

■ HYPERTENSION

Tension artérielle excessive, menant à des pathologies cardiaques et circulatoires.

Indications	Traitement
Votre hypertension se manifeste par poussées, vous devenez rouge	ORTHOSIPHON teinture mère (diurétique riche en potassium) 50 gouttes 3 fois par jour *associé à* BELLADONA 5 CH 2 granules 3 fois par jour
Votre hypertension se manifeste par poussées, vous avez les tempes battantes	GLONOÏNUM 5 CH 2 granules 3 fois par jour
Vous avez beaucoup d'urée	LESPEDEZA CAPITATA teinture mère 50 gouttes 3 fois par jour
Vous avez beaucoup d'acide urique	ERIGERON CANADENSIS teinture mère 50 gouttes 3 fois par jour
Vous souffrez de surcharge pondérale et suivez un régime	PILOSELLA teinture mère 50 gouttes 3 fois par jour
Vous souffrez de déminéralisation	PRÊLE teinture mère (diurétique riche en silice) 50 gouttes 3 fois par jour

Vous êtes nerveux, stressé, votre activité intellectuelle est intense mais vous ne pratiquez pas d'activité physique	NUX VOMICA 9 CH 2 granules 3 fois par jour
Vous êtes hyperactif et agité	ARGENTUM NITRICUM 9 CH 2 granules 3 fois par jour
Vous aimez trop la bonne chère (bien boire et bien manger)	DRAINEUR HÉPATO-RÉNAL (Voir : Complexes, page 272) 50 gouttes 3 fois par jour *associé à* SULFUR 9 CH 2 granules 3 fois par jour
Votre hypertension s'accompagne d'anémie et souvent de constipation	PLUMBUM 5 CH 2 granules 3 fois par jour
Vous faites de la rétention d'eau sur l'ensemble du corps	NATRUM SULFURICUM 9 CH 2 granules 3 fois par jour
Vous faites de la rétention d'eau localisée sur une partie du corps	APIS MELLIFICA 9 CH 2 granules 3 fois par jour
La rétention d'eau se concentre dans les membres inférieurs	THUYA OCCIDENTALIS 5 CH 2 granules 3 fois par jour
Vous faites de la rétention d'eau à cause de la cortisone	*Ajoutez aux remèdes précédents* CORTISONE 9 CH 1 dose par semaine *associé à* RIBES NIGRUM bourgeon macérât glycériné 50 gouttes 3 fois par jour

Conseils :
Un suivi médical est indispensable. Consultez de préférence un cardiologue homéopathe, il en existe de très bons en France. Cette maladie est souvent favorisée par une surcharge pondérale, la sédentarité ou le stress. Veillez à manger sainement, à pratiquer un peu de sport, à éviter autant que possible les situations stressantes. Et arrêtez de fumer !

ICTÈRE (PEAU JAUNE DU NOURRISSON)

Coloration jaune de la peau du bébé, due à une accumulation de pigments biliaires.

Indications	Traitement
Dans tous les cas	PHOSPHORUS 9 CH 2 granules 3 fois par jour *(à dissoudre dans le biberon)*

Conseils :
Pas de panique, l'ictère est fréquent chez les bébés dans les jours qui suivent la naissance. C'est tout à fait bénin. Si vous allaitez votre enfant, vous pouvez prendre vous-même le remède Il passera la barrière sanguine et ainsi le soignera.

IMPUISSANCE

Incapacité physique pour l'homme de pratiquer l'acte sexuel, par défaut d'érection.

Indications	Traitement
Sur le moment	
Pour éviter la panne	BADIAGA 9 CH 2 granules 3 fois par jour
Pour faciliter la dilatation du pénis et l'érection	YOHIMBEA teinture mère 20 gouttes 3 fois par jour
L'impuissance est consécutive à une fatigue après une maladie ou un traumatisme	SELENIUM 9 CH 2 granules 3 fois par jour *associé à* ARNICA MONTANA 9 CH 2 granules 3 fois par jour
L'impuissance s'accompagne d'une perte de mémoire et d'une faiblesse générale	PHOSPHORICUM ACIDUM 9 CH 2 granules 3 fois par jour
L'impuissance est due à une fatigue intellectuelle ou à une masturbation excessive	KALIUM PHOSPHORICUM 9 CH 2 granules 3 fois par jour
L'impuissance est due à une hyperactivité professionnelle, ainsi qu'à des repas trop riches arrosés d'alcool	NUX VOMICA 9 CH 2 granules 3 fois par jour

En traitement de fond	
À table, vous avez les yeux plus gros que le ventre, votre abdomen se dilate (aérophagie) et vous voudriez bien continuer à manger mais vous ne pouvez pas ; vous ne contentez jamais vos partenaires (érections molles), malgré un désir intact	LYCOPODIUM 9 CH 2 granules 3 fois par jour

Voir aussi : Éjaculation précoce, page 115.

Conseils :
Il n'y a pas que les facteurs psychologiques en cause dans les problèmes d'érection ; des éléments physiques peuvent aussi être évoqués comme l'insuffisance du débit sanguin dans le pénis, par exemple. Une consultation chez un spécialiste vous aidera à faire le point.

■ INCONTINENCE

Voir : Énurésie, page 120.

■ INCONTINENCE DES SELLES

Impossibilité de retenir ses selles. C'est le phénomène du « tache-culotte », vous n'avez même pas le temps d'arriver aux toilettes.

Indications	Traitement
Chez l'enfant	
L'incontinence des selles apparaît après un traumatisme physique ou psychique	ARNICA MONTANA 9 CH 2 granules 3 fois par jour
L'incontinence des selles apparaît parce que l'enfant n'arrive pas à exprimer un mal-être	STAPHYSAGRIA 9 CH 2 granules 3 fois par jour
Chez l'adulte	
L'incontinence des selles est due à un relâchement des sphincters, provoquant des fuites au moindre gaz ou au plus petit effort	ALOE 5 CH 2 granules 3 fois par jour

L'incontinence des selles est due à un relâchement des sphincters, provoquant des fuites quand vous toussez ou riez.	CAUSTICUM 5 CH 2 granules 3 fois par jour
L'incontinence des selles est liée à un sentiment d'abandon, notamment chez les personnes âgées ou les jeunes enfants.	STAPHYSAGRIA 9 CH 2 granules 3 fois par jour

Conseils :
Veillez à adopter une alimentation qui « durcisse » un peu vos selles, afin de limiter les fuites intempestives. Mangez beaucoup de riz blanc et de bananes, de la gelée de coing au petit-déjeuner.

■ INDIGESTION APRÈS UN EXCÈS ALIMENTAIRE

Dysfonctionnement brutal mais transitoire des fonctions digestives. Vous avez trop mangé ou trop bien, vous avez mal au ventre, vous vomissez, vous souffrez de maux de tête.

Indications	Traitement
Pour drainer le foie et éliminer les surplus	COMPLEXE contenant au moins 3 des remèdes suivants, en basse dilution CHELIDONIUM MAJUS, TAXARACUM, CARDUUS MARIANUS, BOLDO, SOLIDAGO, BERBERIS VULGARIS, CHRYSANTHENUM AMERICANUM (Voir : Complexes, page 272) 2 granules 3 fois par jour
Vous avez tendance à trop manger, vous avez des maux d'estomac, des pesanteurs, une langue blanche et peut-être des nausées	ANTIMONIUM CRUDUM 5 CH 2 granules au moment de l'indigestion *associé à* CALCAREA CARBONICA 9 CH 1 dose par semaine
Vous avez également trop bu et piquez du nez après le repas	NUX VOMICA 5 CH 2 granules au moment de l'indigestion

Conseils :
De la raison en toute chose, à table comme ailleurs, vous garantiront contre bien des mésaventures…

INFECTION PAR STAPHYLOCOQUE

Développement pathogène d'un staphylocoque dans l'organisme.

Indications	Traitement
Le staphylocoque provoque des problèmes cutanés (acné, furoncle, abcès…)	LAPPA MAJOR teinture mère 10 gouttes 3 fois par jour *associé à* STAPHYLOCOCCINUM 9 CH 2 granules 3 fois par jour *et* PYROGENIUM 9 CH 2 granules 3 fois par jour
Quand l'infection est pratiquement terminée	SULFUR 9 CH 1 dose

Conseils :
Si l'infection est due à un staphylocoque doré, la prise d'antibiotique est nécessaire (en complément du traitement homéopathique).

INFECTION URINAIRE

Voir : Cystite, page 99.

INFLAMMATION DES AMYGDALES

Voir : Angine, page 56.

INSOLATION

Vous êtes resté trop longtemps exposé au soleil : vous souffrez de coups de soleil et de brûlures, de maux de têtes, de vertiges, de nausées.

Indications	Traitement
Vous avez chaud, le visage rouge, une dilatation des pupilles. Vous ne supportez pas la lumière. Vous avez de la température, vous transpirez et vous avez soif	BELLADONA 9 CH 2 granules 3 fois par jour
En plus des symptômes précédents, vous délirez	BELLADONA 15 CH 2 granules 3 fois par jour
Vous avez les tempes battantes	GLONOÏNUM 5 CH 2 granules 3 fois par jour

Vous êtes abattu et comme « abruti » par l'insolation, vous avez une forte température et vous tremblez mais vous n'avez pas soif	GELSEMIUM 9 CH 2 granules 3 fois par jour
L'insolation vous rend asthénique	NATRUM CARBONICUM 5 CH 2 granules 3 fois par jour
Vous avez une forte fièvre mais vous ne transpirez pas, vous vous sentez angoissé et agité	ACONITUM NAPELLUS 9 CH 2 granules 3 fois par jour

Voir aussi : Coup de soleil, page 95.

Conseils :
Il est primordial de vous hydrater en cas d'insolation, même si vous n'avez pas soif. Buvez beaucoup d'eau fraîche, essayez de rester dans un endroit frais, sous une douche ou dans un bain frais.

■ INSOMNIE

Voir : Sommeil (troubles du), page 198.

■ INTOXICATION ALIMENTAIRE

Dysfonctionnement des fonctions digestives. Vous avez mangé un aliment indigeste parce qu'il était avarié ou qu'il contenait des bactéries (une mayonnaise restée trop longtemps hors du frigo, une mauvaise huître, etc.). Vous avez mal au ventre et à la tête, vous vomissez et vous êtes fiévreux.

Indications	Traitement
Vous êtes très fatigué, vous souffrez de vomissements et de diarrhées	CHINA RUBRA 5 CH 2 granules 3 fois par jour
Vous êtes pris de malaise à l'occasion d'une diarrhée, vous transpirez beaucoup et vous avez des vertiges	VERATRUM ALBUM 5 CH 2 granules 3 fois par jour
Vous êtes pris de délire, particulièrement après une intoxication aux salmonelles	PARATYPHOÏDINUM B 9 CH 2 granules 3 fois par jour
Vous souffrez de confusion mentale	BAPTISIA TINCTORIA 9 CH 2 granules 3 fois par jour

Dans tous les cas	*Ajoutez* DRAINEUR du foie (Voir : Complexes, page 272) 20 gouttes 3 fois par jour

Conseils :
Évitez la déshydratation en cas de vomissements et de diarrhées importantes accompagnés de transpiration. Buvez régulièrement si possible du sucré et du salé en alternance : un thé au miel, puis un bouillon de légumes, un jus de fruits, un jus de tomates au sel de céleri, etc.

IVRESSE

Abus d'alcool perturbant la perception et le comportement. Votre vue devient floue, vous perdez la notion de l'équilibre et votre tête tourne, votre humeur est changeante (vous pouvez devenir violent, euphorique ou très triste d'un seul coup...). Vous perdez le contrôle de vous-même et de vos réactions.

Indications	Traitement
Après un abus d'alcool ponctuel se soldant par une somnolence	NUX VOMICA 5 CH 2 granules 3 fois par jour
L'ivresse est chronique, mondaine, d'ennui ou de dépit	LACHESIS 9 CH 2 granules 3 fois par jour
Pour les accros à l'alcool qui peuvent boire tout et n'importe quoi	CAPSICUM 5 CH 2 granules 3 fois par jour *associé à* SULFURICUM ACIDUM 5 CH 2 granules 3 fois par jour
Pour soulager le foie d'un alcoolique	SULFURICUM ACIDUM 5 CH 2 granules 3 fois par jour
L'alcoolique est bouffi, rouge et couperosé, son foie est atteint	PHOSPHORUS 9 CH 2 granules 3 fois par jour
L'alcoolique est violent	STRAMONIUM 5 CH 2 granules 3 fois par jour
En remède de fond	LUESINUM 9 CH 2 granules 3 fois par jour
En remède de crise	ETHYLICUM 5 CH 2 granules 3 fois par jour

Conseils :
Si elle reste occasionnelle, l'ivresse ne laisse présager que peu de dangers réels pour la santé. Néanmoins, elle peut dégénérer en situations graves (accident, agressivité, etc.). Il est donc préférable de limiter les occasions de devenir ivre et en dernier recours, de lutter contre l'ivresse pour en atténuer les effets le plus rapidement possible… ou de garder le lit !

■ JALOUSIE

Sentiment de dépit ou d'envie qu'éprouve une personne envers d'autres qui possèdent ce qu'elle voudrait avoir.

Indications	Traitement
Vous êtes maladivement jaloux, vous parlez beaucoup et à tous des sujets de votre jalousie et vous buvez un peu	LACHESIS 9 CH 2 granules 3 fois par jour
Vous souffrez de jalousie rentrée et vous ne vous exprimez pas	NATRUM MURIATICUM 9 CH 2 granules 3 fois par jour *ou* 1 dose par semaine
Vous souffrez de jalousie rentrée, vous ne vous exprimez pas, mais cela se manifeste par des pathologies (éruption de bouton, anorexie, ulcères…)	STAPHYSAGRIA 9 CH 1 dose par semaine
La jalousie vous rend agressif verbalement, vous avez envie de hurler	NUX VOMICA 9 CH 2 granules 3 fois par jour
La jalousie vous rend agressif physiquement	MERCURIUS SOLUBILIS 9 CH 2 granules 3 fois par jour
La jalousie vous rend agressif verbalement et physiquement	STRAMONIUM 9 CH 2 granules 3 fois par jour

Conseils :
Et si vous appreniez à faire confiance, à vous-même d'abord et à l'autre aussi ?

JAMBES LOURDES

Voir : Circulation (troubles de la), page 86.

KYSTE

Voir : Abcès, page 45.

KYSTE DE L'OVAIRE

Petite formation en forme de boule, localisée sur l'ovaire.

Indications	Traitement
Le kyste est localisé sur l'ovaire droit	LYCOPODIUM 5 CH 2 granules 3 fois par jour *ou* PALLADIUM 5 CH 2 granules 3 fois par jour
Le kyste est localisé sur l'ovaire gauche	LACHESIS 5 CH 2 granules 3 fois par jour *ou* THUYA OCCIDENTALIS 5 CH 2 granules 3 fois par jour
Dans tous les cas, pour assurer une régulation hormonale	OVARINUM 4 CH 2 granules 3 fois par jour

Conseils :
Dans tous les cas, un diagnostic précis est indispensable pour ne pas risquer de passer à côté d'une maladie grave. Un traitement allopathique peut s'avérer nécessaire, en parallèle avec l'homéopathie.

LARYNGITE

Inflammation aiguë ou chronique du larynx. Votre gorge gratte, et cette démangeaison très irritante provoque une toux rauque.

Indications	Traitement
Votre gorge gratte, vous avez l'impression d'y sentir une épine, avec parfois de petites ulcérations	ARGENTUM NITRICUM 5 CH 2 granules 3 fois par jour *ou si vous êtes très agité* ARGENTUM NITRICUM 9 CH 2 granules 3 fois par jour

Vous souffrez de laryngite après avoir trop parlé	ARNICA MONTANA 9 CH 2 granules 3 fois par jour
Votre laryngite est douloureuse et s'accompagne d'un enrouement bitonal : il fait passer la voix de l'aigu au grave, elle se brise sur une note ou une intonation élevée sans que vous puissiez la contrôler	ARUM TRIPHYLLUM 5 CH 2 granules 3 fois par jour
Vous souffrez moins quand vous avez un peu parlé	RHUS TOXICODENDRON 5 CH 2 granules 3 fois par jour
Vous souffrez moins au bord de la mer	BROMUM 5 CH 2 granules 3 fois par jour
La gorge est irritée et pique, ce qui provoque la toux	RUMEX CRISPUS 5 CH 2 granules 3 fois par jour
Votre toux est spasmodique comme celle des asthmatiques	BADIAGA 5 CH 2 granules 3 fois par jour
Votre toux est sifflante et caverneuse, vous avez du mal à respirer, surtout la nuit avant minuit	SPONGIA TOSTA 5 CH 2 granules 3 fois par jour
Vous êtes enroué, surtout le matin, avec une toux rauque et brûlante ; boire vous soulage	CAUSTICUM 5 CH 2 granules 3 fois par jour
Pour un enfant au nez bouché qui tousse et peine à respirer, surtout la nuit	SAMBUCUS NIGRA 5 CH 2 granules 3 fois par jour
Si vous fumez	TABACUM 5 CH 2 granules 3 fois par jour *associé à* LOBELIA INFLATA 5 CH 2 granules 3 fois par jour

Voir aussi : Enrouement, page 117.

Conseils :
Gardez la gorge au chaud et mangez du miel, susceptible de calmer temporairement l'irritation.

LÈVRES SÈCHES ET GERCÉES

Fissurations des lèvres, apparaissant principalement quand celles-ci sont sèches.

Indications	Traitement
Vos lèvres sont sèches et fissurées naturellement	NATRUM MURIATICUM 5 CH 2 granules 3 fois par jour
Les gerçures sont aggravées l'hiver, avec une fente verticale sur la lèvre inférieure qui peut saigner	NATRUM MURIATICUM 5 CH 2 granules 3 fois par jour
Les gerçures d'aspect noirâtre sont aggravées l'hiver, vous avez des problèmes digestifs ou des nausées	PETROLEUM 5 CH 2 granules 3 fois par jour
Il y a des fissurations jaunâtres à la commissure des lèvres	NITRICUM ACIDUM 5 CH 2 granules 3 fois par jour
Vos lèvres sont gercées parce que vous vous êtes beaucoup mouché	ARUM TRIPHYLLUM 5 CH 2 granules 3 fois par jour
Vos lèvres sont de plus légèrement enflées et vous n'avez pas soif	APIS MELLIFICA 5 CH 2 granules 3 fois par jour
Vos lèvres sont gercées à cause de remontées acides	IRIS VERSICOLOR 5 CH 2 granules 3 fois par jour *associé à* MURIATICUM ACIDUM 5 CH 2 granules 3 fois par jour

Conseils :
Un baume gras appliqué régulièrement soulage l'inconfort des lèvres gercées.

LOGORRHÉE

Tendance à parler sans arrêt.

Indications	Traitement
Vous parlez sans arrêt, en suivant le fil conducteur de votre pensée	LACHESIS 9 CH 2 granules 3 fois par jour

Vous parlez beaucoup, en passant du coq à l'âne	ACTAEA RACEMOSA 9 CH 2 granules 3 fois par jour

Conseils :
Chuuut ! Pour une fois, écoutez-moi ! La logorrhée peut être une vraie pathologie et une source de gêne pour votre entourage. Que cachez-vous derrière ce flot de paroles ? Et si vous en parliez à un psychologue ?

■ LUMBAGO, MAL DE REINS

Douleur lombaire (« bas du dos ») survenant brutalement.

Indications	Traitement
Le lumbago est dû à un faux mouvement	ARNICA MONTANA 9 CH 2 granules 3 fois par jour
Vous souffrez au moindre mouvement et vous vous calez dans votre lit sur le côté douloureux pour vous soulager	BRYONIA 5 CH 2 granules 3 fois par jour
Vous vous sentez mieux en bougeant	RHUS TOXICODENDRON 5 CH 2 granules 3 fois par jour
Vous êtes de constitution asymétrique	*Ajoutez aux remèdes précédents* CALCAREA FLUORICA 5 CH 2 granules 3 fois par jour
Dans tous les cas, pour lutter contre l'inflammation	HARPAGOPHYTUM teinture mère 20 gouttes 3 fois par jour

Conseils :
Épargnez votre dos !
- Évitez les matelas trop mous.
- Ne vous penchez pas pour ramasser un objet, pliez les genoux.
- Devant un ordinateur ou un bureau, ne vous arrondissez pas.
- Échauffez-vous toujours avant de commencer une séance de sport.
- Marchez, nagez, mais évitez le tennis, le ski ou le parachutisme.

■ LUXATION

Déplacement d'une articulation, souvent suite à un choc ou à un mauvais mouvement.

Indications	Traitement
La luxation est due à un choc ou un traumatisme	ARNICA MONTANA 9 CH 2 granules 3 fois par jour
Les tendons sont atteints	RUTA GRAVEOLENS 5 CH 2 granules 3 fois par jour
Vous êtes soulagé par le repos complet	BRYONIA 5 CH 2 granules 3 fois par jour
Vous souffrez de luxations à répétitions	LUESINUM 9 CH 1 dose par mois *associé à* CALCAREA FLUORICA 9 CH 1 dose par semaine

Conseils :
Commencez par vous faire manipuler par un kinésithérapeute (ou un ostéopathe) qui va remettre les choses en place.

■ MAINS MOITES

Transpiration continuelle des mains, humides en permanence.

Indications	Traitement
Vous transpirez beaucoup parce vous êtes agité et vous vous démenez trop ; vous aimez la vie et la bonne chère	SULFUR 9 CH 2 granules 3 fois par jour
Vous salivez aussi beaucoup, surtout la nuit et vous ne supportez ni le chaud ni le froid	MERCURIUS SOLUBILIS 7 CH 2 granules 3 fois par jour
Vous transpirez des mains et des pieds mais vous êtes frileux	SILICEA 5 CH 2 granules 3 fois par jour
Vous transpirez de tout le corps	PILOCARPUS JABORANDI 5 CH 2 granules 3 fois par jour
Vous avez aussi de la cellulite	THUYA OCCIDENTALIS 5 CH 2 granules 3 fois par jour

Conseils :
Gardez un peu de talc à portée de mains, pour en frotter vos paumes régulièrement. Cela vous permettra au moins de dire bonjour à vos collègues sans vous sentir gêné.

MAL DE GORGE

Voir : Angine, page 56.

MAL DE REINS

Voir : Lumbago, page 159.

MAL DE TÊTE

Douleur irradiant dans la totalité ou une partie de la boîte crânienne (à ne pas confondre avec la migraine, qui « migre » d'un côté de la tête à l'autre).

Indications	Traitement
Vous avez mal à la tête à cause d'une forte température, vous êtes très rouge et vous transpirez, vous avez soif	BELLADONA 5 CH 2 granules 3 fois par jour
Vous avez mal à la tête, le visage rouge et les tempes battantes	GLONOÏNUM 5 CH 2 granules 3 fois par jour
Votre mal de tête cède quand vous vous distrayez, mais il revient dans une situation que vous n'aimez pas	IGNATIA AMARA 5 CH 2 granules 3 fois par jour
Vous avez mal à la tête à cause d'une mauvaise digestion	ANTIMONIUM CRUDUM 5 CH 2 granules 3 fois par jour
Votre mal de tête est dû à des problèmes digestifs, vous êtes hépatique	LYCOPODIUM 5 CH 2 granules 3 fois par jour
Vous avez mal à la tête à cause d'une mauvaise digestion, avec des nausées	IPECA 5 CH 2 granules 3 fois par jour
Vous avez mal à la tête après un choc	ARNICA MONTANA 9 CH 2 granules 3 fois par jour *associé à* ACTAEA RACEMOSA 5 CH 2 granules 3 fois par jour

Votre mal de tête est dû à un coup de froid sec ou à une chaleur excessive, il s'accompagne d'une fièvre brutale et d'anxiété	ACONITUM NAPELLUS 5 CH 2 granules 3 fois par jour
Vous avez mal à la tête avant vos règles et il cède dès qu'elles arrivent	FOLLICULINUM 9 CH 1 dose le 14e jour du cycle
Vous avez mal à la tête et vous prenez du poids avant les règles mais tout rentre dans l'ordre quand elles arrivent	BOVISTA 5 CH 2 granules 3 fois par jour
Votre mal de tête s'accompagne d'une rétention d'eau	NATRUM SULFURICUM 5 CH 2 granules 3 fois par jour
Vous avez mal à la tête, en clou, par intermittence	IGNATIA AMARA 5 CH 2 granules 3 fois par jour
Vous avez mal à la tête avec l'impression de broyer du noir	SEPIA 9 CH 2 granules 3 fois par jour
Votre mal de tête empire entre 1 h et 3 h du matin, il est soulagé par l'air frais sur le visage même si vous êtes frileux	ARSENICUM ALBUM 5 CH 2 granules 3 fois par jour
Votre mal de tête est toujours plus intense la nuit, et par temps humide ou orageux	RHODODENDRON 5 CH 2 granules 3 fois par jour
Pour les maux de tête de l'écolier ou de l'étudiant, qui apparaissent après un long travail intellectuel, en même temps que la fatigue	KALIUM PHOSPHORICUM 5 CH 2 granules 3 fois par jour
Pour les maux de tête de l'écolier et de l'étudiant, quand ils s'enferment sur eux-mêmes et n'arrivent pas travailler	NATRUM MURIATICUM 9 CH 2 granules 3 fois par jour
Pour les maux de tête de l'écolier ou de l'étudiant mince et frileux, aggravés à la pleine lune	SILICEA 9 CH 2 granules 3 fois par jour
Votre mal de tête est aggravé par l'effort intellectuel, et soulagé quand vous mangez	ANACARDIUM ORIENTALIS 5 CH 2 granules 3 fois par jour

Voir aussi : Migraine, page 167.

Conseils :
Quand vous sentez venir le mal de tête, essayez, si possible, de vous mettre au calme. Reposez-vous dans une pièce plongée dans la pénombre et loin du bruit.

MAL DES MONTAGNES

Malaise provoqué par la raréfaction de l'oxygène en altitude. Vous avez des vertiges, des maux de tête, des bourdonnements d'oreille et des palpitations.

Indications	Traitement
Dans tous les cas	COCA 5 CH 2 granules 3 fois par jour
Le mal des montagnes vous donne des nausées	COCA 5 CH 2 granules 3 fois par jour *associé à* COCCULUS INDICUS 5 CH 2 granules 3 fois par jour

Conseils :
Dans les cas les plus aigus, une oxygénation peut être indispensable.

MAL DES TRANSPORTS

Malaise avec maux de tête et nausées, éprouvé quand on emprunte un moyen de transport quel qu'il soit (bateau, voiture, avion …)

Indications	Traitement
Vous vous sentez mieux à l'air frais et plus mal dans une atmosphère confinée. Vous avez des nausées ou des vomissements aggravés par le mouvement des vagues ou en voiture	TABACUM 5 CH 2 granules 3 fois par jour
Le repos vous fait du bien et vous vous sentez mieux dans une atmosphère confinée	COCCULUS INDICUS 5 CH 2 granules 3 fois par jour
Vous vous sentez mieux quand vous mangez	PETROLEUM 5 CH 2 granules 3 fois par jour
Vous vous sentez plus mal avant de partir ou juste après être arrivé	IGNATIA AMARA 5 CH 2 granules 3 fois par jour

Vous vous sentez plus mal après la prise d'alcool et vous somnolez après le repas	NUX VOMICA 5 CH 2 granules 3 fois par jour

Conseils :
La distraction aide souvent les enfants à « oublier » qu'ils sont malades en voiture : prévoyez jeux, chansons et occupations diverses. Faites également en sorte que l'enfant voit la route depuis son siège : un point de vue sur l'horizon aide à diminuer la sensation de malaise. Et n'hésitez pas à faire des pauses régulières pour que tout le monde se dégourdisse les jambes… et se change les idées !

■ MAUVAISE CIRCULATION

Voir : Circulation (troubles de la), page 86.

■ MAUVAISE HALEINE

Relents fétides de la bouche.

Indications	Traitement
Vous avez l'haleine fétide, vous salivez beaucoup, vous avez des nausées et une langue blanche	MERCURIUS SOLUBILIS 5 CH 2 granules 3 fois par jour
Vous avez mauvaise haleine avec des éructations acides et des brûlures d'estomac	IRIS VERSICOLOR 5 CH 2 granules 3 fois par jour *ou* ROBINIA 5 CH 2 granules 3 fois par jour
Vous avez mauvaise haleine après un repas trop lourd et la digestion est difficile	ANTIMONIUM CRUDUM 5 CH 2 granules 3 fois par jour
Vous avez mauvaise haleine, vous transpirez, votre peau n'est pas nette et vous êtes extrêmement frileux	PSORINUM 9 CH 2 granules 3 fois par jour
Votre mauvaise haleine est due à une infection dentaire	PYROGENIUM 5 CH 2 granules 3 fois par jour *associé à* CALCAREA FLUORICA 5 CH 2 granules 3 fois par jour

Conseils :
Évitez le tabac, les aliments forts comme l'ail, mâchez des chewing-gum à la chlorophylle, et prenez soin de votre hygiène bucco-dentaire.

■ MÉMOIRE (TROUBLES DE LA)

Incapacité, souvent temporaire, à se souvenir. Vous êtes fatigué ou stressé, vous avez pris des médicaments comme des tranquillisants ou des somnifères, vous déprimez, vous buvez trop ou vous avez reçu un coup sur la tête, et voilà qu'un nom vous échappe, que vous ne savez plus où vous avez rangé un objet, que vous oubliez une date.

Indications	Traitement
Pour l'enfant turbulent et agité	MERCURIUS SOLUBILIS 5 CH 2 granules 3 fois par jour
Pour l'étudiant	KALIUM PHOSPHORICUM 5 CH 2 granules 3 fois par jour
Pour les adultes et les seniors	PHOSPHORICUM ACIDUM 5 CH 2 granules 3 fois par jour
Vous avez des trous de mémoire à cause du trac	GELSEMIUM 5 CH 2 granules 3 fois par jour
Vous avez des trous de mémoire à cause d'une fatigue nerveuse	KALIUM BROMATUM 5 CH 2 granules 3 fois par jour
Vous avez des trous de mémoire à cause d'un ralentissement général de votre organisme	BARYTA CARBONICA 5 CH 2 granules 3 fois par jour
Vous avez surtout des trous de mémoire entre 16 h et 20 h (spécialement si vous avez des problèmes de foie)	LYCOPODIUM 5 CH 2 granules 3 fois par jour
Vous avez des trous de mémoire à cause de votre manque de confiance en vous	SILICEA 5 CH 2 granules 3 fois par jour
Vous retrouvez la mémoire en mangeant	ANACARDIUM ORIENTALIS 5 CH 2 granules 3 fois par jour

Conseils :
- Procurez à votre cerveau, comme à tout votre corps une alimentation saine et équilibrée.
- Entretenez votre mémoire en gardant une activité intellectuelle régulière.

MÉNOPAUSE

Fin de l'activité des ovaires chez la femme. Vous n'avez plus vos règles, vous souffrez de bouffées de chaleur et transpirez. Votre peau devient sèche. Vous fixez moins bien le calcium et vos os se fragilisent. Vous dormez moins bien et avez tendance à déprimer ou à prendre du poids.

Indications	Traitement
Pour lutter contre la déminéralisation	*Associez les 3 calcaires :* CALCAREA PHOSPHORICA 5 CH, CALCAREA CARBONICA 5 CH, CALCAREA FLUORICA 5 CH 2 granules 3 fois par jour *avec* SILICEA 5 CH 2 granules 3 fois par jour
Vos dernières règles sont douloureuses, le sang est noir et forme des caillots	SECALE CORNUTUM 5 CH 2 granules 3 fois par jour
Pour combattre les bouffées de chaleur sur le moment	BELLADONA 5 CH 2 granules 3 fois par jour
Pour prévenir les bouffées de chaleur	FSH 4 CH 2 granules 3 fois par jour, du 14e au 21e jour du cycle
Pour combattre les bouffées de chaleur, si vos tempes sont battantes	GLONOÏNUM 5 CH 2 granules 3 fois par jour
Vous êtes forte et vous transpirez beaucoup	SULFUR 5 CH 2 granules 3 fois par jour
Vous alternez les problèmes psychiques et physiques	ACTAEA RACEMOSA 7 CH 2 granules 3 fois par jour
Vous souffrez de rhumatismes et de migraines, accompagnés de problèmes respiratoires et de couperose	SANGUINARIA CANADENSIS 5 CH 2 granules 3 fois par jour
Vous faites de la rétention d'eau généralisée	NATRUM SULFURICUM 7 CH 2 granules 3 fois par jour
L'arrêt de vos règles s'accompagne de frilosité, d'une légère anémie et de troubles cutanés	GRAPHITES 5 CH 2 granules 3 fois par jour

Vous souffrez de troubles de la circulation sanguine, de descente d'organes, vous êtes déprimée et fatiguée dès le matin	SEPIA 9 CH 2 granules 3 fois par jour
Pour maîtriser les problèmes psychiques, quand ils sont aggravés par l'alcool	LACHESIS 9 CH 2 granules 3 fois par jour

Voir aussi : Boulimie, page 64 et Sommeil (troubles du), page 198.

Conseils :
À table, évitez les plats trop épicés, l'alcool et les excitants comme le café. Dans la journée, portez des vêtements souples et légers. La nuit, dormez dans une pièce pas trop chauffée, après avoir pratiqué quelques exercices de relaxation.

■ MIGRAINE

Mal de tête localisé d'un coté du crâne. Vous commencez à sentir une douleur au dessus d'un œil ou sur un point du front, puis vous avez bientôt mal de tout un côté du crâne. Tout effort devient pénible, ainsi que la lumière et le bruit. Vous avez les tempes battantes et vous vous sentez nauséeux.

Indications	Traitement
Migraine du côté droit	
La migraine commence au-dessus de l'orbite de l'œil droit	SANGUINARIA CANADENSIS 5 CH 2 granules au moment de la migraine
Vos douleurs sont généralement localisées à droite, surtout entre 16 h et 20 h (vous pouvez aussi être hépatique)	LYCOPODIUM 9 CH 2 granules 3 fois par jour *ou* 1 dose par semaine
Vous avez une migraine droite accompagnée de douleurs croisées à gauche (sein gauche, ovaire gauche, sciatique gauche, etc.)	ACTAEA RACEMOSA 5 CH 2 granules 3 fois par jour

Migraine du côté gauche	
La migraine commence au-dessus de l'orbite de l'œil gauche	SPIGELIA 5 CH 2 granules au moment de la migraine
Vos douleurs sont généralement localisées à gauche, vous soufrez de troubles circulatoires	LACHESIS 9 CH 2 granules 3 fois par jour *ou* 1 dose par semaine
Migraine passant d'un côté à l'autre	
Le mal migre d'un côté à l'autre du crâne	LAC CANINUM 9 CH 2 granules au moment de la migraine
La migraine est difficile à localiser, elle est aggravée par une atmosphère confinée	PULSATILLA 9 CH 2 granules au moment de la migraine
La migraine revient toujours à la même heure	CEDRON 5 CH 2 granules 3 fois par jour
La migraine survient avant les règles et disparaît dès leur apparition	FOLLICULINUM 9 CH 1 dose le 14e jour du cycle 1 dose le 21e jour du cycle
La migraine revient périodiquement, en alternance avec des problèmes cutanés	PSORINUM 9 CH 2 granules 3 fois par jour

Conseils :
Les migraines sont souvent déclenchées par les mêmes causes chez une même personne. Tentez d'en identifier l'origine pour vous prémunir. Si vous n'avez pas échappé à la crise, restez allongé dans le calme et l'obscurité.

■ MYCOSE

Infection due à un champignon parasite. Elle peut provoquer de petites lésions sur la peau, des dépôts blanchâtres si elle touche la bouche ou des pertes blanches et irritantes lorsqu'elle se développe sur les muqueuses vaginales.

Indications	Traitement
Avant tout traitement, pour drainer les muqueuses	HYDRASTIS 5 CH 2 granules 3 fois par jour *associé à* HELONIAS 5 CH 2 granules 3 fois par jour

Les écoulements ne sont pas irritants	PULSATILLA 9 CH 2 granules 3 fois par jour
Il s'agit d'un Candida albicans	CANDIDA ALBICANS 9 CH 2 granules 3 fois par jour *associé à* DRAINEUR des muqueuses vaginales (Voir : Complexes, page 272) 20 gouttes 3 fois par jour
Il s'agit d'une mycose avec ulcérations	MERCURIUS CORROSIVUS 5 CH 2 granules 3 fois par jour

Conseils :
Un prélèvement pour analyse est indispensable pour déterminer la pathologie avec précision. Donc il faut consulter.

■ NAUSÉES, VOMISSEMENTS

Rejet par la bouche du contenu de l'estomac. Vous avez mal au ventre, mal « au cœur », des nausées et d'un coup, un spasme vous précipite aux toilettes pour vous alléger de tout ce qui vous pèse.

Indications	Traitement
Dans tous les cas	IPECA 5 CH 2 granules 3 fois par jour
Les vomissements sont soulagés par une bouillotte posée sur le ventre	ARSENICUM ALBUM 5 CH 2 granules 3 fois par jour
Les nausées sont soulagées quand vous mangez	PETROLEUM 5 CH 2 granules 3 fois par jour
Les vomissements sont intenses, irrépressibles, clairs comme de l'eau et aggravés le soir	PHOSPHORUS 9 CH 1 dose chaque jour pendant 3 jours
Le tabac ou l'odeur du tabac vous soulève le cœur	TABACUM 5 CH 2 granules 3 fois par jour
Les vomissements s'accompagnent d'acidité	ROBINIA 5 CH 2 granules 3 fois par jour
Les nausées s'accompagnent de toux	LOBELIA INFLATA 5 CH 2 granules 3 fois par jour
Pour les nausées de la femme enceinte	IPECA 5 CH 2 granules 3 fois par jour

	associé à IGNATIA AMARA 5 CH 2 granules 3 fois par jour
Vous avez des nausées quand vous vous lavez les dents	SEPIA 5 CH 2 granules 3 fois par jour

Conseils :
En cas de vomissements importants, veillez à ne pas vous déshydrater. Si vous ne pouvez vraiment rien garder, tentez le « Coca sans bulle » : remuez longuement un verre de Coca bien frais pour en éliminer tout le gaz, et avalez-le, petite cuillère après petite cuillère. Cela marche très bien pour les enfants.

Voir aussi : Grossesse, page 137.

■ NERVOSITÉ, STRESS

État d'excitation nerveuse passagère ou permanente, en réaction aux conditions de la vie moderne ou à un traumatisme psychologique fort. Le stress peut se traduire par des maux communs : agressivité, dépression, troubles nerveux, angoisse, voire troubles cardiaques…

Indications	Traitement
Vous êtes stressé et nerveux, tendance soupe au lait	NUX VOMICA 9 CH 2 granules 3 fois par jour
Vous n'arrivez pas à rester en place et votre agitation est calmée par le mouvement	RHUS TOXICODENDRON 5 CH 2 granules 3 fois par jour
Votre nervosité est aggravée par l'alcool	LACHESIS 9 CH 2 granules 3 fois par jour
Votre stress provoque une agitation incessante des mains	KALIUM BROMATUM 5 CH 2 granules 3 fois par jour
Votre stress provoque une agitation incessante des jambes	ZINCUM METALLICUM 5 CH 2 granules 3 fois par jour
Vous êtes stressé et vous voudriez tout terminer avant d'avoir commencé	ARGENTUM NITRICUM 9 CH 2 granules 3 fois par jour
Vous tremblez de nervosité et vous êtes abattu	GELSEMIUM 9 CH 2 granules 3 fois par jour
Votre nervosité vous pousse à vous renfermer sur vous-même	NATRUM MURIATICUM 9 CH 2 granules 3 fois par jour

Vous avez tendance à fuir la société, votre nervosité vous rend émotif et insomniaque	AMBRA GRISEA 9 CH 2 granules 3 fois par jour
L'impossibilité de vous exprimer vous rend nerveux	STAPHYSAGRIA 9 CH 2 granules 3 fois par jour
Votre stress et votre nervosité vous font déprimer	SEPIA 9 CH 2 granules 3 fois par jour
Vous vous sentez nerveux surtout entre 16 h et 20 h	LYCOPODIUM 9 CH 2 granules 3 fois par jour
Il s'agit d'un enfant agressif qui fait des cauchemars	STRAMONIUM 9 CH 2 granules 3 fois par jour
Il s'agit d'un enfant agacé par ses douleurs, particulièrement dentaires	CHAMOMILLA 9 CH 2 granules 3 fois par jour
Il s'agit d'un enfant touche-à-tout	TARENTULA HISPANA 5 CH 2 granules 3 fois par jour

Conseils :
Réapprenez à prendre un peu de distance par rapport aux tracas quotidiens : qu'est-ce qui est vraiment important après tout ? Extirpez-vous de temps en temps du rythme quotidien pour une séance de cinéma ou une heure de marche à pied. Faites-vous masser et obligez-vous à quelques minutes de détente quotidiennes. Oubliez tout dans un bain relaxant et laissez refroidir votre café sans le boire. Vous vous préparerez une tisane plus tard…

■ NEZ BOUCHÉ

Lors d'un rhume, votre nez est complètement obturé. Vous parlez avec un accent de canard, vous n'arrivez pas à vous moucher et vous avez du mal à respirer. Et la nuit, vous ronflez.

Indications	Traitement
Le nez est bouché le jour comme la nuit	SAMBUCUS NIGRA 5 CH 2 granules 3 fois par jour
Le nez est bouché la nuit et coule pendant la journée	NUX VOMICA 5 CH 2 granules 3 fois par jour
Le nez est bouché la nuit et vous avez des difficultés à respirer	AMMONIUM CARBONICUM 5 CH 2 granules 3 fois par jour

Le nez se bouche par temps humide, après la pluie ou à proximité d'un milieu aquatique (mer, lac, rivière…)	DULCAMARA 5 CH 2 granules 3 fois par jour
Vous avez un rhume, avec une toux sèche et sifflante, vous éternuez	STICTA PULMONARIA 5 CH 2 granules 3 fois par jour
Votre nez est bouché et vous ressentez des douleurs au niveau des sinus frontaux	CINNABARIS 5 CH 2 granules 3 fois par jour

Conseils :
Redécouvrez les vertus du sérum physiologique pour laver les narines des petits comme des grands, et utilisez uniquement des mouchoirs très doux pour ne pas enflammer les ailes du nez. Pensez à humidifier l'atmosphère des pièces de votre maison et principalement celle des chambres à coucher.

■ OBÉSITÉ

Voir : Appétit (excès d'), page 64.

■ ŒIL AU BEURRE NOIR

Vous avez pris un coup dans l'œil et un bleu se forme. Vous arborez un « cocard », un peu douloureux et pas très gracieux, mais pas vraiment dangereux tant que l'œil lui-même n'est pas atteint.

Indications	Traitement
Dans tous les cas	ARNICA MONTANA 9 CH 2 granules 3 fois par jour *associé à* LEDUM PALUSTRE 5 CH 2 granules 3 fois par jour

Conseils :
À défaut d'une escalope bien fraîche, essayez d'appliquer rapidement sur l'œil des compresses froides ou une poche de glace, pour tenter de limiter la formation de l'hématome. Attention, si votre œil devient rouge, si la cornée est entaillée, si vous avez l'impression de voir moins bien ou si les douleurs persistent, consultez rapidement un ophtalmologiste.

ONGLES CASSANTS, TACHÉS, DÉDOUBLÉS

Vos ongles sont fragiles et vous n'arrivez pas à les laisser pousser. Ils sont striés, mous, fins, se dédoublent ou sont marqués de taches blanches.

Indications	Traitement
Vos ongles sont durs et se dédoublent	GRAPHITES 5 CH 2 granules 3 fois par jour
Vos ongles sont mous et marqués de taches blanches	SILICEA 5 CH 2 granules 3 fois par jour

Conseils :
Les ongles fragiles peuvent être le signe d'un mauvais état général, d'un stress ou d'une fatigue. Cherchez ce qui ne va pas pour traiter la cause originelle. Vous pouvez aussi tenter de les vernir régulièrement d'une base solidifiante pour leur laisser le temps de se reconstituer.

OPÉRATION CHIRURGICALE (PRÉPARATION ET SUITES)

Vous devez (ou vous venez de) subir une opération chirurgicale. C'est un choc physique et psychique pour votre organisme, qui de plus est intoxiqué par les substances anesthésiantes nécessaires à l'intervention. L'homéopathie peut vous aider à mieux vivre ce moment.

Indications	Traitement
Avant l'opération	
Vous êtes angoissé	GELSEMIUM 9 CH 1 dose la veille de l'opération 1 dose le jour même
Vous avez déjà comme une boule dans la gorge 2 ou 3 jours avant	IGNATIA AMARA 9 CH 2 granules 3 fois par jour
Après l'opération	
Pour vous remettre du choc, le lendemain de l'opération	ARNICA MONTANA 9 CH 2 granules 3 fois par jour
Pour cicatriser après la coupure du bistouri	STAPHYSAGRIA 5 CH 2 granules 3 fois par jour
Pour vous remettre des traumatismes dus aux objets pointus (piqûres, épidurale ou péridurale, acupuncture, perfusion...)	HYPERICUM PERFORATUM 5 CH 2 granules 3 fois par jour

Pour vous désintoxiquer après une anesthésie ou l'administration de tranquillisants	NUX VOMICA 5 CH 2 granules 3 fois par jour
Pour vous remettre d'une anesthésie causant une somnolence dans la journée et un état d'éveil la nuit, souvent accompagné de constipation	OPIUM 5 CH 2 granules 3 fois par jour
Pour les problèmes d'intestins et de constipation	RAPHANUS SATIVUS 5 CH 2 granules 3 fois par jour
Pour fluidifier le sang si vous avez tendance aux phlébites	ARNICA MONTANA 5 CH 2 granules 3 fois par jour *associé à* VIPERA REDII 5 CH 2 granules 3 fois par jour
Pour fluidifier le sang, en association avec des anti-coagulants	BOTHROPS 5 CH 2 granules 3 fois par jour

Conseils :
Rappelez-vous que les chirurgiens ont suivi de longues années d'études avant de vous « ouvrir ». Ils savent ce qu'ils font et c'est forcément pour votre bien. Alors, accordez-leur votre confiance et ne vous inquiétez pas outre mesure. Mobilisez plutôt votre énergie pour guérir plus vite !

■ ORGELET

Infection localisée sur la paupière. Vous avez l'impression d'avoir un petit abcès, douloureux et gonflé.

Indications	Traitement
Il y a un petit écoulement de pus	STAPHYLOCOCCINUM 9 CH 2 granules 3 fois par jour *associé à* HEPAR SULFUR 5 CH 2 granules 3 fois par jour
Votre paupière est rouge, chaude et douloureuse	BELLADONA 5 CH 2 granules 3 fois par jour
Votre paupière est enflée, rosée et une compresse froide vous fait du bien	APIS MELLIFICA 9 CH 2 granules 3 fois par jour

Les orgelets reviennent de façon chronique	SILICEA 5 CH 2 granules 3 fois par jour *associé à* STAPHYSAGRIA 5 CH 2 granules 3 fois par jour

Conseils :
Ne tentez pas de percer un orgelet et soyez vigilant : des orgelets à répétition peuvent signer un terrain diabétique.

OSTÉOPOROSE

Voir : Ménopause, page 166.

OTITE

Inflammation de la partie interne de l'oreille et du tympan. Vous souffrez d'un rhume ou d'une rhino-pharyngite et soudain, de vives douleurs surviennent dans l'oreille, qui peut couler Vous êtes un peu fiévreux.

Indications	Traitement
L'otite suppure (et seulement dans ce cas)	HEPAR SULFUR 5 CH 2 granules 3 fois par jour *associé à* PYROGENIUM 5 CH 2 granules 3 fois par jour
L'otite est séreuse (l'oreille moyenne est enflammée)	KALIUM MURIATICUM 5 CH 2 granules 3 fois par jour *associé à* MERCURIUS DULCIS 5 CH 2 granules 3 fois par jour *et à* FERRUM PHOSPHORICUM 5 CH 2 granules 3 fois par jour
L'otite est brûlante	CAPSICUM 5 CH 2 granules 3 fois par jour
L'otite est brûlante et soulagée par la chaleur, accompagnée d'une petite angoisse	ARSENICUM ALBUM 9 CH 2 granules 3 fois par jour
Le tympan est douloureux, rouge, enflammé et chaud	BELLADONA 5 CH 2 granules 3 fois par jour

Le tympan est rouge et chaud, il y a un œdème et la douleur est soulagée par le froid	APIS MELLIFICA 5 CH 2 granules 3 fois par jour
Pour les enfants souffrant d'une fragilité respiratoire	*Associez aux remèdes précédents* AVIAIRE 5 CH 2 granules 3 fois par jour

Conseils :
Oubliez les cotons-tiges et n'hésitez pas à consulter un médecin, le seul à pouvoir poser le diagnostic précis d'une otite.

■ PALPITATIONS

Troubles du rythme cardiaque. Il vous semble que votre cœur s'emballe ou qu'il s'arrête. Vous pouvez éprouver des douleurs dans la poitrine et parfois vous avez des sueurs froides et du mal à respirer.

Indications	Traitement
Pour calmer les palpitations et réguler le rythme anarchique du cœur	CRATAEGUS OXYACANTHA 5 CH 2 granules 3 fois par jour
Vos palpitations sont violentes et accompagnées d'une migraine du côté gauche	SPIGELIA 5 CH 2 granules 3 fois par jour
Vos palpitations s'accompagnent de maux de tête avec les tempes battantes	GLONOÏNUM 5 CH 2 granules 3 fois par jour
Votre cœur est ralenti	DIGITALIS 5 CH 2 granules 3 fois par jour
Vous êtes angoissé, avez la sensation d'avoir une barre au niveau de la poitrine et des maux de tête très localisés	IGNATIA AMARA 5 CH 2 granules 3 fois par jour
Vous êtes anxieux	GELSEMIUM 5 CH 2 granules 3 fois par jour

Conseils :
Ne vous affolez pas : dans la plupart des cas, une fièvre, un stress ou un effort physique inhabituel suffisent à provoquer des palpitations. Préventivement, limitez votre consommation d'excitants. Pendant une crise, allongez-vous et restez le plus calme possible. Si vous avez des palpitations fréquemment, n'hésitez pas à vous faire pres-

crire un électrocardiogramme, qui saura, soit vous rassurer, soit vous informer avec exactitude sur votre état.

PANARIS

Voir : Abcès, page 45.

PANIQUE

Crise d'angoisse aiguë et brutale. Vous éprouvez une peur intense et irraisonnée, vous croyez devenir fou.

Indications	Traitement
Vous êtes agité et toujours pressé	ARGENTUM NITRICUM 9 CH 1 dose au moment où vous êtes pris de panique
Vous avez les jambes « coupées » et vous êtes inhibé	GELSEMIUM 9 CH 1 dose au moment où vous êtes pris de panique
Vous ressentez des douleurs abdominales et vous avez une crise de spasmophilie	IGNATIA AMARA 5 CH 1 dose au moment de la crise
En pleine crise de panique, vous avez l'impression que vous allez mourir	ACONITUM NAPELLUS 9 CH 1 dose dès le début de la crise

Conseils :
Face à une personne en proie à une crise de panique, le premier conseil est de… garder votre calme ! Tentez de raisonner le paniqué en réfutant ses arguments les plus extrêmes. Peu importe qu'il vous entende : le plus important est qu'il sente une présence amie près de lui et qu'il ne reste pas seul.

PARKINSON, TREMBLEMENTS

Le Parkinson est une maladie dégénérative du système nerveux. Vous tremblez, vos mouvements sont ralentis et vos muscles comme ankylosés.

Indications	Traitement
Vous tremblez, vous êtes anxieux et vous n'avez pas soif	GELSEMIUM 9 CH 2 granules 3 fois par jour
Vous tremblez, vous salivez beaucoup et vous commencez	MERCURIUS SOLUBILIS 9 CH 2 granules 3 fois par jour

à tout faire en « petit » (petite écriture, petits pas...)	
Vos tremblements sont dus à la prise de certains neuroleptiques ou tranquillisants	HALOPERIDOL 5 CH 2 granules 3 fois par jour
Vos tremblements sont dus à une atteinte de certains récepteurs de votre cerveau à la suite d'un traumatisme	MANGANUM METALLICUM 5 CH 2 granules 3 fois par jour *associé à* ARNICA MONTANA 9 CH 2 granules 3 fois par jour
Votre anxiété en public provoque des tremblements et des réactions théâtrales voire hystériques	MOSCHUS 5 CH 2 granules 3 fois par jour
Vous êtes anxieux avec une forte tendance aux pleurs	AMBRA GRISEA 5 CH 2 granules 3 fois par jour
Vos tremblements sont dus à une intoxication alimentaire	LATHYRUS SATIVUS 5 CH 2 granules 3 fois par jour
Vos tremblements sont accompagnés de tics	AGARICUS MUSCARIUS 5 CH 2 granules 3 fois par jour
Vous ne supportez pas le bruit	THERIDION 5 CH 2 granules 3 fois par jour
Vous avez des crises de délire furieux	STRAMONIUM 5 CH 2 granules 3 fois par jour
Vous avez des crises de délire exhibitionniste	HYOSCYAMUS NIGER 5 CH 2 granules 3 fois par jour
Vous souffrez d'un Parkinson raide	PLUMBUM 5 CH 2 granules 3 fois par jour

Conseils :
Attention à la déshydratation chez le parkinsonien. D'une part, il éprouve moins la soif, d'autre part, il n'ose pas boire parce qu'il renverse souvent son verre. *À savoir* : au bout d'un certain temps, le LARODOPA, médicament allopathique donné dans tous les cas de Parkinson, n'agit plus, du fait de la moindre production de dopamine par le malade. L'état du parkinsonien se trouve alors aggravé, malgré une médication efficace au départ.

PEAU SÈCHE

Votre peau est fine et elle « tire », perd de son élasticité.

Indications	Traitement
Vous êtes atteint d'une diminution générale de toutes vos sécrétions, vos lèvres sont sèches et fendues et vous êtes attiré par les aliments salés	NATRUM MURIATICUM 5 CH 2 granules 3 fois par jour
Votre peau est fine	ALUMINA 5 CH 2 granules 3 fois par jour
Vous avez très soif	BRYONIA 5 CH 2 granules 3 fois par jour

Conseils :
Buvez beaucoup et « nourrissez » votre peau de crèmes et de laits hydratants.

■ PELLICULES

Petites particules blanches qui se forment sur le cuir chevelu.

Indications	Traitement
Vos pellicules sont nombreuses et accompagnées d'un eczéma sec ou d'un psoriasis	ARSENICUM ALBUM 5 CH 2 granules 3 fois par jour
Vos pellicules ont la forme de croûtes sur un cuir chevelu gras	GRAPHITES 5 CH 2 granules 3 fois par jour
Vos pellicules s'accompagnent d'une chute de cheveux, avec une faiblesse générale	PHOSPHORICUM ACIDUM 5 CH 2 granules 3 fois par jour

Conseils :
Les pellicules peuvent apparaître pour diverses raisons et n'ont rien à voir avec l'hygiène ou la propreté. Vous pouvez vous « laver la tête » tous les jours et dénombrer toujours autant de pellicules sur vos cheveux et le dos de votre veste. Un médecin peut vous aider à trouver leur origine et à les éliminer définitivement.

■ PERTES VAGINALES

Écoulements anormaux plus ou moins épais. Ils peuvent être transparents, blanchâtres ou jaunâtres, non irritants ou brûlants et parfois malodorants.

Indications	Traitement
Pour drainer les muqueuses	HELONIAS 5 CH 2 granules 3 fois par jour
Vos pertes sont jaunâtres et fluides	HYDRASTIS 5 CH 2 granules 3 fois par jour
Vos pertes sont blanchâtres et dues à une mycose ou à un candida	CANDIDA ALBICANS 5 CH 2 granules 3 fois par jour
Vos pertes ne sont pas irritantes	PULSATILLA 5 CH 2 granules 3 fois par jour
Vos pertes sont verdâtres	MERCURIUS SOLUBILIS 5 CH 2 granules 3 fois par jour
Vos pertes ont une odeur forte et vous avez aussi des problèmes dentaires	KREOSOTUM 5 CH 2 granules 3 fois par jour
Vos pertes sont verdâtres et accompagnées de saignements	MERCURIUS CORROSIVUS 5 CH 2 granules 3 fois par jour

Conseils :
Certaines pertes vaginales normales ne sont que l'évacuation des glaires naturellement produites au moment de l'ovulation. D'autres peuvent accompagner une MST ou une candidose et nécessitent une consultation médicale, voire un prélèvement.

■ PEUR

Forte inquiétude ou frayeur face à une situation ressentie comme dangereuse ou alarmante. Votre cœur s'emballe, vous tremblez, vous avez des sueurs froides, vous pouvez être paniqué et nerveux ou au contraire pétrifié et inhibé.

Indications	Traitement
Vous avez la sensation d'avoir les jambes « coupées », le trac vous bloque	GELSEMIUM 9 CH 2 granules 3 fois par jour
La peur s'efface grâce au soutien de quelqu'un que vous aimez	PULSATILLA 9 CH 2 granules 3 fois par jour
La peur vous incite au repli sur vous-même et vous refusez toute consolation	NATRUM MURIATICUM 9 CH 2 granules 3 fois par jour

La peur vous fait déprimer et tout voir en noir, elle vous crée des symptômes physiques (troubles circulatoires, cystites…)	SEPIA 9 CH 2 granules 3 fois par jour
La peur vous rend agité et inquiet, incapable de finir quoi que ce soit	ARGENTUM NITRICUM 9 CH 2 granules 3 fois par jour
La peur provoque des tics nerveux	AGARICUS MUSCARIUS 9 CH 2 granules 3 fois par jour
Vous ne pouvez extérioriser la peur et elle s'exprime par des symptômes physiques comme des eczémas, des troubles circulatoires, des ulcères…	STAPHYSAGRIA 9 CH 2 granules 3 fois par jour
Vous êtes timide, votre peur se transforme en trac et vous fait pleurer	AMBRA GRISEA 9 CH 2 granules 3 fois par jour

Conseils :
Respirez. Raisonnez. Et affrontez la situation. Même si vous ne vous en sentez pas capable, vous pouvez découvrir que vos limites sont plus lointaines que vous ne le pensez et que vous arrivez à faire face, tout simplement. Et n'ayez pas honte : la peur est un sentiment d'autoprotection tout à fait normal face à un danger. Dans les cas extrêmes, une aide psychologique peut être d'une grande utilité.

■ PHARYNGITE

Voir : Angine, page 56.

■ PHLÉBITE

Voir : Circulation, page 86.

■ PIERCING

Bijou piqué dans le corps selon le principe d'une boucle d'oreille. Un piercing peut se situer au creux du nombril, sur le bout de la langue ou du sein… C'est la mode !

Indications	Traitement
Pour le traumatisme causé par la pose du piercing	ARNICA MONTANA 9 CH 2 granules 3 fois par jour
Pour le trou causé par la piqûre	HYPERICUM PERFORATUM 5 CH 2 granules 3 fois par jour
Le piercing s'infecte	PYROGENIUM 9 CH 2 granules 3 fois par jour
L'infection devient chronique	SILICEA 5 CH 2 granules 3 fois par jour

Conseils :
Attention aux infections ! Certaines parties du corps cicatrisent plus difficilement que d'autres. Ne faites confiance qu'aux professionnels qui garantissent une stérilisation parfaite de leurs instruments.

■ PIPI AU LIT

Voir : Énurésie, page 120.

■ PIQÛRE D'INSECTE

C'est l'été, et vous vous êtes fait piquer, par une abeille, une guêpe, un taon, un moustique, une araignée. Au passage l'insecte vous a injecté un peu de son venin, menant à une petite plaie qui rougit, enfle et démange.

Indications	Traitement
Dans tous les cas de piqûre	HYPERICUM PERFORATUM 5 CH 2 granules 3 fois par jour
La piqûre provoque un gonflement ou un œdème soulagé par l'application de glace ou de compresses froides	APIS MELLIFICA 5 CH 2 granules 3 fois par jour *associé à* LEDUM PALUSTRE 5 CH 2 granules 3 fois par jour
La piqûre provoque une très grosse inflammation	VESPA GRABO 5 CH 2 granules 3 fois par jour
La piqûre provoque un œdème enflammé, la zone piquée devient violacée	TARENTULA CUBENSIS 5 CH 2 granules 3 fois par jour
La zone piquée est rouge, chaude et douloureuse	BELLADONA 5 CH 2 granules 3 fois par jour

Conseils :
Vérifiez que l'insecte n'a pas aussi laissé son dard dans la plaie : si c'est le cas, ôtez-le avec une pince à épiler. Nettoyez la peau avec des compresses imbibée de CALENDULA en teinture mère.
Si vous êtes piqué par une abeille ou une guêpe près de la bouche ou du cou, consultez immédiatement un médecin : l'œdème pourrait provoquer une gêne respiratoire grave.

■ POLYPE

Tumeur molle, le plus souvent bénigne, qui se développe surtout sur les muqueuses : nez, sinus, utérus, vessie.

Indications	Traitement
Dans tous les cas	TEUCRIUM MARUM 5 CH 2 granules 3 fois par jour
Si le polype forme une excroissance	THUYA OCCIDENTALIS 5 CH 2 granules 3 fois par jour

Conseils :
Ne vous précipitez pas pour faire enlever vos polypes par un acte chirurgical, du moins pas sans avoir entamé un traitement de fond homéopathique, sur les conseils d'un praticien. Dans le cas contraire, c'est la récidive assurée !

■ POUSSÉE DENTAIRE

Votre bébé fait ses premières dents et les choses ne sont pas toujours roses : il est énervé, il pleure, il a une joue très rouge et parfois des diarrhées, il semble souffrir beaucoup.

Indications	Traitement
La poussée dentaire provoque un énervement, avec une joue rouge et chaude et l'autre blanche et froide et parfois des diarrhées verdâtres, surtout chez le bébé agité et coléreux	CHAMOMILLA 9 CH 2 granules 3 fois par jour

Conseils :
Il existe dans le commerce des hochets-glaçons que l'on peut placer au congélateur. Bébé, en les suçant, anesthésie un peu la douleur ; d'autre part, il « use » la gencive et aide ainsi la dent à sortir plus vite.

PROBLÈMES DE DÉGLUTITION

Vous avez du mal à avaler, la déglutition est douloureuse.

Indications	Traitement
Vous avez mal en avalant, votre gorge est rouge et votre bouche sèche	BELLADONA 5 CH 2 granules 3 fois par jour *associé à* PHYTOLACCA 5 CH 2 granules 3 fois par jour
Vous avez mal en avalant et vous salivez beaucoup	MERCURIUS SOLUBILIS 5 CH 2 granules 3 fois par jour
Vous avez mal en avalant, vous salivez et transpirez beaucoup	JABORANDI 5 CH 2 granules 3 fois par jour
Vous avez l'impression d'avoir une écharde dans la gorge	ARGENTUM NITRICUM 5 CH 2 granules 3 fois par jour

Voir aussi : Angine, page 56.

Conseils :
Si les symptômes persistent, consultez : une difficulté à avaler peut cacher une pathologie plus grave.

PROSTATE (TROUBLES DE LA)

Modification de la glande prostatique, plus volumineuse et/ou moins souple. Apparaissant lentement à partir de 40 ans, cette évolution peut provoquer de grosses difficultés pour uriner.

Indications	Traitement
Vous éprouvez des pesanteurs au niveau de la prostate et vous urinez fréquemment	SABAL SERRULATA 5 CH 2 granules 3 fois par jour *associé à* PRUNUS AFRICANUS 5 CH 2 granules 3 fois par jour *ou à* SEPIA 5 CH 2 granules 3 fois par jour
Vous souffrez d'une hypertrophie de la prostate	THUYA OCCIDENTALIS 5 CH 2 granules 3 fois par jour
Vous vous sentez ralenti, physiquement et psychiquement, avec une lourdeur générale	BARYTA CARBONICA 5 CH 2 granules 3 fois par jour

Vous n'avez pas de relations sexuelles	CONIUM MACULATUM 5 CH 2 granules 3 fois par jour

Conseils :
Un examen médical est indispensable lors de l'apparition des premiers symptômes. En prévention, une visite annuelle chez le médecin est conseillée à partir de 50 ans, pour que celui-ci puisse effectuer tous les examens et analyses nécessaires.

PRURIT

Voir : Démangeaison, page 101.

RACHITISME, RETARD DE CROISSANCE

L'enfant ne semble pas se développer normalement : les fontanelles tardent à se refermer, un creux s'établit dans le sternum, les genoux sont déformés. Plus maigre que la moyenne, il grandit aussi moins vite.

Indications	Traitement
Dans tous les cas	PARATHORMONE 5 CH 2 granules 3 fois par jour
L'enfant est déminéralisé	SILICEA 5 CH 2 granules 3 fois par jour *ou* SELS DE SCHUESSLER 6 DH 2 comprimés 3 fois par jour *associé à* EQUISETUM ARVENSE teinture mère 20 gouttes 3 fois par jour
L'enfant est longiligne	CALCAREA PHOSPHORICA 5 CH 2 granules 3 fois par jour
L'enfant est asymétrique	CALCAREA FLUORICA 5 CH 2 granules 3 fois par jour

Conseils :
Le rachitisme peut être dû à une carence en vitamine D, causée par un manque d'exposition aux rayons du soleil. Mieux vaut faire établir un diagnostic précis par un médecin, les conséquences du rachitisme pouvant être très graves.

RAIDEUR DU COU, TORTICOLIS

Vous avez fait un faux mouvement ou vous êtes resté exposé à un courant d'air. Tout d'un coup, souvent le matin au réveil, vous vous rendez compte que vous n'arrivez plus à tourner la tête. Les muscles de votre cou sont contractés et très douloureux.

Indications	Traitement
C'est un torticolis	LACHNANTES TINCTORIA 5 CH 2 granules 3 fois par jour
C'est une douleur cervicale	ACTAEA RACEMOSA 5 CH 2 granules 3 fois par jour
La raideur est due à un traumatisme ou à un choc	*Ajoutez aux remèdes précédents* ARNICA MONTANA 9 CH 2 granules 3 fois par jour
Il s'agit d'une douleur musculaire avec raideurs, accompagnée d'anxiété	STRYCHNINUM ARSENICOSUM 9 CH 2 granules 3 fois par jour

Conseils :
Faites-vous masser doucement les trapèzes des deux mains, en remontant vers les cervicales et maintenez votre cou au chaud grâce à une écharpe. Tentez de ne pas vous contracter davantage pour que la douleur ne s'étende pas au dos. Si vous avez trop mal, vous pouvez immobiliser votre tête grâce à une minerve.

REFLUX ACIDES, RÉGURGITATIONS

Un peu après le repas, vous souffrez de remontées acides dans l'œsophage. Vous éprouvez des brûlures, parfois jusque dans la gorge.

Indications	Traitement
Vous avez des remontées acides parce que vous avez mangé trop vite et vous êtes ballonné	ARGENTUM NITRICUM 5 CH 2 granules 3 fois par jour
Vous avez des remontées acides parce que vous avez abusé de l'alcool	SULFURICUM ACIDUM 5 CH 2 granules 3 fois par jour
Vous souffrez d'acidité sur tout le trajet digestif, de la bouche à l'anus, avec parfois des petites irritations et des saignements	IRIS VERSICOLOR 5 CH 2 granules 3 fois par jour

Vous rotez, vous vous sentez oppressé au niveau du thorax	ASA FOETIDA 5 CH 2 granules 3 fois par jour
Vous avez des reflux gastro-œsophagiens	ROBINIA 5 CH 2 granules 3 fois par jour

Voir aussi : Aérophagie – Ballonnements, page 48.

Conseils :
Pas d'inquiétude si les remontées acides sont occasionnelles, par exemple après un repas trop riche.
Si elles deviennent chroniques, commencez par éviter les vêtements trop serrés qui compriment le ventre et l'estomac. Mangez léger, surtout le soir, et attendez que la digestion soit nettement entamée avant de vous coucher.
Si elles sont importantes, n'hésitez pas à consulter : il s'agit peut-être d'une hernie hiatale.

■ RÈGLES (TROUBLES DES)

Quelques jours avant les règles, vous devenez irritable et vous dormez moins bien, vos seins sont tendus et douloureux, vous avez mal au ventre et à la tête. Tous ces symptômes disparaissent à l'arrivée des règles : vous souffrez du syndrome prémenstruel. Au début des règles, vous pouvez aussi ressentir de violents maux de ventre avec des spasmes.

Indications	Traitement
Règles abondantes	
Dans tous les cas	MELILOTUS 5 CH 2 granules 3 fois par jour
Vous êtes fatiguée	CHINA RUBRA 5 CH 2 granules 3 fois par jour
Vous ne supportez rien qui vous serre (ceinture, montre, etc..) et vous vous sentez mieux quand vos règles arrivent	LACHESIS 9 CH 2 granules 3 fois par jour
Vos règles sont rouges et très abondantes	PHOSPHORUS 9 CH 1 dose au moment des troubles
Le sang est très rouge	SABINA 5 CH 2 granules 3 fois par jour

Le sang est noir et vous ressentez une pesanteur au niveau du bassin	SEPIA 5 CH 2 granules 3 fois par jour
Le sang est noir et forme des caillots	SECALE CORNUTUM 5 CH 2 granules 3 fois par jour *ou* USTILAGO 5 CH 2 granules 3 fois par jour
Arrêt des règles	
Les règles s'arrêtent après un accident ou un choc physique	ARNICA MONTANA 9 CH 2 granules 3 fois par jour
Les règles s'arrêtent du fait d'une angoisse avant un événement redouté	GELSEMIUM 9 CH 2 granules 3 fois par jour
Les règles s'arrêtent du fait d'un dérèglement des fonctions endocriniennes, avec obésité et ralentissement général	BARYTA CARBONICA 9 CH 2 granules 3 fois par jour
Les règles s'arrêtent après un choc psychique	STAPHYSAGRIA 9 CH 2 granules 3 fois par jour
L'arrêt des règles est accompagné de spasmes et la douleur est soulagée quand vous êtes pliée en deux	COLOCYNTHIS 5 CH 2 granules 3 fois par jour
Les règles s'arrêtent ou sont en retard, vous êtes frileuse, souffrez d'une légère anémie et avez de l'eczéma	GRAPHITES 5 CH 2 granules 3 fois par jour
Règles douloureuses et tension des seins	
Vous avez des spasmes, soulagés quand vous êtes pliée en deux	MAGNESIA PHOSPHORICA 5 CH 2 granules 3 fois par jour *associé ou non à* COLOCYNTHIS 5 CH 2 granules 3 fois par jour
Les douleurs sont plus fortes dès que les règles arrivent, vos seins sont douloureux et vous vous sentez énervée	FOLLICULINUM 9 CH 1 dose le 14e jour du cycle 1 dose le 21e jour du cycle
Vos seins sont douloureux avant les règles	LAC CANINUM 5 CH 2 granules 3 fois par jour

Vos seins sont douloureux avant et pendant les règles	PHYTOLACCA 5 CH 2 granules 3 fois par jour
Vos seins sont douloureux pendant les règles (surtout le gauche) avec des maux de tête du côté droit	ACTAEA RACEMOSA 5 CH 2 granules 3 fois par jour
Vos seins sont douloureux pendant les règles (surtout le gauche) avec des maux de tête du côté gauche	LACHESIS 5 CH 2 granules 3 fois par jour
Vous faites de la rétention d'eau avant les règles	NATRUM SULFURICUM 5 CH 2 granules 3 fois par jour
Vous prenez du poids avant les règles, vous « gonflez » et tout rentre dans l'ordre quand les règles arrivent	BOVISTA 5 CH 2 granules 3 fois par jour
Vous n'avez pas de relations sexuelles	CONIUM MACULATUM 9 CH 2 granules 3 fois par jour
Règles irrégulières	
Dans tous les cas	FOLLICULINUM 9 CH 1 dose le 14e jour du cycle 1 dose le 21e jour du cycle
Les règles sont longues à venir et elles durent longtemps, vous êtes timide et avez des pertes non irritantes entre les règles	PULSATILLA 5 CH 2 granules 3 fois par jour
Vous vous sentez lente et lourde	BARYTA CARBONICA 5 CH 2 granules 3 fois par jour

Conseils :
À l'arrivée des règles, si elles sont douloureuses, limitez vos mouvements et placez une bouillotte chaude sur le ventre.

■ RÉGURGITATIONS

Voir : Reflux acide, page 186.

■ RELÂCHEMENT DES VEINES

Voir : Circulation, page 86.

RETARD DE CROISSANCE

Voir : Rachitisme, page 185.

RETARD SCOLAIRE

Votre enfant ne « suit » pas ou plus en classe. Ses notes sont catastrophiques, il redouble…

Indications	Traitement
L'enfant est ponctuellement angoissé et inhibé	GELSEMIUM 9 CH 2 granules 3 fois par jour
L'enfant est angoissé et inhibé de façon chronique, il est lent et mou	BARYTA CARBONICA 9 CH 2 granules 3 fois par jour
L'enfant est agité et hyperactif, il veut tout terminer avant d'avoir commencé	ARGENTUM NITRICUM 9 CH 2 granules 3 fois par jour
L'enfant est très agité surtout la nuit et il a des problèmes de mémoire	MERCURIUS SOLUBILIS 9 CH 2 granules 3 fois par jour
L'enfant est agité, très vite fatigué. Il a tendance à perdre la mémoire et ses cheveux	PHOSPHORICUM ACIDUM 9 CH 2 granules 3 fois par jour
L'enfant fait un bon premier trimestre, mais s'essouffle dès le deuxième. Il a tendance à tout bien démarrer mais se fatigue vite	KALIUM PHOSPHORICUM 9 CH 2 granules 3 fois par jour
L'enfant a l'impression d'être « écrasé » par un père ou un maître autoritaire et cela le rend vulnérable ou moins compétitif à l'école	STAPHYSAGRIA 9 CH 2 granules 3 fois par jour

Conseils :

Les mauvais résultats scolaires peuvent être un moyen d'expression pour l'enfant, surtout s'il était auparavant bon élève. Parlez avec lui, vérifiez qu'il est bien intégré dans sa classe, qu'il apprécie ses professeurs et son école. Au besoin, faites-vous aider d'un médecin.

RÉTENTION D'EAU

Tendance à mal éliminer l'eau qui s'accumule en différents points du corps, du visage aux chevilles. Vous êtes gonflé et bouffi.

Indications	Traitement
Vous souffrez de rétention d'eau générale	NATRUM SULFURICUM 5 CH 2 granules 3 fois par jour
Vous souffrez de rétention d'eau dans le bas du corps	THUYA OCCIDENTALIS 5 CH 2 granules 3 fois par jour
Vous souffrez de rétention d'eau très localisée sur un point de votre corps (par exemple : sous les paupières)	APIS MELLIFICA 5 CH 2 granules 3 fois par jour
Vous souffrez de rétention d'eau au niveau de l'angle interne des paupières	KALIUM CARBONICUM 5 CH 2 granules 3 fois par jour

Conseils :
Paradoxalement, il vous faut boire beaucoup : cela accélère les éliminations. Dans le même temps, limitez votre consommation de sel ou d'aliments salés.

RHINITE

Voir : Coryza, page 92 et Nez bouché, page 171.

RHINO-PHARYNGITE

Voir : Coryza, page 92 et Toux, page 205.

RHUME

Voir : Coryza, page 92.

RONFLEMENTS

Voir : Sommeil (troubles du), page 198.

ROTS

Voir : Aérophagie, page 48.

ROUGEURS DIFFUSES (SUR LE VISAGE)

Couperose, acné rosacée, rougeurs diffuses, rougissements : vos joues sont empourprées à la moindre émotion ou en permanence.

Indications	Traitement
Vous avez de l'acné rosacée	HAMAMELIS 5 CH 2 granules 3 fois par jour *associé à* LACHESIS 5 CH 2 granules 3 fois par jour
Vos pommettes sont rouges ou rosées et vous rougissez facilement à la moindre émotion	PULSATILLA 5 CH 2 granules 3 fois par jour
Votre visage est violacé et vous ne supportez rien autour du cou	LACHESIS 5 CH 2 granules 3 fois par jour
Tous les orifices du visage sont rouges (lèvres, oreilles...) et vous avez toujours chaud	SULFUR 5 CH 2 granules 3 fois par jour
Tout votre visage est rouge et chaud et il transpire	BELLADONA 5 CH 2 granules 3 fois par jour
Vous avez les tempes battantes	GLONOÏNUM 5 CH 2 granules 3 fois par jour

Conseils :
Évitez de fragiliser votre visage avec des savons ou des crèmes trop agressifs : choisissez une gamme de produits de soin adaptée, hypoallergénique et qui respecte votre peau. Faites vérifier votre tension.

ROUGEOLE ET RUBÉOLE

Maladies infantiles épidémiques, virales. Votre enfant a de la fièvre, des éruptions de plaques rouges et il est très contagieux.
Ces pathologies sont relativement bénignes, mais il faut absolument éviter de transmettre la rubéole à une femme enceinte : les risques de malformations du bébé sont très élevés pendant les trois premiers mois de la grossesse.

Indications	Traitement
Avant la maladie	
En cas de vaccination ou en prévention quand l'épidémie se déclare	MORBILLINUM 9 CH 1 dose 3 jours de suite

Après la vaccination	THUYA OCCIDENTALIS 5 CH 2 granules 3 fois par jour *associé à* ISOTHÉRAPIQUE du vaccin ROR 5 CH *puis* ISOTHÉRAPIQUE du vaccin ROR 7 CH 2 granules 3 fois par jour
Pendant la maladie	
Le malade a de la température, il est rouge, hypersensible à la lumière et au bruit, il a très soif	BELLADONA 5 CH 2 granules 3 fois par jour
Le malade est très abattu par la fièvre, mais il n'a pas soif	GELSEMIUM 5 CH 2 granules 3 fois par jour
Le nez et les yeux coulent et sont irrités	EUPHRASIA 5 CH 2 granules 3 fois par jour
Les ailes du nez sont rouges	ALLIUM CEPA 5 CH 2 granules 3 fois par jour
Après la maladie	
À la fin de la maladie	SULFUR IODATUM 9 CH 1 dose

Conseils :
Malgré ma réticence générale à l'encontre des vaccins, je le conseille dans le cas de la rubéole chez les petites filles, ses conséquences pouvant être trop graves. Quand la maladie est déclarée, gardez votre enfant à la maison, prévenez l'école si vous êtes le premier cas, et souvenez-vous que les antibiotiques n'agissent pas sur les virus.

■ SAIGNEMENT DES GENCIVES

Au contact des aliments ou au brossage des dents, vos gencives saignent.

Indications	Traitement
Vos gencives saignent quand vous vous lavez les dents ou quand vous mâchez un aliment dur	CHINA RUBRA 5 CH 2 granules 3 fois par jour *associé à* PHOSPHORUS 5 CH 2 granules 3 fois par jour

Il y a de petites ulcérations sur les gencives, votre langue est blanche et vous avez mauvaise haleine	MERCURIUS CORROSIVUS 5 CH 2 granules 3 fois par jour
Il y a de petites fissurations sur les gencives	NITRICUM ACIDUM 5 CH 2 granules 3 fois par jour
Vos gencives saignent et vos dents sont très fragiles et noires	KREOSUTUM 5 CH 2 granules 3 fois par jour
Vous avez de plus des douleurs osseuses	AURUM METALLICUM 5 CH 2 granules 3 fois par jour

Conseils :
Nettoyez votre bouche plusieurs fois dans la journée à l'aide d'un mélange composé de PHYTOLACCA et de CALENDULA en teintures mères, à raison de 20 gouttes de chaque dans un verre d'eau.

■ SAIGNEMENT DU NEZ

Hémorragie nasale, souvent consécutive à un choc reçu sur le nez ou après s'être mouché violemment.

Indications	Traitement
Dans tous les cas	PHOSPHORUS 9 CH 1 dose dès que le nez commence à saigner *associé à* CHINA RUBRA 5 CH 2 granules 3 fois par jour *et à* MELILOTUS 5 CH 2 granules 3 fois par jour
Le sang est très rouge	MILLEFOLIUM 5 CH 2 granules 3 fois par jour
Votre nez saigne parce que des croûtes se sont formées à l'intérieur	KALIUM BICHROMICUM 5 CH 2 granules 3 fois par jour
Votre nez saigne quand vous avez bu de l'alcool	LACHESIS 5 CH 2 granules 3 fois par jour

Conseils :
Il ne faut jamais arrêter le saignement du nez d'un hypertendu. Il ne faut pas non plus rejeter la tête en arrière.

SCIATIQUE

Douleur intense irradiant le long du nerf sciatique, de la colonne vertébrale vers les jambes.

Indications	Traitement
La sciatique est due à un effort	ARNICA MONTANA 9 CH 2 granules 3 fois par jour
Vous avez moins mal quand vous êtes assis	GNAPHALIUM 5 CH 2 granules 3 fois par jour
Vous avez moins mal quand vous êtes allongé et appuyé du côté douloureux	BRYONIA 5 CH 2 granules 3 fois par jour
Vous avez moins mal quand vous vous étirez	DIOSCOREA VILLOSA 5 CH 2 granules 3 fois par jour
Vous avez moins mal quand vous êtes plié en deux, mais plus quand vous êtes en colère	COLOCYNTHIS 5 CH 2 granules 3 fois par jour
Vos douleurs irradient des lombaires vers les jambes	KALMIA LATIFOLIA 5 CH 2 granules 3 fois par jour
Vous avez une sciatique droite (surtout si vous avez des problèmes de foie)	LYCOPODIUM 5 CH 2 granules 3 fois par jour
Vous avez une sciatique gauche (surtout si vous avez des problèmes de circulation)	LACHESIS 5 CH 2 granules 3 fois par jour

Conseils :
Restez au repos et consultez un ostéopathe qui pourra remettre les choses en place.

SCOLIOSE

Incurvation latérale anormale de la colonne vertébrale qui donne un aspect un peu « de guingois ».

Indications	Traitement
Dans tous les cas	CALCAREA FLUORICA 9 CH 1 dose par semaine

Vous avez des douleurs osseuses	LUESINUM 5 CH 2 granules 3 fois par jour *associé à* AURUM MURIATICUM 5 CH 2 granules 3 fois par jour

Conseils :
L'homéopathie ne redressera pas votre colonne vertébrale… mais elle peut vous aider à éviter quelques douleurs et à renforcer votre état général. Pour le reste, faites de la natation, un peu de rééducation et mettez-vous entre les mains d'un ostéopathe.

■ SÉCHERESSE DES YEUX

Absence ou faible quantité de liquide lacrymal (alors qu'il s'en forme naturellement en permanence). Vos yeux sont douloureux, ils tirent.

Indications	Traitement
Vous avez soif de grandes quantités d'eau	BRYONIA 5 CH 2 granules 3 fois par jour
Votre peau aussi est sèche	ALUMINA 5 CH 2 granules 3 fois par jour
Toutes vos muqueuses sont sèches	NATRUM MURIATICUM 5 CH 2 granules 3 fois par jour

Conseils :
Des larmes artificielles, vendues en pharmacie, peuvent vous apporter un soulagement passager.

■ SÉCHERESSE VAGINALE

À cause d'une baisse de la sécrétion vaginale, vous éprouvez des démangeaisons, des brûlures et une sensibilité accrue au niveau du vagin.

Indications	Traitement
Vous éprouvez des douleurs et des brûlures soulagées par la chaleur	ARSENICUM ALBUM 5 CH 2 granules 3 fois par jour
Toutes vos muqueuses sont sèches	NATRUM MURIATICUM 5 CH 2 granules 3 fois par jour
Votre peau est sèche	ALUMINA 5 CH 2 granules 3 fois par jour

Conseils :
Un médecin peut vous prescrire des ovules pour rétablir la flore vaginale ; il pourra aussi vérifier qu'il n'y a pas de pathologie comme une mycose ou un eczéma sec.

■ SENSIBILITÉ DES YEUX À LA LUMIÈRE

Voir : Hypersensibilité, page 146.

■ SENSIBILITÉ DES DENTS AU CHAUD OU AU FROID

Réaction de vive douleur éprouvée lorsque les dents sont en contact avec du chaud (une boisson) ou du froid (une glace).

Indications	Traitement
Dans tous les cas	HYPERICUM PERFORATUM 5 CH 2 granules 3 fois par jour
Les dents sont sensibles au froid et au chaud	MERCURIUS SOLUBILIS 5 CH 2 granules 3 fois par jour
Les dents sont sensibles au froid	NUX VOMICA 5 CH 2 granules 3 fois par jour
Les dents sont sensibles au froid et apprécient le chaud	ARSENICUM ALBUM 5 CH 2 granules 3 fois par jour
Les dents sont sensibles au chaud et apprécient le froid	APIS MELLIFICA 5 CH 2 granules 3 fois par jour
Les dents sont fragiles et ont tendance à s'effriter	KREOSOTUM 5 CH 2 granules 3 fois par jour

Conseils :
Consultez votre dentiste : une hypersensibilité des dents peut aussi être liée à une infection (abcès, carie, etc.)

■ SINUSITE

Infection des sinus, situés dans les os du front. Votre nez peut couler, vous avez mal à la tête, vous êtes fiévreux.

Indications	Traitement
Vous avez mal et chaud, avec une légère température et vous avez la bouche sèche	BELLADONA 5 CH 2 granules 3 fois par jour
Vous avez des douleurs osseuses	AURUM METALLICUM 5 CH 2 granules 3 fois par jour

Vous avez comme une barre sur le front	CINNABARIS 5 CH 2 granules 3 fois par jour
Vous avez une sinusite frontale, avec le nez bouché, une toux sèche et sifflante	STICTA PULMONARIA 5 CH 2 granules 3 fois par jour
Pour accélérer les éliminations	HEPAR SULFUR 5 CH 2 granules 3 fois par jour *associé à* PYROGENIUM 9 CH 2 granules 3 fois par jour
Vous souffrez régulièrement de sinusite	SILICEA 5 CH 2 granules 3 fois par jour *associé à* PYROGENIUM 9 CH 2 granules 3 fois par jour
Vous avez mal à un endroit précis et la douleur n'irradie pas	KALIUM BICHROMICUM 5 CH 2 granules 3 fois par jour

Conseils :
La sinusite est parfois longue à guérir : patientez en appliquant des compresses chaudes sur les zones douloureuses. Un ORL pourra vous prescrire une radio des sinus afin d'en vérifier l'état.

■ SOMMEIL (TROUBLES DU)

Sommeil perturbé. Vous dormez mal, vous ne dormez plus. Vous avez du mal à vous endormir, vous vous réveillez aux aurores, vous faites des cauchemars.

Indications	Traitement
Cauchemars	
Votre sommeil est agité, avec des cauchemars violents	STRAMONIUM 9 CH 2 granules au coucher
Vous rêvez de mort	LACHESIS 9 CH 2 granules au coucher
Vous êtes anxieux la nuit et vous croyez que vous allez mourir, spécialement entre 1 h et 3 h du matin	ARSENICUM ALBUM 9 CH 2 granules au coucher
Vous rêvez de voleurs	NATRUM MURIATICUM 9 CH 2 granules au coucher

Vous faites des cauchemars après un accident ou un choc	ARNICA MONTANA 15 CH 2 granules 3 fois par jour
Votre sommeil est agité, vous rêvez de mouvements, de déménagement	RHUS TOXICODENDRON 9 CH 2 granules au coucher
Difficulté pour s'endormir	
Vous ne trouvez pas le sommeil après avoir appris une bonne nouvelle	COFFEA CRUDA 9 CH 2 granules au coucher
Vous ne trouvez pas le sommeil après avoir fait un effort ou du sport	ARNICA MONTANA 9 CH 2 granules au coucher
Vous ne trouvez pas le sommeil à cause d'une maladie provoquant des douleurs osseuses (comme la grippe)	EUPATORIUM PERFOLIATUM 9 CH 2 granules au coucher
Vous ne trouvez pas le sommeil à cause du décalage horaire	MELATONINUM 7 CH 2 granules au coucher
Insomnie	
Vous êtes très éveillé la nuit mais endormi dans la journée, ou bien après une opération chirurgicale	OPIUM 9 CH 2 granules 3 fois par jour
Le trac avant un examen ou un événement redouté vous empêche de dormir	GELSEMIUM 9 CH 2 granules au coucher
Vous êtes trop agité pour dormir	ARGENTUM NITRICUM 9 CH 2 granules 3 fois par jour
Vous ne dormez pas de la nuit	LUESINUM 9 CH 2 granules 3 fois par jour
Vous vous réveillez à minuit sans pouvoir vous rendormir	ACONITUM NAPELLUS 9 CH 2 granules au coucher
Vous vous réveillez entre 1 h et 3 h, agité et anxieux	ARSENICUM ALBUM 9 CH 2 granules au coucher
Vous vous réveillez entre 2 h et 4 h, fatigué	KALIUM CARBONICUM 9 CH 2 granules au coucher
Vous êtes réveillé vers 6 h du matin par une diarrhée impérieuse	SULFUR 9 CH 2 granules au coucher

Les soucis de la journée vous empêchent de dormir	NUX VOMICA 9 CH 2 granules 3 fois par jour
Une excitation nerveuse fait fuir le sommeil et vous laisse effondré	AMBRA GRISEA 9 CH 2 granules 3 fois par jour
Des idées fixes vous empêchent de dormir	THUYA OCCIDENTALIS 9 CH 2 granules 3 fois par jour
Une fièvre vous empêche de dormir	BELLADONA 9 CH 2 granules 3 fois par jour
Ronflements	
Vous êtes stressé et votre nez est bouché la nuit	NUX VOMICA 5 CH 2 granules 3 fois par jour
Vous ronflez parce que votre nez est bouché	SAMBUCUS NIGRA 5 CH 2 granules 3 fois par jour
Vous êtes hépatique, vous avez une sensation d'obstruction du nez et vos muqueuses nasales sont sèches	LYCOPODIUM 5 CH 2 granules entre 16 h et 20 h 2 granules au coucher

Conseils :
Pour mieux dormir, oubliez le café et les excitants après 15 h, préférez une tisane et quelques mouvements de relaxation avant le coucher. Manger moins le soir prévient les ronflements.

■ SPASMES

Contraction involontaire des muscles, les rendant douloureux.

Indications	Traitement
Il s'agit de spasmes abdominaux, soulagés quand vous êtes plié en deux	MAGNESIA PHOSPHORICA 5 CH 2 granules 3 fois par jour
Les spasmes sont dus à l'indignation	COLOCYNTHIS 5 CH 2 granules 3 fois par jour
Les spasmes sont dus à une non-expression de la personnalité	STAPHYSAGRIA 9 CH 2 granules 3 fois par jour
Les spasmes touchent une femme, particulièrement lors d'un voyage	PLATINA 5 CH 2 granules 3 fois par jour

Les spasmes sont accompagnés de crampes	CUPRUM METALLICUM 5 CH 2 granules 3 fois par jour
Les spasmes touchent la paupière et sont accompagnés de tics nerveux	AGARICUS MUSCARIUS 5 CH 2 granules 3 fois par jour
Vous ressentez des spasmes dans la poitrine, accompagnés de douleurs thoraciques et d'une aérophagie importante	ASA FOETIDA 5 CH 2 granules 3 fois par jour
Les spasmes sont accompagnés de convulsions, voire d'épilepsie	CICUTA VIROSA 5 CH 2 granules 3 fois par jour

Conseils :
Le magnésium aide à combattre les spasmes : à vous les bananes, les pruneaux et les abricots, les lentilles, les épinards, et… le chocolat !

■ SPASMOPHILIE

Ensemble de troubles dus à une hypersensibilité neuromusculaire, aux manifestations soudaines : contractures des pieds et des mains, spasmes des paupières et même parfois crises de tétanie.

Indications	Traitement
Vos paupières sont secouées de spasmes	CUPRUM METALLICUM 5 CH 2 granules 3 fois par jour *associé à* MAGNESIA PHOSPHORICA 5 CH 2 granules 3 fois par jour
Vous avez une crise de spasmophilie	IGNATIA AMARA 9 CH 2 granules 3 fois par jour *associé à* MAGNESIA PHOSPHORICA 5 CH 2 granules 3 fois par jour *et à* CUPRUM METALLICUM 5 CH 2 granules 3 fois par jour
La spasmophilie s'accompagne d'anxiété	STRYCHNINUM ARSENICOSUM 5 CH 2 granules 3 fois par jour

La spasmophilie s'accompagne de tétanie, de fatigue et de faiblesse physique	CALCAREA CARBONICA 5 CH 2 granules 3 fois par jour

Conseils :
Les causes de la spasmophilie sont encore assez mal identifiées, mais la piste psychique n'est pas à négliger. Les crises apparaissent souvent lors d'un excès de stress. En attendant l'aide d'un médecin, adoptez un rythme de vie sain et octroyez-vous suffisamment de sommeil.

STRESS

Voir : Nervosité, page 170.

SURMENAGE

Voir : Fatigue, page 123.

SYNDROME PRÉMENSTRUEL

Voir : Règles (troubles des), page 187.

TABAGISME

Vous avez fumé votre première cigarette pour voir… ou pour faire comme les copains. Plusieurs années plus tard, vous êtes accro, conscient des dangers du tabac pour votre santé, mais incapable d'arrêter. C'est le moment !

Indications	Traitement
Vous fumez toujours les mêmes cigarettes	ISOTHÉRAPIQUE de votre cigarette 5 CH 2 granules 3 fois par jour et à chaque envie de fumer *puis, à la fin du tube de granules* ISOTHÉRAPIQUE de votre cigarette 7 CH 2 granules 3 fois par jour et à chaque envie de fumer *puis, à la fin du tube de granules* ISOTHÉRAPIQUE de votre cigarette 9 CH 2 granules 3 fois par jour et à chaque envie de fumer

	puis, à la fin du tube de granules ISOTHÉRAPIQUE de votre cigarette 15 CH 1 dose par semaine et 2 granules à chaque envie de fumer
Dans tous les cas, pour aider à se désaccoutumer du tabac	NUX VOMICA 5 CH 2 granules 3 fois par jour
Votre tabagisme vous fait tousser	TABACUM 5 CH 2 granules 3 fois par jour *associé à* LOBELIA INFLATA 5 CH 2 granules 3 fois par jour
Quand vous arrêtez de fumer, vous grignotez sans arrêt et vous avez peur de prendre du poids	ANTIMONIUM CRUDUM 5 CH 2 granules 3 fois par jour
Quand vous arrêtez de fumer, vous grignotez sans arrêt et vous devenez agressif	ANACARDIUM ORIENTALIS 5 CH 2 granules 3 fois par jour
Quand vous arrêtez de fumer, vous ressentez comme une boule dans la gorge, des maux de tête, une légère angoisse et vous grignotez	IGNATIA AMARA 9 CH 2 granules 3 fois par jour

Conseils :
Il vous faudra de la volonté, mais le jeu en vaut la chandelle. Si vous n'arrêtez pas pour vous, faites-le pour les autres : votre entourage et vos enfants « profitent » de tous les méfaits liés à l'inhalation de la fumée de cigarette. Vous pouvez aussi faire appel à l'acupuncture : associée à l'homéopathie, elle obtient de bons résultats.

■ TACHES SUR LA PEAU

Disgracieuses et plus ou moins étendues, celles qui gênent le plus sont souvent localisées sur le visage.

Indications	Traitement
Les taches sont localisées sur le visage et légèrement noirâtres	SEPIA 5 CH 2 granules 3 fois par jour
Les taches sont rouges et semblables à des ecchymoses	LACHESIS 5 CH 2 granules 3 fois par jour

Les taches sont dues à un problème de foie	SULFURICUM ACIDUM 5 CH 2 granules 3 fois par jour *ou* LUESINUM 5 CH 2 granules 3 fois par jour
Dans tous les cas et surtout si les taches sont épaisses, comme de petites excroissances	THUYA OCCIDENTALIS 5 CH 2 granules 3 fois par jour
Les taches sont jaunes	CHELIDONIUM MAJUS 5 CH 2 granules 3 fois par jour

Conseils :
Si le médecin ne peut plus rien pour vous, l'esthéticienne proposera peut-être une solution. Demandez-lui conseil : il existe maintenant des produits de maquillage adaptés à tous les cas.

■ TENDINITE

Voir : Douleurs – Tendon, page 112.

■ TICS

Spasmes involontaires et répétés des muscles. Les tics désignent principalement ceux qui touchent le visage.

Indications	Traitement
Les tics sont dus à des vers	CINA 5 CH 2 granules 3 fois par jour
Les tics sont dus à un stress ou une agitation	NUX VOMICA 5 CH 2 granules 3 fois par jour
Ce sont des tics du visage	AGARICUS MUSCARIUS 5 CH 2 granules 3 fois par jour
Les tics sont accompagnés de spasmes de la paupière supérieure	CUPRUM METALLICUM 5 CH 2 granules 3 fois par jour
Les tics sont accompagnés de spasmes de la bouche	IGNATIA AMARA 9 CH 2 granules 3 fois par jour

Conseils :
Votre remède de fond peut être d'un grand secours. Consultez un médecin homéopathe qui vous aidera à le déterminer.

TORTICOLIS

Voir : Raideur du cou, page 186.

TOUX, TRACHÉITE

Douleurs ou manifestations localisées vers la trachée. Vous avez mal à la gorge, votre larynx est irrité, vos bronches sont encombrées, vous voulez les dégager, vous toussez.

Indications	Traitement
Toux sèche	
Vous toussez moins quand vous êtes allongé et vous avez très soif	BRYONIA 5 CH 2 granules 3 fois par jour
Vous toussez dès que vous êtes allongé	HYOSCYAMUS NIGER 5 CH 2 granules 3 fois par jour
Votre toux se déclenche dès que vous êtes allongé et s'accompagne d'une rhinite avec des écoulements irritants	ARALIA RACEMOSA 5 CH 2 granules 3 fois par jour
Vous toussez la nuit mais cela ne vous réveille pas	CHAMOMILLA 5 CH 2 granules 3 fois par jour
Vos quintes de toux surviennent pendant la nuit	DROSERA 5 CH 2 granules 3 fois par jour
Votre toux est sèche et irritante	COCCUS CACTI 5 CH 2 granules 3 fois par jour
Votre gorge est sèche et douloureuse, la glotte démange, surtout au contact de l'air froid	RUMEX CRISPUS 5 CH 2 granules 3 fois par jour
Votre toux est sifflante et sèche, vous éternuez, votre nez est bouché	STICTA PULMONARIA 5 CH 2 granules 3 fois par jour
Vous toussez davantage quand vous passez du froid au chaud	BROMUM 5 CH 2 granules 3 fois par jour
Vous avez une toux allergique	POUMON HISTAMINE 5 CH 2 granules 3 fois par jour
Vous avez une toux comme les asthmatiques	ETHYL SULFUR DICHLORATUM 5 CH 2 granules 3 fois par jour

Votre toux s'accompagne de difficultés à respirer et d'une légère anémie	FERRUM PHOSPHORICUM 5 CH 2 granules 3 fois par jour
Votre toux, rebelle, ressemble à celle de la coqueluche	PERTUSSINUM 5 CH 2 granules 3 fois par jour
Vous toussez davantage à minuit, avec une légère anxiété (surtout quand la toux est déclenchée par un coup de froid sec)	ACONITUM NAPELLUS 5 CH 2 granules 3 fois par jour
Vous toussez davantage allongé et entre 1 h et 3 h du matin, avec une légère anxiété	ARSENICUM ALBUM 5 CH 2 granules 3 fois par jour
Votre toux produit un bruit caverneux	SPONGIA TOSTA 5 CH 2 granules 3 fois par jour
Votre toux provoque des vomissements	IPECA 5 CH 2 granules 3 fois par jour
Vous devenez tout rouge à cause d'une quinte de toux (surtout chez les enfants)	CORALLIUM RUBRUM 5 CH 2 granules 3 fois par jour
Toux grasse	
Vous vous sentez mieux après avoir expectoré	ANTIMONIUM TARTARICUM 5 CH 2 granules 3 fois par jour
Votre toux provoque des vomissements	IPECA 5 CH 2 granules 3 fois par jour
Vous souffrez de quintes de toux spasmodique et allergique, comme les asthmatiques	BLATTA ORIENTALIS 5 CH 2 granules 3 fois par jour *associé à* BADIAGA 5 CH 2 granules 3 fois par jour
La toux gêne l'inspiration	AMMONIUM CARBONICUM 5 CH 2 granules 3 fois par jour
Vous toussez surtout entre 2 h et 4 h du matin et vous éprouvez une grande faiblesse	KALIUM CARBONICUM 5 CH 2 granules 3 fois par jour
Vous fumez	TABACUM 5 CH 2 granules 3 fois par jour *associé à* LOBELIA INFLATA 5 CH 2 granules 3 fois par jour

Voir aussi : Un complexe antitussif (Voir : Complexes, page 272).

Conseils :
Ne cherchez pas à stopper brusquement la toux avec un sirop allopathique. Elle peut être pénible, mais c'est un « bon » symptôme, la preuve que vous éliminez tout un tas de microbes et d'éléments qui seront mieux à l'extérieur qu'à l'intérieur de votre corps.

TRAC

Voir : Angoisse, page 58 et Peur, page 180.

TRACHÉITE

Voir : Toux, page 205.

TRANSPIRATION EXCESSIVE

Élimination par les pores de la peau. Vous pouvez transpirer des pieds, des mains, du front, de tout le corps et bien sûr, sous les aisselles. La transpiration est surtout gênante quand elle est excessive et malodorante.

Indications	Traitement
Vous êtes bien portant et vous transpirez beaucoup de la tête et du front	CALCAREA CARBONICA 5 CH 2 granules 3 fois par jour
Vous êtes maigre, vous avez toujours froid et vous transpirez surtout des pieds	SILICEA 5 CH 2 granules 3 fois par jour
Vous avez toujours chaud et vous transpirez de tout le corps	SULFUR 5 CH 2 granules 3 fois par jour
Vous êtes rouge, vous avez très soif, vos pupilles sont dilatées	BELLADONA 5 CH 2 granules 3 fois par jour
Vous transpirez beaucoup et cela vous fatigue	CHINA RUBRA 5 CH 2 granules 3 fois par jour
Vous transpirez surtout la nuit, vous salivez beaucoup et vous ne supportez pas les températures extrêmes (chaudes ou froides)	MERCURIUS SOLUBILIS 5 CH 2 granules 3 fois par jour

Conseils :
Votre organisme a besoin d'éliminer. La transpiration est utile et souvent bénéfique. Ne cherchez pas à la bloquer complètement. Un bon déodorant et un peu de talc peuvent pallier bien des situations embarrassantes.

■ TRAUMATISMES

Voir : Coups – Chocs, page 94

■ TREMBLEMENTS

Voir : Parkinson, page 177.

■ TROUBLES DE LA MÉMOIRE

Voir : Mémoire (troubles de la), page 165.

■ TROUBLES DES RÈGLES

Voir : Règles (troubles des), page 187.

■ TROUBLES DU SOMMEIL

Voir : Sommeil (troubles du), page 198.

■ TROUBLES URINAIRES

Voir : Cystite, page 99.

■ TURISTA

Voir : Diarrhée, page 105.

■ ULCÈRE DE L'ESTOMAC, BRÛLURES DE L'ESTOMAC

L'ulcère est une lésion de la paroi de l'estomac. Vous souffrez d'aigreurs et de crampes stomacales (ou gastriques), signes évocateurs également d'une simple gastrite. Seul un examen médical et une fibroscopie sauront déterminer si vous souffrez d'un ulcère ou de « simples » brûlures d'estomac.

Indications	Traitement
Vous souffrez d'une hypersécrétion acide	MURIATICUM ACIDUM 5 CH 2 granules 3 fois par jour
Tout votre système digestif est acide et brûlant	IRIS VERSICOLOR 5 CH 2 granules 3 fois par jour
Vous travaillez trop, vous êtes hyperactif intellectuellement et vous ne faites pas assez d'exercice physique	NUX VOMICA 5 CH 2 granules 3 fois par jour
Vous êtes débordé par votre rythme de travail et vous souffrez davantage quand vous mangez du sucré	ARGENTUM NITRICUM 5 CH 2 granules 3 fois par jour
Vous souffrez moins quand vous posez une bouillotte chaude sur votre estomac	ARSENICUM ALBUM 5 CH 2 granules 3 fois par jour
Vous souffrez moins dès que vous mangez, mais vos douleurs reviennent 2 heures plus tard	ANACARDIUM ORIENTALIS 5 CH 2 granules 3 fois par jour
Votre douleur, très localisée, n'irradie pas	KALIUM BICHROMICUM 5 CH 2 granules 3 fois par jour
Vous êtes alcoolique	SULFURICUM ACIDUM 5 CH 2 granules 3 fois par jour *associé à* CAPSICUM 5 CH 2 granules 3 fois par jour
Vous avez des éructations acides	ROBINIA 5 CH 2 granules 3 fois par jour

Voir aussi : Aérophagie – Ballonnements, page 48.

Conseils :

Votre rythme de vie, votre hygiène alimentaire et votre stress portent une responsabilité importante dans ces symptômes. Évitez de prendre des médicaments allopathiques à jeun (sauf indication spécifique) : il n'y a rien de mieux pour attaquer les muqueuses gastriques !

ULCÈRE VARIQUEUX

Voir : Circulation, page 86.

URTICAIRE

Réaction épidermique survenant par crise. Votre peau arbore des petits boutons réunis en plaques rouges, qui gonflent et démangent intensément, comme dans le cas d'une piqûre d'orties.

Indications	Traitement
Dans tous les cas	URTICA URENS 5 CH 2 granules 3 fois par jour *associé à* DOLICHOS PRURENS 5 CH 2 granules 3 fois par jour
L'urticaire est provoquée par une allergie	HISTAMINUM 5 CH 2 granules 3 fois par jour
L'urticaire est déclenchée par une allergie alimentaire et vous vous sentez somnolent	PHENOBARBITALUM 5 CH 2 granules 3 fois par jour
L'urticaire est provoquée par des problèmes digestifs, vous êtes hépatique	LYCOPODIUM 5 CH 2 granules 3 fois par jour
L'urticaire provoque un œdème, soulagé par le frais	APIS MELLIFICA 5 CH 2 granules 3 fois par jour
L'urticaire est aggravée par la chaleur ou par l'eau et vous êtes congestif	SULFUR 5 CH 2 granules 3 fois par jour
L'urticaire est aggravée par la chaleur ou par l'eau et vous êtes frileux	PSORINUM 5 CH 2 granules 3 fois par jour
L'urticaire est aggravée en bord de mer	NATRUM MURIATICUM 5 CH 2 granules 3 fois par jour

Voir aussi : Allergies, page 51.

Conseils :
Non ! Ne grattez pas : ce sera encore pire après ! Tentez plutôt des bains d'eau vinaigrée pour calmer les démangeaisons.
Les origines de l'urticaire sont nombreuses : piqûres d'insectes, de méduses ou d'ortie, prise de certains médicaments, allergies à un

aliment (œuf, fraise, coquillage…) ou à toute autre substance, matière ou situation repérées comme allergènes. Si vous êtes sujet aux crises d'urticaire, pensez à faire fabriquer l'isothérapique de l'élément responsable (voir : ISOTHÉRAPIQUE, page 54).

■ VACCINATION

Injection d'une substance microbienne atténuée destinée à immuniser contre la maladie dont le microbe est responsable.

Indications	Traitement
Dans tous les cas, pour éviter les inconvénients de la vaccination	*La veille de la vaccination* THUYA OCCIDENTALIS 9 CH 1 dose *Puis pendant 3 jours* THUYA OCCIDENTALIS 5 CH 2 granules 3 fois par jour *associé à* ISOTHÉRAPIQUE du vaccin concerné 5 CH 2 granules 3 fois par jour
En cas de vaccination contre la poliomyélite	*Pendant 3 jours* THUYA OCCIDENTALIS 5 CH 2 granules 3 fois par jour *associé à* GELSEMIUM 5 CH 2 granules 3 fois par jour
En cas de vaccination contre la coqueluche	*Pendant 3 jours* THUYA OCCIDENTALIS 5 CH 2 granules 3 fois par jour *associé à* PERTUSSINUM 5 CH 2 granules 3 fois par jour
En cas de vaccination contre la rougeole	*Pendant 3 jours* THUYA OCCIDENTALIS 5 CH 2 granules 3 fois par jour *associé à* MORBILLINUM 5 CH 2 granules 3 fois par jour

En cas de vaccination contre le BCG	*La veille de la vaccination* THUYA OCCIDENTALIS 5 CH 2 granules 3 fois par jour *associé à* VAB 5 CH 2 granules 3 fois par jour
En cas de vaccination contre la variole	*Puis pendant 3 jours* THUYA OCCIDENTALIS 5 CH 2 granules 3 fois par jour *associé à* VACCINOTOXINUM 5 CH 2 granules 3 fois par jour
En cas de vaccination contre le tétanos	*Puis pendant 3 jours* THUYA OCCIDENTALIS 5 CH 2 granules 3 fois par jour *associé à* STRYCHNINUM ARSENICOSUM 5 CH 2 granules 3 fois par jour *ou* NUX VOMICA 5 CH 2 granules 3 fois par jour
Le lieu d'injection de la vaccination suppure et vous maigrissez	SILICEA 5 CH 2 granules 3 fois par jour
Votre enfant est fragilisé après une vaccination et développe des rhino-pharyngites à répétition	*Associez* AVIAIRE 5 CH 2 granules 3 fois par jour

Conseils :
La vaccination représente une agression pour notre organisme. Les vaccins ne sont pas dénués d'effets secondaires, mais quelques-uns protègent des maladies graves dont les conséquences sont terribles ou handicapantes. Certains sont obligatoires, d'autres pas. Pensez à l'homéopathie avant, vous pouvez ainsi limiter ses effets nocifs.

■ VARICELLE

Maladie infantile très contagieuse. L'enfant a de la fièvre et mal à la tête. Pendant une dizaine de jours, son corps se couvre de petites vésicules, remplies d'un liquide clair, qui sèchent ensuite en 48 heures.

Indications	Traitement
Dans tous les cas	VACCINOTOXINUM 9 CH 1 dose 3 jours de suite *associé à* RHUS TOXICODENDRON 5 CH 2 granules 3 fois par jour
Les vésicules renferment un liquide épais et un peu visqueux	VACCINOTOXINUM 9 CH 1 dose 3 jours de suite *associé à* MEZEREUM 5 CH 2 granules 3 fois par jour
En cas de forte température	BELLADONA 5 CH 2 granules 3 fois par jour

Conseils :
La varicelle est une maladie bénigne, mais ses vésicules démangent intensément. Évitez absolument que votre enfant se gratte, surtout au niveau du visage. Il risquerait de collectionner ces fameuses cicatrices en forme de petits trous ronds.
Pour l'aider à ne pas céder à l'appel de la démangeaison, enduisez-le de talc au calendula : l'efficacité de ce procédé est éprouvé depuis des générations !

■ VARICES

Voir : Circulation, page 86.

■ VERS

Parasites installés à l'intérieur de notre tube digestif où ils se nourrissent des aliments que nous consommons. Les vers investissent plus fréquemment celui des enfants et sont responsables de démangeaisons, urticaires, toux, maux de ventre, tics et fatigue.

Indications	Traitement
Dans tous les cas	CINA 5 CH 2 granules 3 fois par jour
Pour toutes les allergies de peau dues à des parasites	PSORINUM 9 CH 2 granules 3 fois par jour
Selon la nature du ver	*Ajoutez aux remèdes précédents* TAENIA 5 CH 2 granules 3 fois par jour

	ou OXYURE 5 CH 2 granules 3 fois par jour
Les vers provoquent des tics	AGARICUS MUSCARIUS 5 CH 2 granules 3 fois par jour
Vous vous sentez plus mal à la pleine lune	LUNA 5 CH 2 granules 3 fois par jour
Vous avez des diarrhées, vomissements, douleurs abdominales soulagées par le chaud	ARSENICUM ALBUM 5 CH 2 granules 3 fois par jour

Conseils :
Les vers ne peuvent être détruits que par des médicaments allopathiques. L'homéopathie ne peut que vous aider à mieux vivre les symptômes liés à leur présence.

■ VERRUE

Tumeur bénigne cutanée provoquée par un virus. Une verrue forme un petit relief grisâtre, sec et râpeux, parfois douloureux et toujours très contagieux.

Indications	Traitement
Dans tous les cas	THUYA OCCIDENTALIS 5 CH 2 granules 3 fois par jour
Les verrues sont planes et aggravées par l'humidité	DULCAMARA 5 CH 2 granules 3 fois par jour
Vous êtes bien portant, gros mangeur et les verrues sont volumineuses	ANTIMONIUM CRUDUM 5 CH 2 granules 3 fois par jour
Les verrues sont légèrement fissurées et sanguinolentes	MERCURIUS CORROSIVUS 5 CH 2 granules 3 fois par jour
Les verrues sont légèrement fissurées comme par des coups d'ongles	NITRICUM ACIDUM 5 CH 2 granules 3 fois par jour
Les verrues sont localisées autour des ongles	GRAPHITES 5 CH 2 granules 3 fois par jour
Les verrues sont localisées sous les ongles	CAUSTICUM 5 CH 2 granules 3 fois par jour
Les verrues sont localisées sur les parties génitales	SABINA 5 CH 2 granules 3 fois par jour

Les verrues se développent après une maladie vénérienne ou des affections ORL à répétition	MEDORRHINUM 5 CH 2 granules 3 fois par jour

Conseils :
Évitez de les gratter, elles en profiteraient pour se propager plus vite. Si vous êtes sujet aux verrues plantaires, portez des sandalettes à la piscine et évitez à tout prix de marcher pieds nus sur des sols humides.

■ VERTIGES

Trouble de l'équilibre, principalement causé par la peur du vide. Votre tête « tourne », tout se met à « danser » autour de vous, vous perdez l'équilibre et souffrez de nausées.

Indications	Traitement
Vous ne supportez pas les hauteurs ou les grands bâtiments	ARGENTUM NITRICUM 9 CH 2 granules 3 fois par jour
Tout tourne autour de vous et les choses empirent quand vous bougez	CONIUM MACULATUM 9 CH 2 granules 3 fois par jour
Vous craignez tous les déplacements de haut en bas (escaliers, ascenseurs…)	BORAX 9 CH 2 granules 3 fois par jour
Les vertiges sont soulagés par le repos	COCCULUS INDICUS 9 CH 2 granules 3 fois par jour
Vous êtes une personne âgée	PHOSPHORUS 9 CH 2 granules 3 fois par jour

Conseils :
Ne bougez pas le visage et ne fermez pas les yeux. Allongez-vous sur le dos, tête légèrement surélevée. Si vous le pouvez, gardez quelqu'un près de vous.

■ VIEILLISSEMENT

Fait de prendre de l'âge avec des conséquences plus ou moins pénibles, particulièrement en terme de pertes de capacités physiques et intellectuelles.

Indications	Traitement
Vous souffrez de vieillissement prématuré (cheveux blancs…)	LYCOPODIUM 9 CH 2 granules 3 fois par jour
Le vieillissement vous fait maigrir	SILICEA 9 CH 2 granules 3 fois par jour
Le vieillissement vous fait maigrir et vous vous sentez découragé	PSORINUM 9 CH 2 granules 3 fois par jour
Le vieillissement vous rend asthénique et vous vous sentez très fatigué	KALIUM CARBONICUM 5 CH 2 granules 3 fois par jour
Vous devenez de plus en plus sensible à l'humidité et vous avez des rhumatismes	NATRUM SULFURICUM 9 CH 2 granules 3 fois par jour
Vous souffrez d'avoir pris trop de médicaments	THUYA OCCIDENTALIS 9 CH 2 granules 3 fois par jour
Vous perdez la mémoire	PHOSPHORICUM ACIDUM 9 CH 2 granules 3 fois par jour
Vous vous sentez flétri et anxieux, mais vous avez toute votre tête	ARSENICUM ALBUM 9 CH 2 granules 3 fois par jour
Vous devenez de plus en plus bavard et vous avez des troubles circulatoires	LACHESIS 9 CH 2 granules 3 fois par jour
Vous devenez de plus en plus bavard et passez du coq à l'âne	ACTAEA RACEMOSA 9 CH 2 granules 3 fois par jour

Conseils :

Qu'est-ce que cent ans
Qu'est-ce que mille ans
Puisqu'un seul moment les efface ?

Bossuet

■ VOMISSEMENTS

Voir : Nausées – Vomissements, page 169.

ZONA

Série de vésicules douloureuses surgissant sur le trajet d'un nerf. Le zona est viral, donc contagieux.

Indications	Traitement
Dès que les vésicules et les douleurs apparaissent	VACCINOTOXINUM 9 CH 1 dose 3 jours de suite *associé à* RHUS TOXICODENDRON 5 CH 2 granules 3 fois par jour
Les vésicules renferment un liquide un peu visqueux	MEZEREUM 5 CH 2 granules 3 fois par jour
Les vésicules sont grosses et brûlantes	CANTHARIS 5 CH 2 granules 3 fois par jour
Il s'agit d'un zona intercostal	RANUNCULUS BULBOSUS 5 CH 2 granules 3 fois par jour
Vous souffrez de douleurs intercostales irradiant vers les membres	KALMIA LATIFOLIA 5 CH 2 granules 3 fois par jour
Il y a des oedèmes améliorés par le frais	APIS MELLIFICA 5 CH 2 granules 3 fois par jour
Il y a des oedèmes améliorés par la chaleur locale et aggravés entre 1 h et 3 h du matin	ARSENICUM ALBUM 5 CH 2 granules 3 fois par jour
Le zona vous fait déprimer	GELSEMIUM 9 CH 2 granules 3 fois par jour

Conseils :
Le zona est contagieux et peut être dangereux chez les personnes fragiles (femmes enceintes, personnes malades…). Ne les approchez pas de trop près si vous êtes atteint.

QUELS PROFILS POUR QUELLES PERSONNALITÉS ?

Quels sont les médicaments qui sont faits pour vous ?

• QU'EST-CE QU'UN PROFIL ?

Le profil homéopathique permet de comprendre le mode de fonctionnement d'une personne, de cerner ses tendances pathologiques et donc de pratiquer une médecine préventive.
Il tient compte de nombreux facteurs : le comportement, le physique, les habitudes...
Rien qu'en voyant une personne, en lui serrant la main (est-elle molle, ferme, moite, froide ?), en observant son visage (est-il ridé, rouge, pâle, fané ?), en l'écoutant parler (est-elle nerveuse, abattue, timide, hautaine, bavarde ou renfermée ?), on imagine déjà la personnalité homéopathique de chacun.
Ces indications sont autant de signes d'appel qui permettent de commencer à mieux la comprendre. Mais cela peut aussi faire le lit de nombreuses erreurs d'interprétation. D'où ces longs questionnaires que les médecins homéopathes font subir traditionnellement à leurs patients.

L'instrument d'une médecine préventive

Une fois déterminé, le profil permet de prévoir le comportement pathologique de la personne : on peut imaginer de quelle manière elle va réagir en cas de grippe ou lors d'un accouchement (une SEPIA sera plus facilement touchée par le baby-blues), quelles maladies peuvent l'atteindre plus fréquemment (un ARGENTUM NITRICUM sera peut-être sujet aux ulcères d'estomac, une PLATINA aura sûrement des troubles gynécologiques et un STAPHYSAGRIA souffrira certainement de maladies rentrées dues à la non-expression de ses problèmes…).

L'instrument d'une médecine personnalisée

Lorsque le trouble se sera déclaré, on sait, grâce au profil, que les malades ne vont pas réagir de la même façon. On pourra donc leur prescrire plus efficacement des remèdes tout à fait adaptés à leur terrain et à leur personnalité, non pas tant contre la maladie elle-même que pour améliorer le vécu quotidien du patient.

Certains médecins pensent même qu'un seul médicament, le médicament du profil, suffit pour toutes les affections dont peut souffrir une personne. Mais je ne cautionne pas cette méthode, qui comporte trop de risques d'erreur. Si l'on fait fausse route pour définir le profil, on se trompe de médicament et on laisse le malade sans soin. Je préfère me servir du profil comme d'une indication, précieuse mais pas unique, pour me guider dans l'élaboration du traitement.

Vous découvrirez dans les pages suivantes la présentation de quelques-uns des principaux profils. Pour affiner votre automédication, vous pouvez tenter de vous reconnaître parmi l'un d'eux. Mais vous pouvez être un « mélange » de deux, voire de trois de ces portraits type. Il est aussi tout à fait fréquent de changer de profil au cours de sa vie…

Vous pourrez ensuite vérifier votre impression en vous situant sur ma grille (voir pages 232 à 237). J'estime cependant que seul un médecin homéopathe peut déterminer avec certitude, et après une longue observation, votre profil réel.

IDENTIFIEZ-VOUS À UN PROFIL

Lisez toutes ces descriptions et essayez de trouver la famille avec laquelle vous avez le plus de points communs. N'oubliez pas que ces « portraits familiaux » ne sont que des caricatures ! Dans la réalité, vous n'aurez bien sûr jamais tous les traits négatifs ni toutes les pathologies mentionnées, comme vous ne trouverez jamais une vraie famille dont les membres appartiendraient tous au même profil !

• LES PRINCIPAUX PROFILS

ARNICA

Des chocs, des coups, des bosses !

Papa Arnica adore le sport, mais il a beau faire attention, il en revient souvent avec de nouvelles douleurs. Contractures, courbatures : tous ses muscles sont endoloris. Il aimerait bien alors se reposer mais même son lit lui paraît trop dur et du coup, il dort mal.

Dès que Maman Arnica se cogne (dans un meuble, dans la poutre trop basse d'un escalier…), elle se fait des bleus et elle a mal au moindre mouvement. Même quand elle lit, tranquillement assise au salon, elle peut ressentir des douleurs dans le dos et des contractures aux mains.

Mademoiselle Arnica se remet très mal de sa première déception amoureuse : elle a pris « un coup au cœur » qui la fait souffrir autant que le choc qu'a ressenti son frère quand il a appris qu'il avait raté son brevet. Mamy Arnica reste très traumatisée après son petit accrochage avec la voiture de Papy, qui, lui, est très agité depuis qu'il a gagné ce petit pactole au loto…

ARGENTUM NITRICUM

Toujours pressé !

C'est une vraie ruche bourdonnante, cette famille, mais on y est souvent dépassé par sa propre activité.

Papa Argentum Nitricum n'a jamais le temps de rien. Son bureau est rarement rangé. Au feu rouge, il fait ronfler son moteur et démarre avant même que le feu ne passe au vert. Même au lit, il est pressé et il peut avoir des éjaculations précoces.

Maman Argentum Nitricum n'est pas très patiente. Elle a par exemple du mal à attendre son tour dans la salle d'attente du médecin : elle se lève dès que la porte du praticien s'ouvre, même si elle doit se rasseoir pour laisser passer cette vieille dame qui attend depuis plus de trois quarts d'heure. Quand elle arrive dans le cabinet, elle se déshabille avant même qu'on ne le lui demande. Elle est tellement pressée de ressortir qu'elle termine de s'habiller sur le palier. Elle se maquille souvent dans la voiture en allant travailler le matin.

Le jeune Argentum Nitricum est toujours en mouvement, il bouge sans arrêt, il est incapable de faire une seule chose à la fois : c'est ce qu'on appelle un enfant hyperactif. Il fourmille d'idées, il commence des tas de choses, mais voudrait toujours avoir fini avant d'avoir démarré et finalement, il termine rarement quoi que ce soit.

Papy Argentum Nitricum, lui, ne peut pas s'empêcher de manger à toute allure, mais ensuite il est souvent ballonné et souffre d'aérophagie. Il aime les sucreries qui pourtant ne lui réussissent pas. Il ne veut pas le dire à Mamy mais il a un ulcère à l'estomac.

ARSENICUM ALBUM

Bien rangé !

Maman Arsenicum Album aime que la maison soit en ordre : elle a organisé un rangement très méthodique de chaque chose et il est hors de question de ranger les torchons roses dans le même placard que les torchons bleus puisque d'ailleurs, ils ne servent pas à essuyer les même verres. Des verres qu'elle utilise pour boire, très souvent, mais toujours en petites quantités. Elle se dit souvent fatiguée.

Papa Arsenicum Album, lui aussi, est un peu méticuleux : il peut redresser dix fois de suite un tableau de travers avant d'être satisfait du résultat. Il a souvent peur de la mort, surtout la nuit entre 1 h et 3 h du matin : réveillé par une sourde inquiétude, il se sent anxieux.

Le jeune Arsenicum Album est un grand frileux. En classe, il est toujours assis près du radiateur mais choisit celui juste en dessous de la fenêtre mal fermée et toujours un peu entrouverte. Parce que malgré sa frilosité, il aime bien l'air frais.

Papy Arsenicum Album classe et reclasse sa magnifique collection de pièces de monnaie avec un soin attentif. Sinon, on le voit rarement avec de l'argent en mains : il n'aime pas dépenser sans compter.

Quant à Mamy Arsenicum Album, il arrive qu'elle aille bien... mais c'est souvent parce qu'elle ira très mal demain ! Elle alterne les maladies visibles et celles qui ne se voient pas avec une régularité d'horloge. Si elle a de l'eczéma aujourd'hui, elle souffrira de ballonnements demain. Et si une poussée d'herpès se manifeste aujourd'hui, elle aura de l'asthme demain.

BARYTA CARBONICA

Rien ne sert de courir !

Quand Maman Baryta Carbonica commence quelque chose, elle le termine, mais toujours tranquillement. Le temps semble ne pas exister pour elle.

Mademoiselle Baryta Carbonica est un peu frileuse et elle a souvent ses règles en retard.

Papa Baryta Carbonica fait plus vieux que son âge. Il est un peu gros et souffre de problèmes de thyroïde.

Quant au jeune Baryta Carbonica, il a du mal à suivre à l'école ; il s'accroche mais de toute évidence, l'effort intellectuel ne lui convient pas.

BRYONIA

Bien serré !

Dès qu'il a mal quelque part, Papa Bryonia réclame des bandages : il porte souvent une genouillère, une ceinture abdominale ou des coudières. Il se sent toujours mieux quand il se repose enserré dans quelque chose.

Maman Bryonia apprécie les collants très serrés et les vêtements moulants. Elle aime être allongée sans bouger parce que les mouvements lui sont souvent douloureux, mais son esprit est toujours en éveil.

Quant au jeune Bryonia, il a horreur des matins. Il a du mal à se lever et trouve ce moment très pénible. Il déteste qu'on l'effleure ou qu'on le caresse. Il est souvent constipé et a toujours très soif, à avaler des seaux entiers.

CALCAREA CARBONICA

Lentement mais sûrement !

Bébé Calcarea Carbonica a tout du bébé Cadum. Il est rond et jovial, ne pleure pas beaucoup et fait ses dents en douceur. Il peut transpirer abondamment du front, arborant alors des eczémas et autres croûtes de lait.

Papa Calcarea Carbonica est de bonne constitution. Sa carrure est celle d'un rugbyman… un peu enveloppé. Il faut dire qu'il aime bien manger et bien boire.

Maman Calcarea Carbonica est placide mais tenace et elle termine toujours ce qu'elle a commencé.

Le jeune Calcarea Carbonica est un peu lent à l'école et peine à apprendre mais il est tout à fait intelligent.

CUPRUM METALLICUM

La crampe !

Papa Cuprum Metallicum est un bon coureur mais il arrive rarement en tête lors des compétitions parce qu'il est trop souvent pris de crampes au milieu de la course.

Pendant la nuit, Mamy Cuprum Metallicum est réveillée par des crampes très douloureuses. Bébé Cuprum Metallicum a souvent des spasmes qui l'empêchent de respirer.

Les crampes de Maman Cuprum Metallicum étaient dues à son stérilet dont le métal ne lui réussissait pas. Elle a dû le faire enlever.

Mademoiselle Cuprum Metallicum a beaucoup maigri et le médecin pense que c'est parce qu'elle perdait trop de sels minéraux.

GELSEMIUM

Tremblant !

Papa Gelsemium tremble de fièvre quand il a la grippe, d'une température tropicale qui le laisse très abattu.

Avant d'aller passer un examen, le jeune Gelsemium reste enfermé aux toilettes à cause de ses diarrhées. Quand enfin il peut en sortir, il se sent incapable de rien dire ou de rien faire, il perd tous ses moyens. Devant l'examinateur, il tremble comme une feuille.

Papy Gelsemium est parkinsonien. On a souvent peur qu'il se déshydrate parce qu'il dit toujours qu'il n'a pas soif et qu'il ne veut jamais boire. Peut-être aussi de peur de renverser encore une fois son verre à force de trembler.

HYOSCYAMUS NIGER

Hypersensible !

Papa Hyoscyamus Niger n'aime pas les bruits trop forts, les odeurs trop marquées et encore moins la lumière. Une lumière éblouissante peut le rendre comme fou.

Maman Hyoscyamus Niger est d'une sensibilité très délicate, elle tousse quand elle est allongée.

Papy Hyoscyamus Niger a perdu la conscience de son corps, il ne se rend plus bien compte de ce qu'il fait et peut parfois s'exhiber nu devant tout le monde. Il délire et a souvent des cauchemars la nuit.

IGNATIA AMARA

Paradoxal !

Maman Ignatia Amara est enceinte et elle qui adorait le café, voilà qu'elle ne peut plus le supporter. Mais elle a très envie de fraises à 4 h du matin la nuit de Noël. Elle souffre de maux de tête très localisés.

Mademoiselle Ignatia Amara est sujette aux crises de tétanie. Elle est même un peu spasmophile. Elle aime les distractions, qui améliorent toujours son état, mais l'ennui aggrave ses symptômes, tout comme ce voisin qui lui court après et qu'elle ne peut pas supporter. Il suffit qu'elle le voie pour avoir mal à la tête ! Elle qui fume déjà est très incommodée par la fumée de la cigarette de ce jeune homme : cela la fait tousser systématiquement. Mais elle ne risque pas de le décourager de sitôt : c'est parce qu'elle est imprévisible qu'elle lui plaît autant !

Papa Ignatia Amara engloutira volontiers une choucroute en compagnie de Maman qu'il aime toujours d'un amour de jeune homme, et même il en reprendra. Mais il ne pourra pas avaler un yaourt en face de Belle-maman qui lui porte sur les nerfs.

LACHESIS

Bavard !

Maman Lachesis parle beaucoup. L'alcool ne lui réussit pas, elle a des problèmes veineux, mais se sent toujours mieux lorsque ses règles arrivent. Ou quand elle s'offre une séance de sauna pendant laquelle elle transpire beaucoup.

Papa Lachesis ne supporte ni ceinture, ni cravate trop serrée, ni rien qui l'enserre. La nuit, il rêve souvent de mort. Il a des problèmes de foie et toujours des migraines à gauche.

Le visage de Mamy Lachesis est très rouge et congestionné. Elle ne vit pas très bien sa ménopause. Elle additionne les bleus partout, même sans se cogner : ils apparaissent spontanément, elle se demande toujours comment. Souvent, elle a l'impression qu'on dit du mal d'elle, ce qui la rend un peu méfiante.

LYCOPODIUM

Un peu autoritaire !

Si Maman Lycopodium peut apparaître parfois péremptoire, c'est qu'elle est un peu autoritaire et très déterminée.

Mamy Lycopodium souffre toujours du côté droit : elle a fait de nombreuses sciatiques ou des angines, toujours à droite. Elle se sent généralement moins bien entre 16 h et 20 h.

Le jeune Lycopodium fait plus vieux que son âge. À 20 ans, il a déjà des cheveux blancs. Ses trous de mémoire le gênent dans ses études.

Papa Lycopodium a souvent les yeux plus gros que le ventre. Il commande fréquemment deux ou trois plats au restaurant mais se sent ballonné dès les premières bouchées, jusqu'à être obligé de desserrer sa ceinture.

Depuis toujours, Papy Lycopodium se plaint de ses problèmes de foie.

MERCURIUS SOLUBILIS

Souvent malade !

Le jeune Mercurius Solubilis « fait » souvent des angines, son nez est fréquemment pris. Au moindre bobo, il traverse régulièrement les mêmes phases : inflammation, suppuration, ulcération. Il n'est pas très bon à l'école mais c'est le chef de la bande du quartier.

Maman Mercurius Solubilis salive beaucoup. Son haleine, pas fraîche, s'accompagne d'une langue blanche. Elle souffre aussi de problèmes de reins.

Mademoiselle Mercurius Solubilis dort souvent mal. Elle est la proie de phases d'excitation suivies de dépression.

Papa Mercurius Solubilis a subi des inhalations de mercure. Il additionne les amalgames dentaires.

NATRUM MURIATICUM

Un peu renfermé !

Mademoiselle Natrum Muriaticum est en pleine crise d'adolescence. Elle s'enferme dans sa chambre et ne dit rien.

Papa Natrum Muriaticum n'aime pas non plus parler de lui, particulièrement au médecin. Et pourtant, il fait régulièrement des poussées d'herpès et il est toujours plus ou moins constipé. Lui qui a généralement grand'soif, la bouche sèche et les lèvres gercées voire fissurées, ne peut pas s'empêcher de manger très salé.

Maman Natrum Muriaticum, l'air toujours un peu triste, n'aime pas qu'on la console. Durant sa grosse grippe, elle a perdu beaucoup de sels minéraux et se sent comme desséchée. Résultat : elle a maigri du haut du corps mais a « gonflé » du bas, avec même une tendance à la cellulite. Elle déprime un peu et la nuit, elle rêve de voleurs et de chiens.

Quant au jeune Natrum Muriaticum, il se fatigue vite à l'école. Il a des problèmes de mémoire et des difficultés à apprendre ses leçons. Du coup, il perd de plus en plus confiance en lui. Au lieu d'aller vers les autres à la récréation, il préfère rester seul dans son coin. Les vacances ne lui donnent même pas de répit : cette année, il doit se rendre chez sa tante en Bretagne. Tout le monde rabâche qu'il va bien s'amuser sur la plage mais lui sait bien que non. Il ne se sent jamais bien au bord de la mer.

NUX VOMICA

Hyperactif et surmené !

C'est un homme moderne : chef d'entreprise hyperactif et surmené, il travaille trop. Il est assez soupe au lait et parfois un peu agressif, mais ses collaborateurs savent que ses coups de gueule sont sans conséquences et ne durent jamais longtemps. Il oublie vite qu'il était en colère.

Il passe d'un repas d'affaires à l'autre, qu'il aime bien arroser d'un verre ou deux, mais d'où il ressort somnolent en début d'après-midi. Il adorerait faire une petite sieste mais quand ?

Pour combattre ses baisses de tonus, il boit des litres de café, fume à la chaîne et quelquefois même, recourt à des substances plus illicites. Il mange très épicé et ne lésine jamais sur le poivre et le piment. Toutes ces habitudes ont beau l'aider à « tenir le coup », elles ne sont pas sans inconvénients : il souffre d'hémorroïdes et

son transit intestinal navigue entre constipation et diarrhée en permanence. En s'auto-polluant de la sorte, il ne fait qu'aggraver son état physique et sa tension. Et pour ne rien arranger, il n'arrive pas à faire du sport.
Le soir, il s'endort devant la télévision mais une fois au lit, il n'arrive plus à trouver le sommeil : il ressasse les événements de la journée et se paie des insomnies régulièrement. Il finit par sombrer vers 6 heures du matin... juste avant que le réveil ne sonne.
Du coup, fatigué, il s'aide de quelques excitants, repart dans son rythme effréné et devient le candidat idéal à l'ulcère d'estomac, à la vie de célibataire... ou au divorce.

PHOSPHORUS

Enthousiaste !

Papa Phosphorus est toujours très en forme et plein d'énergie dans la journée, mais il n'aime pas la tombée de la nuit. Sa voix s'enroue et il ne se sent jamais très bien au crépuscule.
Le jeune Phosphorus est un grand adolescent un peu dégingandé qui donne l'impression d'avoir grandi trop vite. Il s'enflamme vite, échafaude toujours des tas de projets qui deviennent rapidement des passions... mais saute de l'une à l'autre aussi rapidement. Impulsif et fougueux, Le voilà toujours prêt à affronter le monde.
Son petit frère, grand pour son âge, se tient penché en avant. Il éprouve déjà des difficultés respiratoires à force d'avoir comprimé ses poumons. Il saigne souvent du nez, il a peur de l'orage et n'est jamais rassuré la nuit.
Depuis son hépatite, Maman Phosphorus est souvent fatiguée. Ses diarrhées et ses règles, toujours très abondantes, n'arrangent rien.

PLATINA

Superbe ! Hautain !

Monsieur Platina se sent facilement supérieur aux autres et les écrase de sa superbe, même si ce n'est pas toujours justifié. Il est maître de lui comme de l'univers qu'il voudrait aussi dominer.
Madame Platina peut paraître assez hautaine. Soucieuse de son image et de son standing, elle porte toujours des vêtements de qualité, parfois un peu excentriques mais toujours recherchés, des bijoux de grande valeur, un maquillage soigné. Elle trouve rarement un compagnon qu'elle juge à sa hauteur.

PULSATILLA

Tendre et doux !

Mademoiselle Pulsatilla est toute gentille, un peu timide et de caractère agréable. Ses premières règles sont arrivées un peu plus tard que celles de ses amies, et elles sont toujours très courtes. Elle a déjà les chevilles marbrées des femmes qui vont se plaindre de problèmes de circulation, mais les longues marches à l'air frais lui font du bien.

Sa petite sœur a tendance à faire des angines mais sans grosse fièvre. Sa température oscille autour des 38°. Elle s'accroche toujours à son doudou, son objet familier sans lequel elle ne peut pas dormir. En cas de gros chagrin, Mini-Pulsatilla passe des larmes au rire en un instant à condition qu'elle aime la personne qui la console.

Maman Pulsatilla est tendre et délicate. D'ailleurs, il n'y a rien d'irritant chez elle : quand elle est enrhumée, les écoulements de son nez ou de ses yeux sont clairs et doux ; quand elle a des pertes vaginales, ces dernières ne démangent jamais. Un peu frileuse, ses mains, ses pieds et son nez sont froids. Mais elle n'aime pas pour autant les ambiances surchauffées. Elle, si fragile, craint un peu les hommes, ce sexe dit fort… sauf quand il s'agit de Papa parce que lui, elle l'aime.

RHUS TOXICODENDRON

Ça bouge !

Papa Rhus Toxicodendron remue tout le temps et il aime ça. Le mouvement lui fait du bien, dit-il. Alors, il bouge sans arrêt et même la nuit, il tourne et se retourne dans son sommeil. Il arrive même qu'il rêve de déménagement…

Maman Rhus Toxicodendron est un peu lente à démarrer le matin mais elle s'agite ensuite tout au long de la journée comme une petite fourmi travailleuse, ce qui l'amène au soir complètement épuisée.

Mademoiselle Rhus Toxicodendron alterne douleurs nerveuses et problèmes cutanés, spécialement ces éruptions de petites vésicules comme le zona ou l'herpès.

Papy Rhus Toxicodendron n'aime pas l'automne. Cette satanée saison apporte toujours son lot de pluie et d'humidité qui font revenir ses rhumatismes. Et Mamy va encore l'obliger à se reposer : elle n'aura décidément jamais compris que le repos ne lui vaut rien, à Papy !

SEPIA

Triste !

Papa Sepia ne se sent jamais aussi bien que quand il pratique une activité sportive dynamique. Mais le plus souvent, il affiche un air sombre et triste. Fréquemment habillé de noir, il a tendance à se renfermer sur lui-même. Il est sujet à la dépression avec une espèce de résignation fataliste.

Maman Sepia est enceinte. Sa grossesse se passe bien malgré des taches sur le visage. Elle collectionne les infections urinaires et a l'impression que son ventre pèse une tonne. Après la naissance de son premier enfant, victime du baby-blues, elle avait envie de pleurer tout le temps.

Mamy Sepia aime le vinaigre, les cornichons et tous les mets acides. Elle est sujette aux hémorroïdes, aux varices et aux troubles urinaires.

SILICEA

Frêle et intelligent !

Maman Silicea est toute frêle. Intelligente, elle réussit fort bien dans sa carrière. Elle a pourtant tendance à se sous-estimer et reste toujours un peu en retrait.

Depuis sa dernière angine, Papa Silicea se sent fatigué. En fait, il s'est déminéralisé et a beaucoup maigri. Il est devenu frileux. Ses mains et ses pieds sont froids, bien qu'il transpire toujours autant des pieds.

Quant au jeune Silicea, il est sans cesse malade. Comme dit sa maîtresse, il attrape tout ce qui traîne et le premier virus est pour lui. Résultat : il fait infection sur infection avec maintenant des suppurations chroniques. Pas étonnant qu'il soit toujours fatigué.

STAPHYSAGRIA

Discret !

Papa Staphysagria n'est pas bavard. En tout cas, pas quand il s'agit de ses problèmes. Il encaisse... et il somatise ! Quand il est vraiment à bout, il se laisse parfois aller à claquer une porte ...

L'autoritarisme abusif du patron de Maman Staphysagria est bien connu. Souvent, elle voudrait crier son indignation mais rien ne sort. Du coup, elle déprime un peu et ne compte plus les petits boutons qui fleurissent sur son visage.

Quant au jeune Staphysagria, il a été pris en grippe par sa maîtresse alors que le chef de bande, ce n'est pas lui mais le petit garçon assis juste à côté en classe. Lorsqu'il lève le doigt pour répondre, la maîtresse ne lui donne jamais la parole. Et ensuite, elle lui colle une mauvaise note à l'oral. Tant d'injustice le fait vomir… au sens strict du terme, mais il n'arrive pas à protester.

SULFUR

Jovial !

Papa Sulfur est un heureux caractère. Toujours joyeux, il communique sa bonne humeur à tout le monde. Bien portant, il supporte mal la cravate ; il est d'ailleurs peu préoccupé par la rigueur de sa tenue vestimentaire. Il a souvent trop chaud et transpire beaucoup. Pas de raison que ça change ; d'ailleurs, le médecin, en lui renouvelant son traitement pour l'hypertension, lui a conseillé de ne pas utiliser d'anti-transpirants. « Les éliminations vous font du bien », a-t-il dit. Va pour les éliminations !

Maman Sulfur est intelligente et gaie. Il n'y a aucun problème avec elle. Elle est un peu enveloppée mais elle le vit bien. Elle dit qu'elle n'est jamais malade. Elle aime bien manger et bien boire. Bien qu'elle ne fasse pas d'exercice physique, elle est pourtant un peu fatiguée, avec une digestion souvent difficile… mais jamais en même temps que ses problèmes de peau.

Papy Sulfur est bon vivant : il a toujours aimé rire, manger, boire, faire l'amour, enfin vivre ! Quand il s'endort, il recherche toujours le côté le plus frais du lit et laisse ses pieds dépasser en dehors de la couette. Le matin, en revanche, il rechigne à la douche comme un gamin : c'est que cela réveille systématiquement ses démangeaisons.

THUYA OCCIDENTALIS

Aquaphobe !

Papy Thuya n'aime pas l'eau, ses rhumatismes se réveillent à chaque fois qu'il pleut.

Papa Thuya a été très malade dans sa jeunesse. Aujourd'hui, il va tout à fait bien mais il se sent comme intoxiqué par tous ces médicaments, ces antibiotiques et ces corticoïdes qu'il a dû avaler des années durant. Sa tendance à la dépression empire quand le climat est humide.

Le jeune Thuya collectionne les verrues. Il vient d'être vacciné contre le tétanos et ne s'en remet pas très bien.

Maman Thuya, sujette à la rétention d'eau, a un peu de cellulite. Parfois, des idées fixes l'empêchent de dormir.

QUEL EST VOTRE PROFIL ?

Vous croyez avoir reconnu quelques traits de votre personnalité dans un de ces profils ? Confirmez votre impression en faisant ce petit test.

Mode d'emploi

Dans le tableau des six pages suivantes, cochez toutes les cases qui vous correspondent. Par exemple, si vous êtes calme et d'un caractère tranquille, cochez toutes les cases marquées d'un **+** sur la ligne « Je suis calme ». Si vous avez des maux de tête, cochez ceux dont vous souffrez le plus… etc.
Additionnez ensuite le nombre de cases cochées par colonne (un profil par colonne). Le total maximum correspond à votre profil.
Si vous obtenez deux scores ex-aequo, choisissez les caractéristiques communes et les deux médicaments correspondants pour vous soigner !

Signification des symboles

+ : oui, souvent
+/- : parfois, de temps en temps
< : aggravé par
> : amélioré par

	ARGENTUM NITRICUM	ARSENICUM ALBUM	BARYTA CARBONICA	IGNATIA AMARA	LACHESIS	LYCOPODIUM	MERCURIUS SOLUBILIS	NATRUM MURIATICUM
Je suis actif, agité	+	+		+	+		+	
Je suis calme			+					+
Je suis agressif				+	+	+	+	
Je suis fatigué		+	+	+/-	+/-	+	+/-	+
J'ai des problèmes de mémoire	+		+		+	+/-	+/-	+
Je dors mal	+	+		+/-	+		+	+/-
Je me sens mieux au chaud	+/-	+	+	+/-				
Je me sens mieux dans le froid					+			
Je me sens mieux à l'air frais		+		+	+	+		+
Je me sens plus mal au chaud					+	+	+	
Je me sens plus mal dans le froid	+	+	+			+	+	
Je me sens plus mal quand il fait humide		+/-						
Je me sens mieux quand je suis en mouvement		+/-			+/-			
Je me sens mieux quand je me repose			+					
J'ai des maux de tête	+ dû au sucré	+/-		+	+ à gauche	+ à droite	+/- le soir	+
J'ai des migraines	+ dû au sucré			+	+ à gauche	+ à droite	+/- le soir	+
J'ai des ballonnements	+ dû au sucré	+ avec brûlures		+/- > la distraction	+/-	+ sous le nombril	+/-	
J'ai des diarrhées	+ dû au sucré	+ brûlantes		+/- > la distraction	+ qui soulagent	+/- avec gaz	+ avec glaires verdâtres	
Je suis constipé				+/- > la distraction		+/-		+
J'ai des brûlures d'estomac	+ dû au sucré	+/- > bouillotte		+/- > la distraction		+/-	+/-	

	NUX VOMICA	PHOSPHORUS	PLATINA	PULSATILLA	SEPIA	SILICEA	STAPHYSAGRIA	SULFUR	THUYA OCCIDENTALIS
Je suis actif, agité	+	+	+				+	+	
Je suis calme				+	+	+			+
Je suis agressif	+		+				+		
Je suis fatigué	+	+/-	+	+/-	+	+	+		+
J'ai des problèmes de mémoire		+/-				+	+		
Je dors mal	+	+/-	+		+/-		+		+
Je me sens mieux au chaud						+			
Je me sens mieux dans le froid									
Je me sens mieux à l'air frais				+				+	
Je me sens plus mal au chaud								+	
Je me sens plus mal dans le froid	+			+		+			
Je me sens plus mal quand il fait humide									+
Je me sens mieux quand je suis en mouvement	+			lent	brusque			+	
Je me sens mieux quand je me repose	+					+			
J'ai des maux de tête	+ après le repas	+/- le soir	+	+ dans une chambre chaude	+	+ au froid à l'effort	+	+ à la chaleur	+ avec idées fixes
J'ai des migraines	+/- après le repas	+/- le soir	+	+ dans une chambre chaude	hépatiques		+	+ à la chaleur	+
J'ai des ballonnements	+/- après le repas								
J'ai des diarrhées		+/-		+/-	+/-			+ à 5 h le matin	matin
Je suis constipé	+		voyage	+/-	+/-	+			
J'ai des brûlures d'estomac	+/-						+/-	+/-	

	ARGENTUM NITRICUM	ARSENICUM ALBUM	BARYTA CARBONICA	IGNATIA AMARA	LACHESIS	LYCOPODIUM	MERCURIUS SOLUBILIS	NATRUM MURIATICUM
J'ai des ulcérations	+ dû au sucré	+/- > bouillotte		+/- > distraction	+/-		+/-	+/- et la peau sèche
J'ai des varices					+	+/-		
J'ai des hémorroïdes	+ fissurées dû au sucré	+/- > chaleur		+/-	+/-	+/-	+/-	+/- et mu-queuses sèches
J'ai des spasmes	+/- dû au sucré	+/-		+	+	+/- avec aérophagie	+ la nuit	
J'ai de l'asthme ou des problèmes respiratoires	+ dû au sucré	+ avec anxiété	+/-	+	+ > tout ce qui serre	+ < de 16h à 20h	+/- < la nuit	+/- < au bord de mer
J'ai souvent des angines	+ dû au sucré	+ > boisson chaude	+ ganglions	+/- < l'ennui	à gauche	à droite	+ blanches	+/- avec herpès
J'ai souvent de l'herpès		+/-			+/- à gauche	+/- à droite		+ lèvres sèches
Je transpire beaucoup			+/-				+	+
Je salive beaucoup							+	
Je me sens plus mal quand je mange sucré	+			+/-		+/-		
Je me sens plus mal quand je mange salé								+
Je me sens plus mal quand je mange acide				+/-				
Je me sens plus mal quand je mange…				avec quelqu'un que je n'aime pas	avec quelque chose qui serre	bière huîtres		au bord de la mer
J'ai souvent soif		+ par petites quantités		+/-	+ alcool		+ et je salive beaucoup	+

	NUX VOMICA	PHOSPHORUS	PLATINA	PULSATILLA	SEPIA	SILICEA	STAPHYSAGRIA	SULFUR	THUYA OCCIDENTALIS
J'ai des ulcérations	+/-	+/-	+				+/-	+/-	
J'ai des varices	+			+ chevilles marbrées	+			+/-	+/-
J'ai des hémorroïdes	+	+/-	+/-	+	+			+/- rouges	
J'ai des spasmes	+	+/-	+	+/-	+		+	+/-	
J'ai de l'asthme ou des problèmes respiratoires	+ < après le repas	+ < le soir	+/-	+ < à l'air frais	+/-	+ immuno déficient	+ < contrariété	+/- > au frais	+ < médicaments et humidité
J'ai souvent des angines		Enroué le soir		+/-	Avant règles	+/-	+ < contrariété	+/- rouges	
J'ai souvent de l'herpès		+/-						+/- rouge	
Je transpire beaucoup						pieds		+	+
Je salive beaucoup				+/-					+/-
Je me sens plus mal quand je mange sucré	+/-							+/-	
Je me sens plus mal quand je mange salé									+
Je me sens plus mal quand je mange acide	+				+				
Je me sens plus mal quand je mange...	épicé	quand je bois		beurre gras	vinaigre				
J'ai souvent soif	+ alcool			jamais soif				+	

	ARGENTUM NITRICUM	ARSENICUM ALBUM	BARYTA CARBONICA	IGNATIA AMARA	LACHESIS	LYCOPODIUM	MERCURIUS SOLUBILIS	NATRUM MURIATICUM
J'ai des problèmes de foie	+/- dû au stress	+	+/-	+/- paradoxal	+ alcool	+		
Je me sens plus mal en bord de mer								+
J'ai des vertiges	+ en hauteur			+/-	+/-	hépa-tiques	+	
Je me sens mieux quand j'ai des distractions				+				
Je me sens mieux quand on me console								
Je me sens plus mal quand on me console				+/-				+
Je parle beaucoup					+			
Je ne parle pas beaucoup				+/-		+		+
Le moment où tous mes symptômes empirent	nuit	1 h/3 h			matin	16 h/20 h	nuit	9 h/11 h
TOTAL								

	NUX VOMICA	PHOSPHORUS	PLATINA	PULSATILLA	SEPIA	SILICEA	STAPHYSAGRIA	SULFUR	THUYA OCCIDENTALIS
J'ai des problèmes de foie	+ vie sédentaire	+		< aliments gras	+		+ < contrariété	+/- > les éliminations	+ vaccins médicaments
Je me sens plus mal en bord de mer									
J'ai des vertiges	+/-								+
Je me sens mieux quand j'ai des distractions				avec quelqu'un que j'aime			+		
Je me sens mieux quand on me console				+		qu'on me rassure			
Je me sens plus mal quand on me console					+				
Je parle beaucoup		+/-	+ hautain					+	
Je ne parle pas beaucoup		+/-		+	+		+		
Le moment où tous mes symptômes empirent	somnolence après le repas	soir et crépuscule	la nuit		11 h	pleine lune	Indignation	6 h	3/4 h
TOTAL									

QUELS MÉDICAMENTS DANS VOTRE PHARMACIE ?

Votre trousse de base personnalisée

À chacun sa pharmacie homéopathique ! Adaptez la vôtre à votre situation de famille, à votre métier, à vos activités.
Cherchez dans cette liste la trousse qui vous convient le mieux, et ajoutez ses remèdes spécifiques à la trousse de base : votre pharmacie correspondra ainsi à votre personnalité et à vos besoins.
Avant toute prise de médicaments, reportez-vous à la partie « Quel traitement pour quel symptôme ? », page 41, pour déterminer les indications et posologies idéales à votre cas.

■ LA TROUSSE DE BASE

C'est le B.A.-BA de l'homéopathie, les quelques indispensables utiles à tous.

- ACONITUM NAPELLUS 5 CH : pour les affections et fièvres importantes et brutales, particulièrement quand elles sont dues à un coup de froid sec ou à un coup de chaleur et qu'elles s'accompagnent d'anxiété.
- APIS MELLIFICA 5 CH : pour les piqûres d'insectes, les coups de soleil, les oedèmes et gonflements avec inflammation, quand ils sont soulagés par le froid et que vous n'avez pas soif.
- ARNICA MONTANA 9 CH : pour les coups et les chocs.
- ARSENICUM ALBUM 7 CH : pour les intoxications alimentaires, l'eczéma et l'asthme, quand ils sont soulagés par la chaleur, et pour les maniaques angoissés.
- BELLADONA 5 CH : pour les brûlures, les inflammations et les fièvres, les douleurs avec rougeurs.
- CALENDULA teinture mère : pour les plaies et affections cutanées (c'est le mercurochrome des homéopathes) et en bains de bouche.
- CHINA RUBRA 5 CH : pour toutes les pertes de liquide (saignement, diarrhée, vomissement, transpiration, éjaculation) suivies d'une grande fatigue, et en antidote de la quinine.
- GELSEMIUM 9 CH : pour l'angoisse et le trac avec inhibition.
- IGNATIA AMARA 9 CH : pour l'angoisse et la tétanie, ainsi que pour les problèmes psychiques qui se traduisent par des symptômes physiques et pour les manifestations paradoxales de différents troubles.
- MERCURIUS SOLUBILIS 9 CH : pour les angines blanches et les intoxications par des métaux lourds ainsi que pour les hypersalivations avec mauvaise haleine.
- NUX VOMICA 5 CH : pour les digestions difficiles après les bons repas et les abus d'alcool, et pour se désintoxiquer.
- THUYA OCCIDENTALIS 5 CH : pour les verrues et toutes les agressions par un élément extérieur à l'organisme : vaccinations, antibiotiques, cortisone.

LA TROUSSE POUR LES URGENCES

À la trousse de base, ajoutez :

- PHOSPHORUS 5 CH : pour les petites hémorragies.
- VERATRUM ALBUM 5 CH : pour les pertes de connaissance et les faiblesses générales.

LA TROUSSE POUR BÉBÉ

À la trousse de base, ajoutez :

- CHAMOMILLA 9 CH : pour les poussées dentaires avec diarrhée et énervement.
- FERRUM PHOSPHORICUM 5 CH en association avec MERCURIUS DULCIS 5 CH: pour les otites.
- STRAMONIUM 9 CH : pour les cauchemars et l'angoisse du bébé.

LA TROUSSE POUR L'ENFANT

À la trousse de base, ajoutez :

- ANTIMONIUM CRUDUM 9 CH : pour les enfants gloutons.
- COLOCYNTHIS 9 CH : pour les indignations ou les stress qui donnent mal au ventre.
- STAPHYSAGRIA 9 CH : pour les enfants qui somatisent à force de timidité et d'incapacité à dire leur mal-être.

LA TROUSSE POUR L'ÉCOLIER

À la trousse de base, ajoutez :

- CALCAREA PHOSPHORICA 9 CH : pour une croissance trop rapide.
- CALCAREA CARBONICA 9 CH : pour un enfant un peu lourd et mou.
- MAGNESIA PHOSPHORICA 9 CH : pour les maux de ventre.
- NATRUM MURIATICUM 9 CH : pour l'enfant qui s'enferme dans sa chambre et ne s'exprime pas.

LA TROUSSE POUR L'ÉTUDIANT

À la trousse de base, ajoutez :

- ANACARDIUM ORIENTALIS 9 CH : pour l'étudiant qui compense sa fatigue intellectuelle par le grignotage.
- KALIUM PHOSPHORICUM 9 CH : pour la fatigue du deuxième trimestre.

LA TROUSSE POUR LA FEMME ENCEINTE

À la trousse de base, ajoutez :

- ACTAEA RACEMOSA 5 CH associé à CAULOPHYLUM 5 CH : pour dilater le col au moment de l'accouchement.
- COLOCYNTHIS 5 CH : pour les spasmes et les contractions
- IPECA 5 CH : pour les nausées.
- SILICEA 9 CH : pour la déminéralisation accompagnée d'un manque de confiance en soi.

LA TROUSSE POUR LE SPORTIF

À la trousse de base, ajoutez :

- BRYONIA 5 CH : pour les articulations et les douleurs soulagées par l'immobilisation.
- RHUS TOXICODENDRON 5 CH : pour les douleurs soulagées par le mouvement.
- RUTA GRAVEOLENS 5 CH : pour les tendinites.

LA TROUSSE POUR LE PDG STRESSÉ

À la trousse de base et sans jamais oublier NUX VOMICA 5 CH, ajoutez :

- ANTIMONIUM CRUDUM 9 CH : pour les personnes qui compensent leur stress en grignotant et en fumant.
- ARGENTUM NITRICUM 9 CH : pour les personnes surchargées de travail qui n'ont jamais le temps de finir ce qu'elles ont commencé.

LA TROUSSE POUR LE SENIOR

À la trousse de base, ajoutez :

- ACTAEA RACEMOSA 9 CH : pour le senior qui alterne les problèmes psychiques aux maux physiques.
- ARSENICUM ALBUM 9 CH : pour l'anxiété et la peur de la mort.
- BARYTA CARBONICA 9 CH : pour l'abattement et la faiblesse, en cas d'hypertension.
- CALCAREA CARBONICA 9 CH, CALCAREA PHOSPHORICA 9 CH, CALCAREA FLUORICA 9 CH et SILICEA 9 CH : pour la déminéralisation.
- HYOSCYAMUS NIGER 9 CH : pour l'agitation délirante avec exhibitionnisme.
- LACHESIS 9 CH : pour la femme ménopausée anxieuse, insomniaque et qui parle beaucoup.
- LEDUM PALUSTRE 5 CH : pour les douleurs soulagées par le froid.
- SYMPHYTUM 9 CH : pour améliorer l'ossification en cas de fracture.

■ LA TROUSSE POUR L'ÉTÉ

À la trousse de base, ajoutez :

- DULCAMARA 5 CH : pour tous les troubles et douleurs déclenchés par l'humidité.
- PHOSPHORUS 5 CH associé avec CHINA RUBRA 5 CH et ARSENICUM ALBUM 5 CH : pour les diarrhées.

■ LA TROUSSE POUR L'HIVER

À la trousse de base, ajoutez :

- DULCAMARA 5 CH : pour tous les troubles et douleurs déclenchés par l'humidité.
- SERUM DE YERSIN 5 CH : pour les grippes et pathologies hivernales.

■ LA TROUSSE POUR LES VOYAGES

À la trousse de base, ajoutez :

- COCCULUS INDICUS 5 CH : pour le mal des transports amélioré par l'air confiné et le repos.
- TABACUM 5 CH : pour le mal des transports amélioré par l'air frais.
- PETROLEUM 5 CH : pour le mal des transports aggravé par l'odeur de l'essence mais amélioré en mangeant.
- VERATRUM ALBUM 5 CH : pour les pertes de connaissance et les faiblesses générales.

■ LA TROUSSE POUR LES PAYS TROPICAUX

À la trousse de base, ajoutez :

- BAPTISIA TINCTORIA 9 CH : pour les diarrhées qui déclenchent des angoisses et délires.
- RHODODENDRON 5 CH : pour tous les troubles et douleurs déclenchés par l'humidité chaude.
- PHOSPHORUS 5 CH : pour les diarrhées et les hémorragies.
- VERATRUM ALBUM 5 CH : pour les pertes de connaissance et les faiblesses générales.
- LEDUM PALUSTRE 5 CH : pour les piqûres de moustique.

■ LA TROUSSE POUR LES DENTS ET LA BOUCHE (La trousse du dentiste)

À la trousse de base, ajoutez :

- BORAX 5 CH : pour les muguets.

- CHAMOMILLA 9 CH : pour les douleurs accompagnées d'énervement et de diarrhées.
- CINA 5 CH : pour les grincements de dents dus aux vers.
- HEPAR SULFUR 5 CH : pour accélérer l'évacuation du pus d'un abcès.
- HEPAR SULFUR 15 CH : pour tarir le pus d'un abcès.
- HYPERICUM PERFORATUM 5 CH : pour les douleurs sur le trajet des nerfs.
- KREOSOTUM 5 CH : pour les dents noires et l'haleine fétide.
- LEDUM PALUSTRE 5 CH : pour les traumatismes après une extraction dont la douleur est soulagée par la glace.
- PYROGENIUM 5 CH : pour les infections.
- SILICEA 9 CH : pour les infections chroniques et les déminéralisations.
- STAPHYSAGRIA 5 CH : pour les cicatrisations après un acte de chirurgie.
- SYMPHYTUM 9 CH : pour améliorer l'ossification en cas de fracture.
- VACCINOTOXINUM 9 CH en association avec
  RHUS TOXICODENDRON 5 CH : pour l'herpès labial.

■ LA TROUSSE POUR LES ANIMAUX

À la trousse de base, ajoutez :

- BRYONIA 5 CH : pour les douleurs soulagées par le repos et la pression, aggravées par le mouvement et accompagnées d'une grande soif.
- CINA 5 CH : pour les verminoses.
- HEPAR SULFUR 5 CH : pour accélérer l'évacuation du pus d'un abcès.
- HEPAR SULFUR 15 CH : pour tarir le pus d'un abcès.
- HYPERICUM PERFORATUM 5 CH : pour les piqûres (épines, objets pointus...).
- LEDUM PALUSTRE 5 CH en association avec APIS MELLIFICA 5 CH : pour les piqûres de tiques ou d'insectes.
- PYROGENIUM 5 CH : pour les infections.
- STAPHYSAGRIA 5 CH : pour les coupures et les morsures.
- STAPHYSAGRIA 9 CH : pour les animaux angoissés par un maître trop autoritaire ou un événement choquant.
- SYMPHYTUM 9 CH : pour améliorer l'ossification en cas de fracture.

LES MÉDICAMENTS

Les principaux médicaments homéopathiques et leurs indications

LES MÉDICAMENTS UNITAIRES	
NOM	INDICATIONS
ACONITUM NAPELLUS *Voir pages : 92, 108, 118, 128, 131, 136, 153, 162, 177, 200, 207, 240*	• Très forte fièvre (40° ou au-delà) due à un coup de froid sec, sans transpiration • Insolation • Mal de tête brutal accompagné d'anxiété • Excitation ou panique (peur de la mort) avec rougeur et palpitations chez des personnes asthéniques
ACTAEA RACEMOSA *Voir pages : 94, 98, 110, 140, 159, 161, 166, 167, 186, 189, 217, 242*	• Règles douloureuses si la douleur est encore plus intense pendant les règles • Seins douloureux pendant les règles • Régulation du travail pendant l'accouchement • Douleurs cervicales (associer alors à ARNICA MONTANA) • Crampe (associer alors à CUPRUM METALLICUM) • Migraine du côté droit • Tendance à parler beaucoup en passant du coq à l'âne • Alternance entre douleurs physique et psychique : quand la personne se sent bien physiquement, c'est le psychisme qui est en panne ; et vice-versa

ACTAEA SPICATA *Voir page : 109, 114*	• Rhumatisme avec déformation des petites articulations • Douleurs des poignets, des mains et des doigts • Eczéma des mains
AESCULUS HIPPOCASTANUM *Voir pages : 35, 87, 138*	• Hémorroïdes congestives (grosses et rouges) • Varices
AETHUSA CYNAPIUM *Voir pages : 107, 126, 131*	• Intolérance au lait du nourrisson • Gastro-entérite du nourrisson • Déshydratation
AGARICUS MUSCARIUS *Voir pages : 50, 178, 181, 202, 205, 215*	• Tics du visage • Tremblements séniles • Certains troubles parkinsoniens • Spasmes de l'oeil • Engelures • Intoxication alcoolique
ALLIUM CEPA *Voir pages : 29, 30, 52, 92, 104, 121, 193*	• Rhume et éternuements quand ils sont aggravés dans une chambre chaude • Écoulement nasal aqueux avec irritation
ALOE *Voir pages : 88, 106, 138, 150*	• Hémorroïdes suintantes • Diarrhées aiguës et brûlantes • Incontinence des selles (phénomène de « tache-culotte »)
ALUMINA *Voir pages : 83, 91, 132, 137, 179, 196*	• Constipation • Ralentissement du transit • Sécheresse de la bouche et la peau • Déshydratation
AMBRA GRISEA *Voir pages : 117, 141, 171, 178, 181, 201*	• Trac • Émotivité avec crises de larmes fréquentes • Nervosité • Insomnie
AMMONIUM CARBONICUM *Voir pages : 75, 93, 171, 207*	• Rhino-pharyngite • Nez bouché • Asthme, toux au milieu de la nuit • Encombrement des bronches • Difficultés respiratoires

ANACARDIUM ORIENTALIS *Voir pages : 60, 65, 114, 124, 162, 165, 204, 210, 241*	• Eczéma, troubles cutanés *Quand les symptômes sont améliorés en mangeant :* • Fatigue intellectuelle, troubles de la mémoire • Anxiété • Mal de tête • Douleurs d'estomac • Sensation de faim qui rend agressif, boulimie • Obésité
ANAGALLIS ARVENSIS *Voir page : 103*	• Dermatose des mains ou des pieds
ANTIMONIUM CRUDUM *Voir pages : 64, 70, 106, 141, 151, 161, 164, 204, 215, 241, 242*	*Quand les symptômes sont accompagnés d'une langue blanche :* • Indigestion après un excès alimentaire • Verrue • Impétigo
ANTIMONIUM TARTARICUM *Voir pages : 52, 70, 75, 207*	*Quand les symptômes sont accompagnés d'une langue blanche :* • Expectoration difficile, apaisante une fois qu'elle est émise • Bronchite • Asthme
APIS MELLIFICA *Voir pages : 11, 18, 53, 57, 69, 73, 76, 77, 78, 79, 90, 95, 100, 101, 102, 107, 108, 119, 128, 134, 144, 145, 148, 158, 174, 176, 182, 191, 197, 211, 218, 240, 244*	• Conjonctivite • Œdème rosé soulagé par des applications froides (compresses, poche de glace…) *Quand les symptômes sont accompagnés d'un œdème brûlant et qui gonfle, et que le patient urine peu ou pas :* • Piqûre d'insecte • Coup de soleil • Brûlure superficielle • Urticaire • Allergie cutanée
ARALIA RACEMOSA *Voir pages : 69, 92, 206*	• Asthme en début de nuit • Toux déclenchée par la position allongée • Rhinite avec écoulement irritant, aggravée par le froid

ARGENTUM NITRICUM *Voir pages : 16, 18, 57, 59, 70, 83, 104, 107, 113, 115, 117, 122, 129, 133, 148, 156, 170, 177, 181, 184, 186, 190, 200, 210, 216, 219, 221, 232, 234, 236, 242*	*C'est le remède des gens pressés qui voudraient avoir terminé avant d'avoir commencé :* • Trac avec anticipation • Mal de tête, diarrhées, ballonnements, douleurs d'estomac avec parfois ulcération, quand ces symptômes sont dus à l'émotion ou à l'ingestion de sucreries • Angine • Laryngite
ARNICA MONTANA *Voir pages : 11, 17, 20, 21, 33, 59, 62, 67, 72, 73, 84, 86, 87, 94, 96, 97, 101, 108, 110, 112, 115, 116, 117, 119, 120, 123, 125, 130, 136, 140, 149, 150, 157, 159, 160, 161, 172, 173, 174, 178, 182, 186, 188, 195, 200, 240, 245, 273, 275*	• Coup, choc, bosse • Hématome, bleu • Contusions • Courbatures musculaires (chez les grippés, les sportifs, après un déménagement, etc.) quand même le lit paraît trop dur • Prévention des courbatures avant le ski ou une séance de sport • Choc psychique (après un décès, un accident, etc.)
ARSENICUM ALBUM *Voir pages : 15, 32, 35, 59, 70, 77, 82, 89, 100, 102, 106, 107, 113, 114, 129, 131, 132, 138, 139, 144, 162, 169, 175, 179, 196, 197, 198, 200, 207, 210, 215, 217, 218, 222, 232, 234, 236, 240, 242, 243, 274*	• Gastro-entérite due à une intoxication alimentaire avec nausées, vomissements, diarrhées, brûlures abdominales, et quand les symptômes sont améliorés par la chaleur locale (d'une bouillotte, par exemple), chez les personnes frileuses • Cystite • Mal de tête (amélioré à l'air frais) • Asthme (aggravé entre 1 h et 3 h du matin) chez un sujet anxieux et agité • Coryza • Eczéma sec et brûlant amélioré par la chaleur locale
ARUM TRIPHYLLUM *Voir pages : 118, 157, 158,*	• Laryngites douloureuses avec affection de la voix • Lèvres sèches et saignantes après avoir été mordillées

ASA FOETIDA *Voir pages : 48, 187, 202*	• Aérophagie avec flatulence générale • Spasmes avec douleurs dans le thorax • Reflux acides, régurgitations
AURUM METALLICUM *Voir pages : 16, 18, 111, 194, 197*	*Quand le sujet a le visage rouge et cuivré :* • Dépression avec parfois tentative de suicide (la consultation d'un médecin est dans ce cas obligatoire) • Infection des os des oreilles et du nez
AVIAIRE *Voir pages : 55, 69, 75, 77, 176, 213*	• Otites • Bronchite • Bronchiolite • Asthme • Suites de vaccination du BCG (si fièvre, toux, otite ou toute autre affection ORL)
BADIAGA *Voir page : 92, 149, 157, 207*	• Quintes de toux de type asthmatique, toux spasmodique • Laryngites • Coryza aqueux abondant (nez qui coule) • Panne sexuelle, impuissance
BAPTISIA TINCTORIA *Voir pages : 106, 131, 154, 243*	• Gastro-entérite • Grippe intestinale avec douleurs des globes oculaires • Pharyngite
BARYTA CARBONICA *Voir pages : 50, 57, 60, 61, 123, 165, 184, 188, 189, 190, 222, 232, 234, 236, 242*	• Enflement des amygdales • Angines • Ralentissement général physique, intellectuel et hormonal (retard de développement, lenteur intellectuelle, retard scolaire, règles en retard ou taries…)
BELLADONA *Voir pages : 30, 45, 50, 53, 57, 78, 85, 90, 95, 100, 102, 108, 125, 126, 128, 129, 133, 136, 146, 147, 152, 153, 161, 166, 174, 175, 182, 184, 192, 193,*	• Inflammations aiguës (rhinopharyngite, angine, otite) avec fièvre de 38 à 39° et transpiration, surtout chez l'enfant • Délire fébrile avec cauchemars • Bouffées de chaleur pendant la ménopause

197, 201, 208, 214, 240, 275	• Brûlure superficielle chaude, rouge et douloureuse (coup de soleil, début de panaris, etc.)
BENZOÏCUM ACIDUM *Voir pages : 99, 134*	• Cystite • Crise de goutte avec inflammation des petites articulations (orteil…)
BERBERIS VULGARIS *Voir pages : 81, 113, 151, 272, 273*	• Drainage du rein et du foie (à prendre en association avec d'autres draineurs hépatiques : SOLIDAGO, TARAXACUM…) • Insuffisance urinaire • Eczéma
BLATTA ORIENTALIS *Voir pages : 69, 75, 92, 207*	• Crise aiguë d'asthme • Bronchite • Bronchiolite • Toux • Allergies aux poussières de la maison, aux acariens, etc.
BORAX *Voir pages : 63, 216, 243*	• Aphtes • Vertiges
BOVISTA *Voir pages : 17, 103, 134, 139, 162, 189*	• Règles très abondantes avec possibilité de diarrhées • Syndrome prémenstruel (prise de poids, gonflement des seins avant les règles) • Saignement en milieu de cycle, au moment de l'ovulation • Mal de tête avec l'impression que le crâne augmente de volume • Rétention d'eau générale avec gonflement des doigts
BROMUM *Voir page : 70, 157, 206*	• Difficultés respiratoires améliorées en mer • Asthme amélioré en mer et aggravé dès le retour sur terre • Toux • Laryngite
BRYONIA *Voir pages : 12, 35, 50, 67, 73, 91, 97, 108, 119, 128, 132, 136, 137, 159, 160,*	*Quand le sujet a soif de grandes quantités d'eau* • Grippe, si le sujet se sent mieux au lit, immobile et au repos complet et

179, 195, 196, 206, 223, 242, 244, 274	soulagé en appuyant sur les parties douloureuses (tête, thorax…) • Bronchite, trachéite, soulagées par le repos et l'immobilité • Toux sèche et douloureuse, améliorée en appuyant sur le thorax
CACTUS GRANDIFLORUS	• Douleur d'angine de poitrine, avec l'impression que le thorax se resserre. Si la douleur persiste ou si elle est très intense, il est indispensable de consulter rapidement un médecin.
CALCAREA CARBONICA *Voir pages : 33, 64, 67, 79, 114, 130, 134, 140, 151, 166, 203, 208, 223, 241, 242*	• Eczéma du nourrisson, du cuir chevelu et des joues, accompagné d'une transpiration excessive • Spasmophilie • Obésité • Goutte chez l'adulte
CALCAREA FLUORICA *Voir pages : 67, 68, 73, 80, 87, 110, 119, 121, 130, 138, 159, 160, 164, 166, 185, 195, 242, 274*	• Entorses à répétition • Hyperlaxité ligamentaire • Ostéoporose • Scoliose, asymétrie de la colonne vertébrale • Varices, relâchement des veines
CALCAREA PHOSPHORICA *Voir pages : 67, 130, 166, 185, 241, 242*	• Troubles de la croissance chez l'enfant (amaigrissement, problèmes dentaires, douleurs dorsales, fatigue…) • Consolidation des fractures • Sensation d'écrasement du thorax
CALENDULA OFFICINALIS *Voir pages : 35, 46, 58, 64, 78, 86, 96, 103, 113, 133, 183, 194, 240*	*En pommade ou en lait :* • Brûlures • Plaies • Coupures • Inflammations et infections cutanées
CANDIDA ALBICANS *Voir pages : 103, 169, 180*	• Mycoses récidivantes
CANTHARIS *Voir pages : 53, 63, 78, 79, 81, 85, 95, 99, 139, 144, 218*	• Cystites « brûlantes » • Grosses brûlures avec cloque ou bulle • Herpès brûlant • Aphtes

CAPSICUM ANNUUM *Voir pages : 57*	• Début d'otite avec brûlure intense comme provoquée par du poivre et non soulagée par la chaleur • Pharyngite • Alcoolisme
CARBO VEGETABILIS *Voir page : 48, 70*	• Asthme • Ballonnements au-dessus du nombril, aérophagie, gaz • Début de coqueluche chez l'enfant
CAULOPHYLUM *Voir pages : 109, 140, 242*	• Accouchement, pour permettre une meilleure dilatation du col de l'utérus (en association ou en alternance avec ACTAEA RACEMOSA) • Rhumatismes des petites articulations
CAUSTICUM *Voir pages : 16, 81, 118, 120, 121, 151, 157, 215, 271*	• Laryngite, extinction de voix • Incontinence pendant l'effort, le rire ou en toussant • Verrues sous les ongles • Rhumatisme paralysant aggravé par temps sec, qui empêche le malade de bouger et le laisse recroquevillé sur lui-même
CHAMOMILLA *Voir pages : 89, 106, 109, 110, 123, 126, 128, 171, 183, 206, 241, 244, 274*	• Poussées dentaires douloureuses chez le nourrisson, provoquant colère, coliques, diarrhées verdâtres ou fièvre avec une joue chaude et rouge et l'autre froide et blanche. Les symptômes sont soulagés par les mouvements passifs (bus, voiture, train, …) • Douleurs insupportables • Caractère hypersensible, coléreux, insatisfait
CHELIDONIUM MAJUS *Voir pages : 34, 151, 205, 272*	• Troubles de la digestion dus au foie • Hépatite avec atteinte du lobe droit du foie • Drainage du foie (en association avec CARDUUS MARIANUS pour le drainage du lobe gauche et TARAXACUM pour le drainage du lobe médian)

CHINA RUBRA *Voir pages : 17, 48, 56, 66, 74, 89, 105, 124, 127, 128, 131, 136, 153, 187, 193, 194, 208, 240, 243, 264, 274*	• Fatigue après une fièvre, une hémorragie, une gastro-entérite et toute perte de liquide biologique (sueurs, diarrhées, vomissements, éjaculations fréquentes…) • Fièvre intermittente • Ballonnements de tout l'abdomen
CHOLESTERINUM *Voir page : 272*	• Gérontoxon (tache blanche sur l'iris) • Cholestérol élevé
CICUTA VIROSA *Voir page : 202*	• Spasmes • Épilepsie
CINA *Voir pages : 102, 205, 214, 244*	• Énurésie (pipi au lit) • Maux de ventre périodiques et nervosité dus à la présence de vers chez les enfants • Démangeaisons de l'anus et du nez, liées à la présence de vers et aggravés lors de la pleine lune • Irritabilité de l'enfant
CINNABARIS *Voir pages : 172, 198*	• Sinusite frontale avec douleurs brûlantes • Rhinite
COCA *Voir pages : 62, 163*	• Mal des montagnes : insomnies, maux de têtes, anxiéte, difficultés respiratoires…
COCCULUS INDICUS *Voir pages : 62, 216, 243*	• Mal des transports amélioré par le repos et la chaleur • Nausées de la grossesse • Insomnies dues à un surmenage ou au décalage horaire • Vertiges, soulagés par le repos
COCCUS CACTI *Voir page : 206, 274*	• Toux de la coqueluche • Trachéite
COFFEA CRUDA *Voir pages : 116, 122, 200*	• Difficultés à s'endormir • Excitation intellectuelle avec afflux de pensées • Insomnie après une bonne nouvelle ou à la pensée d'un événement heureux (bons résultats scolaires, Noël pour les enfants…) • Hyperthyroïdie

COLCHICUM AUTUMNALE *Voir pages : 109, 134*	• Crise de goutte douloureuse • Douleurs des petites articulations (doigts, orteils…)
COLIBACILLINUM *Voir pages : 79, 100, 139*	• Infection urinaire à colibacilles • Dépression et fatigue chez les personnes qui souffrent de cystites à répétition
COLLINSONIA CANADENSIS *Voir pages : 87, 91, 138*	• Hémorroïdes douloureuses chez la femme enceinte • Constipation avec hémorroïdes qui saignent facilement
COLOCYNTHIS *Voir pages : 79, 89, 98, 147, 188, 195, 201, 241, 242*	*Quand les symptômes sont aggravés par l'humiliation :* • Coliques (néphrétiques, intestinales, hépatiques…) • Règles douloureuses, douleurs abdominales soulagées par la pression ou en étant plié en deux • Sciatique
CONIUM MACULATUM *Voir pages : 185, 189, 216*	• Vertiges • Douleur et atrophie des seins chez les femmes qui n'ont pas d'activité sexuelle • Kyste dur et douloureux au sein (ce symptôme nécessite une consultation médicale obligatoire pour ne pas risquer de retarder le diagnostic éventuel d'un cancer du sein)
CORALLIUM RUBRUM *Voir page : 207*	*Quand le sujet a le visage rouge :* • Quintes de toux spasmodique allant jusqu'au vomissement
CROTON TIGLIUM *Voir pages : 114, 143*	• Eczéma des parties génitales • Herpès des organes génitaux
CUPRUM METALLICUM *Voir pages : 69, 75, 77, 89, 98, 101, 115, 145, 202, 205, 223, 245, 274*	• Crampes des sportifs et des personnes âgées • Convulsions • Spasmes • Tics • Spasmophilie • Hoquet • Crise d'asthme avec spasmes et suffocation, quand le visage devient bleu

DIOSCOREA VILLOSA *Voir pages : 79, 94, 110, 195*	• Douleurs spasmodiques de type colite aggravées en extension • Sciatique soulagée à l'étirement
DROSERA *Voir pages : 32, 39, 69, 75, 206, 274*	• Quintes de toux nocturnes • Crise d'asthme • Coqueluche • Bronchite
DULCAMARA *Voir pages : 15, 57, 70, 92, 108, 118, 172, 215, 243*	• Rhino-pharyngite, nez bouché, ganglions, angines, rhumatismes, difficultés respiratoires… survenant par temps humide, après la pluie ou à proximité d'un milieu aquatique (mer, lac, rivière…)
EUPATORIUM PERFOLIATUM *Voir pages : 97, 111, 136, 200, 275*	• Grippe accompagnée de douleur au niveau des globes oculaires, améliorée quand le malade est couché ou reste immobile
EUPHRASIA *Voir pages : 29, 30, 52, 90, 92, 121, 125, 193*	• Conjonctivite • Rhume avec inflammation des yeux et le nez qui coule comme de l'eau
FERRUM PHOSPHORICUM *Voir pages : 56, 75, 93, 175, 206, 241, 261*	*Quand les symptômes sont accompagnés d'une fièvre de 38 a 39° et d'un visage pâle :* • Trachéite • Bronchite • Rhino-pharyngite • Otite (en association avec MERCURIUS DULCIS)
FLUORICUM ACIDUM *Voir pages : 16, 87*	• Varices • Ulcères variqueux
FOLLICULINUM *Voir pages : 32, 47, 82, 145, 147, 162, 168, 188, 189*	*Quand les symptômes apparaissent avant les règles et disparaissent à leur arrivée :* • Syndrome prémenstruel (gonflement douloureux des seins, douleurs abdominales, rétention d'eau, mal de tête) • Herpès, bouton de fièvre, acné
FORMICA RUFA *Voir pages : 18, 79, 99, 139*	• Cystites à répétition avec brûlures et urine malodorante • Excès d'acide urique

FSH (Folliculo Stimuline Hormone) *Voir page : 166*	• Bouffées de chaleur de la ménopause
GELSEMIUM *Voir pages : 33, 59, 61, 62, 83, 97, 107, 108, 111, 116, 120, 123, 128, 136, 140, 141, 153, 165, 170, 173, 176, 177, 180, 188, 190, 193, 199, 211, 217, 224, 240, 275*	• Fièvre avec maux de tête et prostration, sans sensation de soif malgré la température, soulagée par l'immobilité • Trac • Anxiété et trous de mémoire dus au trac
GLONOÏNUM *Voir pages : 147, 153, 161, 166, 176, 192*	• Bouffée de chaleur • Palpitations • Mal de tête avec rougeur du visage et tempes battantes • Douleurs thoraciques • Hypertension
GRAPHITES *Voir pages : 50, 61, 65, 83, 85, 91, 98, 99, 102, 113, 132, 166, 173, 179, 188, 215*	• Eczéma (derrière les oreilles, dans les plis de la peau…) avec écoulement comme du miel • Verrues autour des ongles • Constipation • Règles en retard et bouffées de chaleur avant la ménopause • Cicatrices proéminentes « en relief » (chéloïdiennes)
HAMAMELIS *Voir pages : 86, 87, 127, 138, 192, 273*	• Tonique veineux • Varices • Hémorroïdes
HEKLA LAVA *Voir pages : 68, 73*	• Excroissance osseuse (bosse du stylo chez les écoliers, petites boules sur les mains des personnes âgées) • Arthrose
HELONIAS *Voir page : 168, 180*	• Pertes blanches • Drainage des muqueuses vaginales lors d'une infection microbienne et/ou par des champignons
HEPAR SULFUR *Voir pages : 45, 48, 82, 144, 174, 175, 198, 244*	*En dilution de 4 CH :* • Évacuation du pus d'un abcès *En dilution de 7/9 CH :* • Régulation de l'évacuation du pus

	• Abcès dentaire (à prendre en association avec PYROGENIUM) • Infection purulente de l'oreille ou des sinus *En dilution de 15/30 CH :* • Après l'évacuation du pus
HISTAMINUM *Voir pages : 52, 53, 90, 92, 93, 95, 102, 211*	• Toutes les allergies
HYDRASTIS *Voir pages : 30, 35, 90, 92, 168, 180*	• Rhinite, sinusite, pharyngite, bronchite, laryngite, avec sécrétions jaunes et visqueuses • Troubles hépatiques avec constipation
HYOSCYAMUS NIGER *Voir pages : 32, 123, 146, 178, 206, 224, 242, 257, 274*	• Agitation des enfants au coucher • Toux nocturne survenant dès que le sujet est couché • Hallucinations accompagnées d'exhibitionnisme chez les personnes âgées
HYPERICUM PERFORATUM *Voir pages : 46, 85, 94, 110, 112, 140, 173, 182, 197, 244*	• Douleur lancinante sur une terminaison nerveuse (dents, coccyx, doigts…) • Névralgie • Douleur après tout type de piqûre
HYPOTHALAMUS *Voir page : 65, 272*	• Obsessions, idées fixes • Hyperthyroïdie • Sensation de faim (dans le cadre d'un régime…)
IGNATIA AMARA *Voir pages : 59, 64, 83, 108, 116, 120, 138, 146, 161, 162, 163, 169, 173, 176, 177, 202, 204, 205, 224, 232, 234, 236, 240, 272*	• Spasmophilie • Hyperexcitabilité par le bruit, la lumière, les odeurs… • Hyperémotivité occasionnant des symptômes très changeants améliorés par la distraction et aggravés par l'ennui (troubles paradoxaux)
INFLUENZINUM *Voir pages : 18, 135, 268, 271*	• Prévention de la grippe • Grippe • Fatigue après une grippe ou après un vaccin contre la grippe

IODUM *Voir pages : 16, 55, 105*	• Dysfonctionnement de la thyroïde avec amaigrissement et sensation de chaleur • Dépression due à une émotion • Spasmophilie • Hyperactivité • Ganglions
IPECA *Voir pages : 71, 75, 77, 105, 106, 138, 161, 169, 207, 242, 274*	*Quand la langue est propre et rose :* • Nausées et vomissements aggravés après avoir vomi • Toux spasmodique d'abord sèche puis devenant grasse et accompagnée de nausées • Crise d'asthme
IRIS VERSICOLOR *Voir pages : 126, 129, 138, 158, 164, 186, 210*	• Brûlure du tube digestif depuis la bouche jusqu'à l'anus • Reflux gastrique
KALIUM BICHROMICUM *Voir pages : 29, 30, 57, 90, 93, 113, 133, 194, 198, 210*	• Rhinite avec écoulement épais et croûtes • Sinusite avec douleur en point • Angine • Ulcère de l'estomac avec brûlures et douleur sans irradiation (en point)
KALIUM BROMATUM *Voir pages : 47, 82, 117, 122, 165, 170*	• Agitation anxieuse chez l'enfant (retard scolaire, terreurs nocturnes, somnambulisme…) avec mouvement permanent des mains • Troubles de la mémoire dus à une fatigue nerveuse • Acné
KALIUM CARBONICUM *Voir pages : 32, 49, 70, 75, 90, 124, 191, 200, 207, 217*	• Aérophagie • Crise d'asthme nocturne entre 2 h et 4 h du matin • Insuffisance respiratoire avec fatigue, soulagée quand le sujet est assis, les coudes posés sur les genoux • Œdème à l'angle interne des paupières • Fatigue • Vieillissement

KALIUM MURIATICUM *Voir pages : 74, 175*	• Otite séreuse
KALIUM PHOSPHORICUM *Voir pages : 55, 61, 85, 110, 124, 137, 149, 162, 165, 190, 241*	• Fatigue après une activité intellectuelle ou sexuelle • Troubles de la mémoire • Impuissance
KALMIA LATIFOLIA *Voir page : 195, 218*	• Douleur violente due à une sciatique ou le long des nerfs partant de la colonne vertébrale • Zona
KREOSOTUM *Voir pages : 80, 110, 180, 197, 244*	• Gencives saignantes • Carie dentaire • Pertes vaginales malodorantes et brûlantes
LAC CANINUM *Voir page : 168, 188*	• Syndrome prémenstruel (gonflement douloureux des seins) • Migraine de droite à gauche et de gauche à droite
LACHNANTES TINCTORIA *Voir pages : 94, 186*	• Torticolis • Douleur cervicale
LACHESIS *Voir pages : 16, 18, 32, 49, 58, 60, 64, 72, 86, 105, 122, 154, 155, 156, 158, 167, 168, 170, 187, 189, 192, 194, 195, 198, 204, 217, 225, 232, 234, 236, 242*	• Ménopause • Retard des règles • Jalousie chez les personnes abusant de l'alcool • Tendance à parler sans arrêt • Latéralité de tous les maux à gauche (le patient a toujours mal du même côté : une migraine gauche, une angine gauche, une douleur au sein gauche, une sciatique gauche… aggravés par tout ce qui peut serrer : une ceinture, un col roulé, un soutien-gorge…) • Insomnies avec rêves de serpents, de morts, de cimetière…
LEDUM PALUSTRE *Voir pages : 72, 73, 94, 101, 107, 116, 119, 135, 172, 182, 242, 243, 244*	• Piqûres d'insectes • Crise de goutte • Chocs soulagés par ce la glace (œil au beurre noir…)

LILIUM TIGRINUM *Voir pages : 99, 103, 114*	• Sensation de pesanteur des organes génitaux • Cystite avec besoin constant d'uriner • Comportement hystérique
LUESINUM *Voir pages : 16, 18, 111, 154, 160, 196, 200, 205*	*Quand les symptômes sont aggravés à la montagne :* • Douleur osseuse aggravée la nuit • Arthrite • Phobie des microbes • Ulcération générale
LYCOPODIUM *Voir pages : 48, 58, 84, 124, 134, 139, 143, 150, 156, 161, 165, 167, 171, 195, 201, 211, 216, 225, 232, 234, 236*	• Problème digestif avec gaz et vomissements chez une personne vite rassasiée • Distension abdominale dès le début du repas obligeant à desserrer la ceinture • Maux de têtes liés à des troubles digestifs • Urticaire • Vieillissement prématuré (cheveux blancs, fatigue…) • Impuissance • Latéralité des tous les maux à droite (le patient a toujours mal du même côté : une migraine droite, une angine droite, une douleur au sein droit, au foie, une sciatique droite, une douleur au testicule droit…)
MAGNESIA PHOSPHORICA *Voir pages : 79, 89, 98, 107, 110, 115, 145, 188, 201, 202, 241*	• Spasmophilie • Crampes • Règles douloureuses • Coliques et diarrhées soulagées plié en deux et par la pression
MANGANUM METALLICUM *Voir pages : 118, 125, 178*	• Irritation de l'appareil respiratoire • Aphonie, enrouement • Tremblements • Parkinson
MEDORRHINUM *Voir pages : 18, 70, 93, 126, 215*	• Rhumatismes améliorés en bord de mer • Asthme amélioré en bord de mer

	• Infections génitales à répétition • Fesses rouges du nourrisson • Rhino-pharyngites chroniques • Verrue • Dépression
MELATONINUM *Voir pages : 62, 200*	• Décalage horaire • Difficultés d'endormissement • Réveils nocturnes • Troubles de l'humeur
MERCURIUS BI-IODATUS *Voir page : 58*	*Quand la langue est blanche :* • Inflammation des amygdales à gauche • Angine blanche à gauche
MERCURIUS CORROSIVUS *Voir pages : 58, 64, 88, 90, 99, 106, 129, 133, 169, 180, 194, 215*	• Angine à crypte, blanche et sanguinolente, avec ulcération • Cystite avec urines sanguinolentes
MERCURIUS CYANATUS *Voir page : 58*	• Mal de gorge • Angine de type diphtérique avec voile du palais (en association avec un traitement allopathique)
MERCURIUS DULCIS *Voir pages : 74, 175, 241, 255*	• Otite (en association avec FERRUM PHOSPHORICUM) • Troubles de la trompe d'Eustache
MERCURIUS PROTO-IODATUS *Voir pages : 57, 58*	• Inflammation des amygdales à droite • Angine
MERCURIUS SOLUBILIS *Voir pages : 16, 18, 29, 30, 57, 63, 90, 92, 106, 107, 133, 155, 160, 164, 165, 177, 180, 184, 190, 197, 208, 225, 232, 234, 236, 240, 275*	• Rhino-pharyngites, angines blanches • Aphtes • Hypersalivation • Langue blanche avec l'empreinte des dents • Mauvaise haleine • Pertes de mémoire • Tremblements • Agitation la nuit
MEZEREUM *Voir pages : 101, 143, 214, 218*	• Herpès avec sécrétion sirupeuse et épaisse • Zona • Démangeaisons

MILLEFOLIUM *Voir page : 194*	• Saignements de nez
MORBILLINUM *Voir pages : 192, 212*	• Suites de rougeole ou de vaccination contre la rougeole • Rougeole (en association avec BELLADONA)
MOSCHUS *Voir pages : 117, 178*	• Malaise ou évanouissement après une émotion • Tremblements • Hystérie, nymphomanie • Excitation sexuelle
MURIATICUM ACIDUM *Voir pages : 53, 88, 95, 158, 209*	• Allergie au soleil • Brûlures de la peau • Brûlures digestives • Hémorroïdes ulcérées
MYRISTICA *Voir page : 45*	*C'est le « bistouri de l'homéopathe », il facilite la percée des :* • Abcès, panaris
NATRUM CARBONICUM *Voir pages : 119, 153*	• Entorses à répétition • Intolérance à la chaleur et à la lumière solaire avec diarrhées et fatigue • Insolation
NATRUM MURIATICUM *Voir pages : 16, 18, 47, 55, 65, 66, 70, 91, 108, 113, 123, 132, 137, 139, 144, 145, 155, 158, 162, 170, 179, 180, 196, 198, 211, 226, 232, 234, 236, 241*	• Amaigrissement du haut du corps après une maladie infectieuse malgré un bon appétit, surtout pour les aliments salés • Constipation • Dépression due à un chagrin d'amour avec repli sur soi-même • Acné, herpès, urticaire, eczéma récidivant • Fissure de la lèvre supérieure
NATRUM SULFURICUM *Voir pages : 15, 65, 70, 71, 76, 77, 81, 120, 134, 139, 148, 162, 166, 189, 191, 217, 272, 273, 274*	• Colite chronique avec diarrhées • Bronchite chronique aggravée par l'humidité • Suites de traumatisme crânien • Rétention d'eau généralisée
NITRICUM ACIDUM *Voir pages : 63, 112, 129, 132, 144, 158, 194, 215, 274*	• Aphte • Verrue fissurée • Fissure de la commissure des lèvres • Fissure anale

NUX MOSCHATA	• Somnolence avec tendance aux malaises et aux évanouissements
NUX VOMICA *Voir pages : 15, 29, 34, 49, 62, 63, 70, 83, 88, 91, 93, 105, 109, 140, 141, 142, 143, 145, 146, 148, 149, 151, 154, 155, 164, 170, 171, 174, 197, 200, 201, 204, 205, 210, 213, 226, 233, 235, 237, 240, 242, 275*	• Indigestion après un excès de table et d'alcool • Somnolence après les repas • Prévention de la gueule de bois • Distension abdominale en fin de repas obligeant à desserrer la ceinture • Constipation avec faux besoins • Hémorroïdes • Rhume des foins, quand le nez coule dans la journée et est bouché la nuit • Insomnie aggravée par les soucis
OPIUM *Voir pages : 62, 91, 109, 120, 122, 140, 143, 174, 200*	• Constipation • Absence de douleur et de désir • Insomnie après une émotion • Somnolence en journée suivie d'excitation la nuit • Coma
PAEONIA *Voir pages : 88, 129, 274*	• Hémorroïdes suintantes • Fistule anale
PARATYPHOÏDINUM B *Voir pages : 106, 153*	• Diarrhée rebelle à la suite d'une intoxication alimentaire • Colite chronique avec diarrhées
PAREIRA BRAVA *Voir page : 100*	• Infection urinaire • Drainage rénal (en basse dilution)
PERTUSSINUM *Voir pages : 18, 207, 212*	• Toux de type coqueluche • Toux rebelle
PETROLEUM *Voir pages : 98, 102, 114, 132, 158, 163, 169, 243*	• Eczéma et crevasses provoqués par des hydrocarbures (essence, gasoil…), aggravés par le froid • Mal des transports soulagé en mangeant • Vomissements
PHENOBARBITALUM *Voir pages : 102, 210*	• Démangeaisons, urticaire, prurit, après avoir mangé des crustacés • Drainage suite à une prise de barbituriques

PHOSPHORICUM ACIDUM *Voir pages : 61, 85, 111, 124, 149, 165, 179, 190, 217*	• Dépression à la suite d'un souci ou d'un chagrin • Fatigue nerveuse • Perte de mémoire chez la personne âgée comme chez l'étudiant • Douleurs osseuses pendant la croissance • Chute des cheveux
PHOSPHORUS *Voir pages : 16, 55, 56, 105, 110, 118, 125, 131, 133, 142, 143, 149, 154, 169, 187, 193, 194, 216, 227, 233, 235, 237, 241, 243*	• Tous les saignements ou hémorragies : saignements de nez, préparation aux opérations chirurgicales… (en association avec CHINA RUBRA) • Hépatite virale avec dysfonctionnement du foie • Vertiges chez les personnes âgées • Aphonie (perte de la voix), enrouement, aggravés le soir • Problèmes pulmonaires (la prescription et la prise de PHOSPHORUS est dans ce cas du ressort d'un homéopathe)
PHYTOLACCA *Voir pages : 57, 58, 64, 133, 184, 189, 194, 275*	• Angines rouges (associé à CALENDULA, peut être utilisé en bain de bouche) • Seins douloureux avant les règles
PLATINA *Voir pages : 91, 103, 201, 219, 227, 233, 235, 237*	• Spasmes • Constipation en voyage • Allergie au platine • Effets secondaires de certains traitements anti-cancéreux • Grande excitation sexuelle chez la femme
PLUMBUM *Voir pages : 91, 111, 148, 178*	*Quand les douleurs sont intensifiées par le mouvement et soulagées par la pression :* • Constipation avec spasmes et douleurs dans le ventre • Hypertension artérielle • Parkinson raide (à associer à un traitement anti-parkinsonien classique)

PODOPHYLLUM PELTATUM *Voir page : 49, 89, 105*	• Diarrhées abondantes et liquides en jet • Ballonnements
POLLENS *Voir pages : 52, 92*	• Allergies respiratoires • Rhume des foins • Allergie aux pollens
POUMON HISTAMINE *Voir pages : 52, 69, 93, 206*	• Toutes les réactions allergiques, particulièrement les allergies respiratoires et l'asthme
PSORINUM *Voir pages : 18, 102, 114, 164, 168, 211, 214, 217*	• Migraines • Dépression • Prurit, éruptions cutanées, mycoses (aggravés par la chaleur du lit et par l'eau) • Parasitose • Peau d'apparence malpropre
PULSATILLA *Voir pages : 12, 16, 29, 50, 51, 76, 87, 90, 92, 108, 120, 122, 168, 169, 180, 189, 192, 228, 233, 235, 237, 273*	*Quand le sujet est frileux mais qu'il ne supporte pas une chambre trop chaude et que ses symptômes sont soulagés par l'air frais :* • Rhumes avec écoulements non irritants • Rhino-pharyngites avec écoulements non irritants • Yeux rouges et larmoyants non irrités • Bronchites • Engelures • Sécrétions vaginales non irritantes • Règles perturbées, en retard ou peu abondantes • Circulation veineuse ralentie, hémorroïdes (soulagées par la marche lente ou le vélo) • Pleurs (taris par la consolation apportée par une personne aimée)
PYROGENIUM *Voir pages : 45, 46, 47, 48, 75, 112, 129, 144, 152, 164, 175, 182, 198, 244, 257*	• Fièvre importante dans une maladie infectieuse

RADIUM BROMATUM *Voir pages : 62, 84, 85, 102*	• Rhumatismes, soulagés par le mouvement continu • Démangeaisons • Cicatrices • Suites d'irradiations (traitement par rayons ou radiothérapie, radiographies répétées) • Chutes de poils ou de cheveux • Asthénie
RANUNCULUS BULBOSUS *Voir page : 217*	• Douleurs intercostales • Zona intercostal
RAPHANUS SATIVUS *Voir page : 49, 174*	• Ballonnements, gaz et constipation après une opération
RHEUM *Voir pages : 89, 106*	• Diarrhées acides et brûlantes
RHODODENDRON *Voir pages : 107, 162, 243*	• Rhumatismes et névralgies aggravés par temps orageux ou par temps chaud et humide
RHUS TOXICODENDRON *Voir pages : 12, 15, 62, 68, 97, 108, 118, 119, 122, 136, 143, 157, 159, 170, 200, 213, 218, 228, 242, 244*	• Rhumatismes et douleurs (aggravés par l'humidité froide et soulagés par le mouvement) • Grippe (soulagés par le mouvement et aggravés la nuit) *Affections virales :* • Herpès, zona, varicelle
RICINUS COMMUNIS *Voir page : 50, 51, 105*	• Engorgement des seins après l'accouchement • Inflammation de l'estomac et des intestins • Diarrhée
ROBINIA *Voir pages : 138, 164, 169, 187, 210*	• Régurgitations et vomissements acides
RUMEX CRISPUS *Voir page : 102, 157, 206*	• Irritation de la gorge et des voies respiratoires en contact avec de l'air froid • Quintes de toux • Démangeaisons au moment de se déshabiller

RUTA GRAVEOLENS *Voir pages : 94, 112, 116, 119, 125, 160, 242*	• Entorse, luxation, traumatisme des ligaments (souvent associé à ARNICA MONTANA) • Fatigue oculaire, difficultés d'accommodation
SABADILLA *Voir pages : 52, 93, 121*	• Rhume des foins avec éternuements répétés et en salve, démangeaisons du palais • Asthme provoqué par une allergie aux pollens
SABAL SERRULATA *Voir page : 100, 184*	• Troubles urinaires lies à des problèmes de la prostate • Pesanteur pelvienne
SABINA *Voir pages : 127, 187, 215*	• Règles abondantes douloureuses de sang rouge • Verrues de la région génitale
SAMBUCUS NIGRA *Voir pages : 69, 93, 157, 171, 201*	• Laryngite chez l'enfant • Crise d'asthme accompagnée de suffocation • Nez bouché • Coqueluche
SANGUINARIA CANADENSIS *Voir page : 166, 167*	• Migraines à droite, et migrant de droite à gauche • Bouffées de chaleur de la ménopause
SECALE CORNUTUM *Voir pages : 98, 127, 166, 188*	• Artérites et crampes des jambes • Règles douloureuses au moment de la ménopause, avec sang noir et caillots • Maladie de Raynaud
SELENIUM *Voir pages : 47, 82, 83, 84, 124, 149*	• Acné • Fatigue et faiblesse dues à un excès de travail • Chute des cheveux
SENNA *Voir page : 89, 106*	• Crise d'acétone chez l'enfant • Diarrhée
SEPIA *Voir pages : 12, 18, 32, 39, 60, 87, 100, 108, 113, 121, 122, 139, 140, 162, 167, 170, 171, 181, 184, 188,*	• Hémorroïdes avec pesanteurs • Syndrome prémenstruel, nausées de la grossesse, bouffées de chaleur de la ménopause • Cystite à colibacilles (selon les cas,

204, 219, 229, 233, 235, 237	le médecin pourra l'associer ou non à un traitement antibiotique) • Dépression à la ménopause ou après l'accouchement (le sujet s'isole dans son mutisme, il fait tout par devoir et non par goût) • Taches sur le visage, masque de grossesse chez la femme enceinte • Eczéma • Nausées en se lavant les dents
SERUM ANTICOLIBACILLAIRE *Voir pages : 79, 100, 139*	• Cystite • Infection urinaire
SERUM DE YERSIN *Voir pages : 135, 243*	• Prévention de la grippe chez les personnes sensibles et immunodéprimées • Traitement de la grippe (à associer avec INFLUENZINUM et THYMULINE)
SILICEA *Voir pages : 46, 55, 65, 66, 67, 80, 85, 110, 112, 124, 130, 137, 160, 162, 165, 166, 173, 175, 182, 185, 198, 208, 213, 217, 229, 233, 235, 237, 242, 244*	• Rachitisme et amaigrissement chez l'enfant • Troubles de l'ossification : fracture, ostéoporose… (en association avec SYMPHYTUM, ARNICA MONTANA et des SELS DE SCHUESSLER) • Suites de vaccination et notamment le BCG • Orgelets, furoncles, acné, quand ils sont accompagnés de suppuration • Suppurations chroniques
SOLIDAGO *Voir pages : 151, 250, 272*	• Drainage du foie, de la vésicule et du rein
SPIGELIA *Voir page : 168, 176*	• Migraine gauche • Névralgie faciale gauche • Palpitations, troubles du rythme cardiaque
SPONGIA TOSTA *Voir page : 157, 207, 274*	• Laryngite aiguë chez l'enfant • Coqueluche • Toux semblable à celle de la coqueluche

STAPHYLOCOCCINUM *Voir pages : 18, 46, 47, 82, 114, 144, 152, 174*	• Infection causée par un staphylocoque • Acné • Eczéma infecté, furoncle
STAPHYSAGRIA *Voir pages : 46, 64, 84, 85, 94, 96, 100, 112, 114, 120, 140, 141, 147, 150, 151, 155, 171, 173, 175, 181, 188, 190, 201, 219, 229, 233, 235, 237, 241, 244*	• Cystite provoquée par les rapports sexuels • Orgelet • Eczéma du cuir chevelu et de la figure avec démangeaisons • Coupure provoquée par un objet tranchant (couteau, bistouri après une opération chirurgicale, etc.) • Troubles psychiques après une colère rentrée ou une vexation
STICTA PULMONARIA *Voir pages : 172, 198, 206*	• Toux sèche • Sinusite frontale • Rhume avec nez bouché malgré les éternuements
STRAMONIUM *Voir pages : 122, 125, 128, 146, 154, 155, 171, 178, 198, 241*	• Délire dû à une très forte fièvre • Terreurs nocturnes et délires furieux chez l'enfant
STREPTOCOCCINUM	• Infection à streptocoque (peut être associé à un antibiotique, dans le cas de streptocoque hémolytique)
SULFUR *Voir pages : 14, 15, 32, 45, 47, 48, 52, 65, 68, 69, 75, 77, 82, 93, 101, 102, 104, 114, 144, 148, 152, 160, 166, 174, 175, 192, 193, 198, 200, 206, 208, 211, 230, 233, 235, 237, 244, 257*	*Ce médicament ne devrait être prescrit que par un homéopathe car il peut provoquer l'aggravation de certains symptômes :* • Dermatoses aggravées par l'eau et la chaleur (acné, eczéma, furoncle, herpès, psoriasis, etc.) • Problèmes cutanés alternant avec des troubles intestinaux et digestifs ou avec de l'asthme (quand il y a dermatose, les manifestations digestives ou l'asthme sont atténués et vice-versa) • Orgelet • Bouffées de chaleur chez une personne congestive

SULFURICUM ACIDUM *Voir pages : 16, 50, 88, 132, 154, 186, 205, 210*	• Brûlures d'estomac avec reflux acide • Alcoolisme
SULFUR IODATUM *Voir pages : 47, 68, 93, 193*	• Rhino-pharyngites à répétition • Acné juvénile • Poussée d'arthrose, rhumatismes
SYMPHYTUM *Voir pages : 67, 111, 130, 242, 244*	• Consolidation de fracture • Douleurs osseuses
TABACUM *Voir pages : 17, 71, 76, 138, 157, 163, 169, 204, 207, 243*	• Mal des transports soulagé par l'air frais • Nausées de la grossesse • Désaccoutumance tabagique • Toux nauséeuse avec vertiges, aggravée par la fumée ou par la cigarette
TARAXACUM *Voir pages : 34, 250, 252*	• Drainage du rein et du foie, surtout concernant le lobe médian • Diurétique
TARENTULA CUBENSIS *Voir page : 46, 182*	• Piqûres d'insectes • Infections sans élimination, avec des extrémités douloureuses, rouges ou cuivrées à bleues
TARENTULA HISPANA *Voir pages : 122, 171*	• Excitation des enfants instables • Enfant hyperactif et touche-à-tout, qui n'arrive pas à fixer son attention en milieu scolaire
TEUCRIUM MARUM *Voir page : 183*	• Polype du nez
THERIDION *Voir pages : 146, 178*	• Hypersensibilité au bruit
THUYA OCCIDENTALIS *Voir pages : 15, 17, 65, 66, 71, 74, 81, 83, 84, 127, 139, 148, 156, 160, 183, 184, 191, 193, 201, 205, 212, 213, 215, 217, 230, 233, 235, 237, 240, 272, 273*	• Troubles de la prostate • Polype de la vessie • Verrue • Dépression avec idées fixes • Suites de vaccinations • Cellulite, rétention d'eau des membres postérieurs

THYMULINE *Voir pages : 93, 135, 268*	• Rhino-pharyngites à répétition • Prévention ou traitement de la grippe (à associer à INFLUENZINUM) • Mononucléose infectieuse • Diminution des défenses immunitaires
TUBERCULINUM RESIDUUM *Voir page : 68*	• Arthrose avec raideur • Maladie de Dupuytren (rétractation des tendons de la main) - à associer à CAUSTICUM
URTICA URENS *Voir pages : 53, 78, 101, 211*	• Urticaire suite à une intoxication alimentaire • Allergies avec urticaire
VACCINOTOXINUM *Voir pages : 143, 144, 213, 214, 218, 244*	• Crise d'herpès • Zona • Varicelle
VALERIANA *Voir pages : 108, 117*	• Hypersensibilité aux émotions • Douleurs violentes accompagnées de spasmes
VERATRUM ALBUM *Voir pages : 89, 106, 153, 241, 243*	• Diarrhée très abondante • Diarrhées et vomissements avec sueurs et perte de connaissance • Hémorragies, saignements • Baisse de tension
VIPERA REDII *Voir pages : 18, 87, 174*	• Jambes lourdes, améliorées lorsqu'elles sont relevées et aggravées quand elles pendent • Petites phlébites • Varices
ZINCUM METALLICUM *Voir pages : 87, 111, 117, 122, 124, 170*	• Fatigue intellectuelle • Surmenage scolaire • Impatience des jambes • Troubles circulatoires

QUELQUES EXEMPLES DE COMPLEXES

En granules ou en gouttes

Il existe de nombreux mélanges de médicaments homéopathiques – on les appelle des « complexes ». On peut en effet imaginer préparer un complexe pour chaque symptôme évoqué dans ce guide. Je ne présenterai ici que quelques-uns d'entre eux. Certains se trouvent facilement en pharmacie sous forme de spécialité élaborée par un laboratoire homéopathique. Sachez toutefois qu'un praticien homéopathe sera le mieux à même de vous conseiller un complexe personnalisé et adapté à vos besoins.

MINCEUR	*En fonction de vos besoins, vous pouvez choisir 4 ou 5 remèdes de cette liste et les faire mélanger par votre pharmacien :* • THYROÏDEA 4 CH (pour stimuler la thyroïde) • ANTIMONIUM CRUDUM 5 CH (pour diminuer la faim, en association avec HYPOTHALAMUS 9 CH et HYPOPHYSEA 9 CH – 1 dose de chaque par semaine) • ANACARDIUM ORIENTALIS 5 CH (pour la faim qui rend agressif) • NATRUM SULFURICUM 9 CH (pour la rétention d'eau) • THUYA OCCIDENTALIS 9 CH (pour la rétention d'eau et la cellulite) • IGNATIA AMARA 5 CH (pour le grignotage) *Vous pouvez également choisir une spécialité homéopathique :* • BORIPHARM n°39 (Dolisos) • Complexe ROCAL *(élaboré sur mesure, en fonction de vos besoins)* • Complexe Fucus Lehning

DRAINEUR (foie, reins, peau)	*En fonction de vos besoins, vous pouvez choisir 4 ou 5 remèdes de cette liste et les faire mélanger par votre pharmacien :* • CHELIDONIUM MAJUS 4 DH (lobe droit du foie) • CARDUUS MARIANUS 4 DH (lobe gauche du foie) • TARAXACUM 4 DH (lobe médian du foie) • SOLIDAGO 4 DH (foie et reins) • BERBERIS VULGARIS 4 DH (reins) • LAPPA MAJOR 4 DH (peau) • VIOLA TRICOLOR 4 DH (peau) • CHOLESTERINUM 9 CH (cholestérol) • URIC ACIDUM 5 CH (acide urique) *Vous pouvez également choisir une spécialité homéopathique :* • L114 (Lehning) • Complexe YUCCA (Lehning) • Complexe ROCAL (Rocal) • DIGEODREN (Sevene Pharma) granules
DIURÉTIQUE HOMÉOPATHIQUE	• APIS MELLIFICA 9 CH (oedèmes localisés avec faible env e d'uriner) • NATRUM SULFURICUM 5 CH (rétentions d'eau) • THUYA OCCIDENTALIS 5 CH (rétention d'eau et cellulite) • BERBERIS VULGARIS 5 CH (diurétique général)
DIURÉTIQUE VÉGÉTAL	• ORTHOSIPHON teinture mère (pour les hypertendus) • PILOSELLA teinture mère (pour les régimes amaigrissants) • LEPEDEZA CAPITATA teinture mère (pour les excès d'urée) • ERIGERON CANADENSIS teinture mère (pour les excès d'acide urique) • FUCUS VESICULOSUS teinture mère (pour les régimes amaigrissants)
CIRCULATION	*Vous pouvez faire mélanger :* • HAMAMELIS 5 CH • PULSATILLA 5 CH

	• ARNICA MONTANA 9 CH • VIPERA REDI 9 CH *Vous pouvez également choisir une spécialité homéopathique :* • CLIMAXOL (Lehning) • HAMAMELIS Composé • Complexe ROCAL *(élaboré sur mesure, en fonction de vos besoins)* • VASCOFLOR (Sevene Pharma) granules (3 granules 3 fois/jour)
HÉMORROÏDES	*Vous pouvez faire mélanger :* • PAEONIA 5 CH • AESCULUS HIPPOCASTANUM 5 CH • CALCAREA FLUORICA 5 CH • NITRICUM ACIDUM 5 CH • ALOE 5 CH
DIARRHÉE	*Vous pouvez faire mélanger :* • CHINA RUBRA 5 CH • ARSENICUM ALBUM 5 CH • NATRUM SULFURICUM 5 CH • VERATRUM ALBUM 5 CH • IPECA 5 CH *Vous pouvez également choisir une spécialité homéopathique :* CHINA Complexe (Lehning)
TOUX	*En fonction de vos besoins, vous pouvez choisir 4 ou 5 remèdes de cette liste et les faire mélanger par votre pharmacien :* • DROSERA 5 CH (toux nocturne, à prendre sur une durée limitée) • BRYONIA 5 CH (toux améliorée par le repos avec grande soif) • HYOSCYAMUS NIGER 5 CH (toux déclenchée par la position allongée) • COCCUS CACTI 5 CH (toux irritante) • CHAMOMILLA 5 CH (toux qui ne réveille pas) • CUPRUM METALLICUM 5 CH (toux spasmodique qui empêche de respirer) • SPONGIA TOSTA 5 CH (toux caverneuse) • IPECA 5 CH (toux qui fait vomir)

	• ANTIMONIUM TARTARICUM 5 CH (toux avec difficulté à respirer) • LOBELIA INFLATA 5 CH (toux du fumeur) • ARSENICUM ALBUM 5 CH (toux avec anxiété, aggravée entre 1 h et 3 h du matin) *Vous pouvez également choisir une spécialité homéopathique :* • DROSERA Composé • L52 (Lehning) • IPECA Complexe Lehning (Lehning)
TABAGISME	*Vous pouvez faire mélanger :* • LOBELIA INFLATA 5 CH • TABACUM 5 CH • CADMIUM 5 CH • NUX VOMICA 5 CH *Vous pouvez également choisir une spécialité homéopathique :* • Complexe ROCAL *(élaboré sur mesure, en fonction de vos besoins)*
GRIPPE	*Vous pouvez faire mélanger :* • *ARNICA MONTANA 9 CH* • *GELSEMIUM 5 CH* • *ACONITUM NAPELLUS 5 CH* • *BELLADONA 5 CH* • *EUPATORIUM PERFOLIATUM 5 CH* *Vous pouvez également choisir une spécialité homéopathique :* • *BORIPHARM n°1 (Dolisos)* • *ACONIT Composé* • *Complexe ROCAL (élaboré sur mesure, en fonction de vos besoins)* • *L52 Lehning*
ANGINE	*Vous pouvez faire mélanger :* • *BELLADONA 5 CH* • *MERCURIUS SOLUBILIS 5 CH* • *PHYTOLACCA 5 CH* • *APIS MELLIFICA 5 CH* *Vous pouvez également choisir une spécialité homéopathique :* • *MERCURIUS Complexe (Lehning)*

LES INDEX

L'INDEX DES SYMPTÔMES

LISTE DES PRINCIPAUX MÉDICAMENTS

Les médicaments unitaires

Les complexes

L'INDEX DES PROFILS

L'INDEX DES TROUSSES DE BASE

BIBLIOGRAPHIE

ECALLE Henri, DELPECH Lud., PEUVRIER Aug., *Pharmacopée homœpatique française*, rédigée sous le patronage de la Société Française d'Homéopathie, avec la collaboration de MM. Les Drs M. JOUSSET et V. LEON-SIMON (1 Déc. 1897), Paris : J.-B. Baillère, 1898. – VII-400 p.

JAHR G.H.G., *Nouvelle pharmacopée et posologie homœpatiques, ou de la préparation des médicaments homœpatiques et de l'administration des doses*, Paris : Baillière, 1841. – XIV-328 p.

JAHR G.H.G., CATELLAN (A.), *Nouvelle pharmacopée homœpatique, ou histoire naturelle et préparation des médicaments homœpatiques et posologie ou de l'administration des doses.* – 2e éd. Paris : J.-B. Baillère, 1853. – XIX-436 p. [3e éd. En 1862]

LECOT, Brigitte, *L'Homéopathie facile. Un guide familial pratique*, Paris : Presses du Châtelet, 1999. – 335 p.

MOREAU-DELGADO, Françoise, *Manuel pratique d'homéopathie en gynécologie obstétrique*. Paris : Iprédis, 1995. – 484 p.

VOISIN, Henri, *Matière médicale du praticien homéopathe.* – 2e éd. 1976, 7e tirage 1989 (1e éd. : 1963). Paris : Maloine, 1990 – 1240 p.

WEBER Georges P.F., *Codex des médicaments homœpatiques ou pharmacopée pratique et raisonnée à l'usage des médecins et pharmaciens*. Paris : J.-B. Baillère, 1854. – VII-440 p.

Si vous souhaitez plus de renseignements, contactez l'auteur :

Albert-Claude Quemoun
Institut Homéopathique Scientifique
18, avenue Victor-Hugo – 75116 Paris
Courriel : acquemoun@neuf.fr

Achevé d'imprimer sur rotative
par l'Imprimerie Darantiere
à Dijon-Quetigny en
septembre 2008

Dépôt légal : octobre 2004
N° d'impression : 28-1309

Imprimé en France